U0871421

SHIYONG KANGFU LILIAOXUE

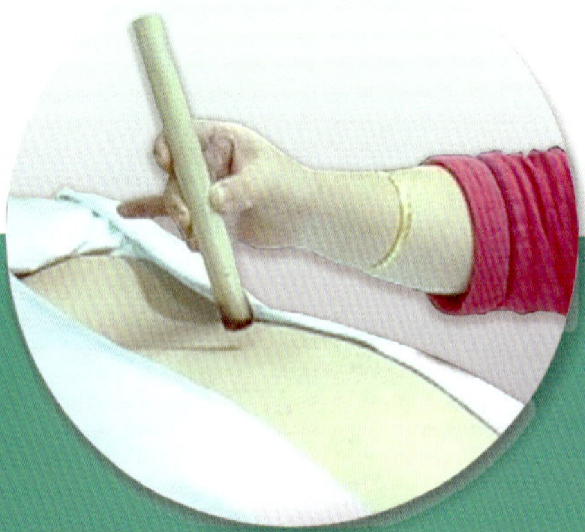

医疗保健康复行业实用系列教材

实用康复理疗学

主编　成为品

民族出版社

医疗保健康复行业实用系列教材
《实用康复理疗学》编纂委员会

主 任　张海燕

主 编　成为品

编 写　成　严　李海燕

编 委（按姓氏笔画为序）

王　虹　王　鑫　王英利　王春杰　田　伟
成　严　成　灵　成为品　朱博文　刘亚利
许亚平　李　婧　李艳娜　李海燕　吴月明
余佩臻　张　琳　张明东　张洪斌　张振宇
张海燕　张家瑞　林毅青　周正坤　赵　月
倪静峰　徐俊峰　蔡芸蔓

主 审　董福慧　成　灵

审 稿　高　云　王征美

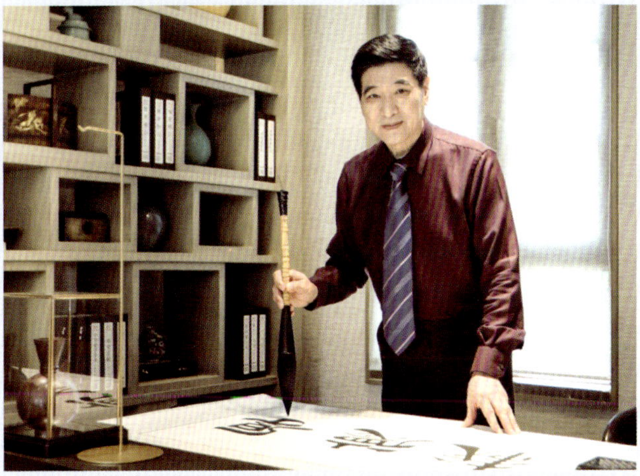

成为品 主任医师

1964年1月入伍，先后就读并毕业于济南军区卫生学校、中国人民解放军第四军医大学（今中国人民解放军空军军医大学）、中国人民解放军后勤学院。曾任部队军医、后勤学院教员、北京按摩医院院长、中国残疾人就业服务指导中心副主任、中国盲人按摩指导中心副主任、东亚太平洋地区盲人按摩学会秘书长。现任国家职业技能鉴定专家委员会委员、保健按摩专业委员会副主任、国家职业技能鉴定所所长、中国民族医药学会保健按摩分会会长、中国民族医药学会芳香医药分会技术顾问。

代表中国残疾人联合会参与起草制定全国盲人医疗按摩和盲人保健按摩培训、就业和晋升问题的相关法规性文件，主持编写、出版《正常人体解剖学》《内科按摩学》《伤科按摩学》《妇科按摩学》《儿科按摩学》《医古文》《中医基础理论》《中医诊断学》等25门按摩中专教材，《触诊诊断学》《按摩学基础》《伤科按摩学》《妇科按摩学》《儿科按摩学》等5门盲人按摩专科和本科教材，《康复理疗培训教程》《实用按摩学手册》等，研制发明的专供盲人按摩教学用的“电脑经络人”“盲人按摩职业培训系统研究”获得国家科技二等奖，对我国盲人按摩事业的发展和残疾人，特别是盲人就业做出了不可磨灭的贡献，是我国盲人按摩事业发展的奠基人。

受国家人力资源和社会保障部委托，主持制定、编写《保健按摩师国家职业标准》《保健按摩师国家职业资格培训教程》《芳香保健师国家职业标准》《芳香保健师国家职业资格培训教程》，参与组建保健按摩师、芳香保健师国家职业技能鉴定考试题库，对我国保健按摩事业起到了积极的推动作用，是我国保健按摩事业发展的领头人。

1998年起，曾多次到中国香港、台湾等地，开展关于中医按摩的讲学与交流，曾多次代表中国中医按摩界应邀访问美国、德国、意大利、波兰、日本、泰国、菲律宾、马来西亚等国家，开展关于中医按摩的讲学与交流，受到广泛好评，对世界推拿按摩事业的发展做出了卓越贡献。

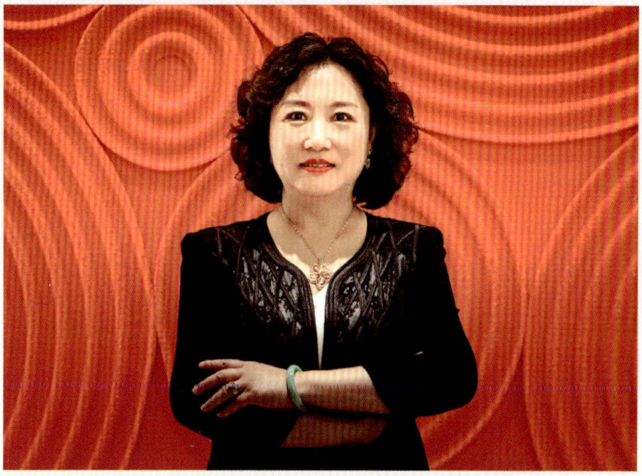

张海燕 校长

1985 年 10 月参加工作，致力于职业教育工作三十余年。现任国家职业技能鉴定专家委员会委员、保健按摩专业委员会秘书长、国家人力资源和社会保障部认定的国家职业技能芳香保健师和保健按摩师考试的命题专家、中国民族医药学会芳香医药分会执行会长、北京成人按摩职业技能培训学校校长。

1998 年在国家劳动部（今国家人力资源和社会保障部）、中国残疾人联合会领导的关怀和指导下，成立了北京成人按摩职业技能培训学校，并被认定为“全国盲人按摩骨干、师资”和“全国保健按摩师考评员”培训、鉴定、考核基地。多年来，为国内外培养了十余万名保健按摩骨干、师资、考评员和保健按摩从业人员。连续十几年被北京市人力资源和社会保障局评为先进教师，并获得北京市政府特殊津贴奖。

受国家人力资源和社会保障部职业技能鉴定中心委托，组织国内知名专家制定、编写《保健按摩师国家职业标准》《保健按摩师国家职业资格培训教程》《芳香保健师国家职业标准》《芳香保健师国家职业资格培训教程》，参与组建保健按摩师、芳香保健师国家职业技能鉴定考试题库，为加速我国保健按摩事业的发展做出了突出贡献。

前　言

习近平总书记指出，中医药学是中国古代科学的瑰宝，也是打开中华文明宝库的钥匙。中医按摩是中华民族独特的医疗、保健方法，是我国传统医学的组成部分，不仅为人民健康事业做出了巨大贡献，而且对弘扬民族文化、推动人类医学的发展起了积极的作用。随着人们物质生活、精神生活水平的普遍提高，人们的医疗保健意识日益增强，“预防为主、全民健身”已成为普遍共识和自觉行为。寻求无损伤、无副作用的祛病健身、延年益寿的方法，已是当今国内外人们的共同心愿。我国的传统医学，尤其是按摩医术，越来越受到世界各国人民的认可和重视。目前，在我国乃至世界，医疗保健按摩市场广阔、前景远大，正面临着新的发展机遇。为适应国内外对按摩的需求，满足广大中医按摩培训机构和爱好者，实现其为人类健康服务的愿望，由成为品教授和北京市成人按摩职业技能培训学校校长张海燕组织相关专家，参照国家保健按摩师职业标准，编写了《医疗保健康复行业实用系列教材》，旨在供全国各地中医按摩职业培训和按摩爱好者使用。

本套教材包括 11 门专业课程教材，分别是《按摩学基础》《实用正常人体学》《中医学基础》《经络腧穴学》《实用康复理疗学》《中医按摩学》《妇儿科按摩学》《脏腑经络按摩学》《反射疗法学》《芳香疗法学》《推拿治疗学》。其中，《按摩学基础》是中医按摩专业基础课程，是按摩专业的必修课；《实用正常人体学》主要讲述正常人体结构和生理功能知识；《中医学基础》主要讲述中医基础理论和常用诊法；《经络腧穴学》主要讲述十四经脉和常用腧穴知识；《实用康复理疗学》以康复、保健专业技术人员为对象，主要讲述传统康复理疗技术和现代康复理疗技术；《中医按摩学》主要讲述各级别的按摩技能和专家临床特色疗法；《妇儿科按摩学》主要讲述妇女和幼儿的生理病理特点、常用按摩手法和穴位，以及妇女和幼儿常见病按摩治疗方法；《脏腑经络按摩学》主要讲述脏腑概论、经络概论、腹诊、腹部按摩手法以及脏腑按摩治疗常见病；《反射疗法学》主要讲述手部、足部诊断，耳部反射按摩疗法；《芳香疗法学》主要讲述芳香 SPA 概论、精油的基本知识、精油按摩操作方法以及芳香疗法的应用；《推拿治疗学》主要讲述临床常见疾病的检查诊断方法以及治疗手法。

本套教材在保证内容科学性、系统性的前提下，注重了内容的广度、深度和实用，更着重于按摩临床实践的需要，在中医基础理论中加入诊法，改名为《中医学基础》。同时，还将保健按摩师初级、中级、高级、技师、高级技师五个级别调整为初级技师、高级技师、技师三个级别，并编入专家临床特色疗法，命名为《中医按摩学》，既体现按摩的传统特色，又结合按摩的现代原理和研究成果，还增写了多位专家、教授的临床经验，使教材通俗易懂，深浅适当，既适合教学，又适合按摩爱好者自学。

本套教材在编写过程中得到中国中医研究院望京医院、北京联合大学特教学院、北京新中一教育集团领导的大力支持，在此表示衷心感谢。

教材是培养专业人才和传授知识的重要工具，教材质量的高低直接影响到人才的培养。由于本套教材有些科目是首次编写，难免存在不足之处，衷心希望各位按摩教学人员和广大读者在使用中斧正，并提出宝贵意见，以便今后进一步修订、完善教材，使之成为更具科学性、实用性的医疗保健康复行业系列教材。

北京成人按摩职业技能培训学校编纂委员会

2017 年 6 月 8 日

编写说明

在现代的医疗卫生保健工作中，康复与预防、保健与医疗一起，共同保障人类的健康。而康复理疗是康复治疗中的重要组成部分，它在促进伤病残及亚健康者身心功能恢复、提高日常生活自理能力、改善生活品质等方面起着非常重要的作用。近几十年来，随着我国科学技术、社会经济的发展和人们康复保健意识的不断增强，社会对康复理疗人员的需求不断增长，伤病残人士、老年人、亚健康者，对理论扎实、技术精湛的优秀康复理疗师的需求越发突出。为了满足这一社会需求，使广大已经从事康复理疗和有望从事康复理疗的工作者，经过正规康复理疗专业技能培训，成为一名合格的康复理疗人才，特邀请全国著名专家编写了《实用康复理疗学》。

本书共分三篇，上篇为康复理疗基础知识，包括概述、人体解剖基础知识、中医基础知识、经络腧穴、诊法。中篇为传统康复理疗技术，包括灸疗、中医火疗、刮痧、拔罐、敷熨熏浴类技术、按摩类技术等传统理疗技术。下篇为现代康复理疗技术，包括总论和分论，分论介绍光疗法、超声波疗法、磁疗法、石蜡疗法、冷疗法、水疗法、生物反馈疗法、自然疗法等现代理疗技术。

本书在编写时力求贯彻两个原则：一是实用性，对康复理疗师相关理论知识部分尽量精简，对康复理疗技术方面以实际操作为主，力争简便易行；二是普及性，编写中既考虑到大、中康复医疗机构，又兼顾到社区医疗康复的需要，内容深入浅出，易于理解和掌握。

本书编写任务重、时间紧，不足之处敬请广大读者在使用中给予斧正，以便今后进一步修订、完善，为培养更多优秀的康复理疗人才奠定坚实基础，使我国康复理疗事业健康长足发展。

编者

2017 年 7 月

目 录

上篇 康复理疗基础知识

中篇　传统康复理疗技术

下篇　现代康复理疗技术

上篇

康复理疗基础知识

第一章 概 述

中医康复理疗是指运用各种传统中医理疗技术，如按摩、刮痧、拔罐、敷疗、灸疗、火疗、水疗和现代理疗技术（如光疗法、电疗法、磁疗法、超声波疗法、石蜡疗法、生物反馈疗法及自然疗法）等，直接作用于人体体表某些部位或穴位，达到调理、整复伤病残或亚健康者身心的操作技术。中医理疗是中医学宝库中的一个重要组成部分，不仅方法繁多，各具特色，而且适应症广泛，具有“简、验、廉、效”的临床应用特点，很受群众欢迎。这种萌芽于原始社会、经历了数千年曲折发展历程的中医疗法，在现代科学技术的渗透及影响下，呈现了一个崭新的局面，展示了无限广阔的发展前景。

第一节 中医康复理疗技术的临床应用特点

中医内病外治、外病外治的一些理疗方法，具有简、验、廉、效等优点，易学易用，使用安全，毒副作用小，在临床各科病证中有显著疗效，尤其对老幼虚弱之体、攻补难施之时、不肯服药之人、不能服药之证，药物外治法与内治法有殊途同归、异曲同工之妙，更有内服法所不及的诸多优点。

一、疗法多样、简便易行

中医理疗来源于医疗实践，方式方法多种多样，如手法、器械及与药物并用等，施治部位较广泛，具有多种可供选择的治疗途径。由于理疗大多作用于人体患部、经穴和特定部位，因而可选用点眼、塞鼻、塞耳、敷脐、敷手心、塞肛门、塞阴道等方法，这些部位均很容易找到且易于施术，故极易推广应用。此外，理疗所用材料大多较为普遍，方法容易掌握，特别是中药理疗一般所需的剂量较小，无需高、精、尖或特殊的仪器和设备，故可以节约大量药材，减少开支，也便于操作，易于推广。

二、疗效可靠、适应症广

实践证明，理疗能够迅速而有效地控制和消除临床症状，故对内、外、妇、儿、皮肤、五官诸科的多种疾病有很好的治疗和辅助治疗作用。对病情轻浅单纯的疾病以及在疾病的初期阶段，完全可起到主治作用，尤其是不肯服药的儿童、不能服药或鼻饲、久病体虚或脾胃运化功能失常、难受攻补之人均无过多禁忌，可酌情使用，每能起到内治所不能及的效果，以补内治之不逮，丰富了临床治疗手段。

三、安全可靠、副作用小

中药外治所需的药量远远小于内服药量，且往往采用患病局部或病位相邻的部位施药，在局部形成较高的药物浓度，而血液中药物浓度则甚微；有的药物即使通过人体直接吸收而发挥作用，也因其选择适宜的途径直接进入体循环，避免了药物对肝脏及其他器官的毒害。而敷脐、耳压等疗法则几乎无毒副作用。由于外治法是施术于体表外且在体外进行，通过皮肤、黏膜的渗透作用起到治疗效果，这样就可以随时观察患者的用药反应而决定去留。因此，其方法较内服法安全可靠，副作用小，并且可避免意外事故的发生。

四、精于辨证、定位用药

辨证论治是中医遣方用药的根本，古今历代医家均十分重视审证求因，通过运用望、闻、问、切四诊来全面地了解患者的症状和体征，然后进行分析、归纳、综合，弄清疾病发生的原因、部位、性质、轻重程度、范围大小及发展趋势，从而选择适宜的外治方法进行治疗。如果虚实不明、寒热不辨、表里相混、阴阳不分地使用外治法，就不会取得应有的效果，甚至会使病情恶化，这在使用外治法时要特别注意。

五、重视剂型、防治结合

外治法所用药物的剂型颇多，除传统的丸、散、膏、丹等外，目前又开发出气雾剂、灌肠剂、乳剂、熨剂等，各种剂型由于制剂工艺不同，作用及特点各异，因而临床辨证施治时要有针对性地加以选择，以充分发挥其疗效。

六、强调“天人相应、三因制宜”

中医学强调“天人相应”，认为大自然的千变万化、寒暑交替、斗转星移都直接或间接地影响着人体的生理与病理，而人体本身又有禀赋、年龄、体质、性别之不同，各地区的生活习惯和环境也有差异，因而运用外治法时就要注意自然因素和人为因素的影响，即所谓因人、因地、因时制宜。

第二节 中医康复理疗技术的作用原理

中医康复理疗技术从人的整体观出发，以脏腑经络学说为理论基础。经络腧穴在接受了来自体表的药物或手法、器械、温热等刺激后，将感应循经传导，达到疏通气血、调整阴阳，发挥脏腑器官抗御病邪的能力。

从现代科学看来，中医康复理疗技术中的多种治疗方法，是以物理因子，包括力、热、光、磁、声、电等刺激为主，配合以外治药物，通过皮肤、黏膜透入局部或血液，产生局部或全身药理效应而发挥作用，其中物理能的吸收常是诸种作用的基础。机体的细胞、体液及各种组织成分在物理能的作用之下，引起一系列的电力学、生物物理学、生物化学、生物磁学等理化反应，包括自由基的清除、温度梯度变化、pH 值变化、形态效应、影响生化过程的各种酶的活化、生物活性物质的产生、组织的化学结构和生物磁场的改变，以及其他的变化等，进一步在局部与全身产生生理效应，从而达到调节、促进、维持、恢复或代偿各种生理功能，消除病因，消除或减轻病理过程的目的。

第三节　中医康复理疗技术的分类

中医康复理疗技术的治法种类很多，细分有数百种，常用的有四五十种。随着科学技术的不断发展和应用于医疗临床实践，又产生了很多应用现代化仪器的新方法。总体来说，中医康复理疗技术主要分为针法、灸法、按摩疗法、药物外治法、拔罐疗法、手术疗法、物理疗法、其他疗法几类。

一、针法

针法依针刺部位的不同可分为体针、头针、耳针、鼻针、面针、眼针、舌针、脊背针、手针、足针、腕踝针、皮内针等疗法；依针具不同又可分为毫针、三棱针、巨针、七星针、芒针、火针、水针、温针、指针、小针刀、脉冲电针、声电针、微波针、激光针等疗法。

二、灸法

根据灸法使用的艾、灸具的不同，灸法可分为艾炷灸、艾条灸、隔物灸（姜、蒜、药饼）、药绒灸、温针灸、温筒灸、发泡灸、丹灸、雷火针灸、灯火灸等法。

三、按摩疗法

根据手法、施治部位、治疗对象的不同，按摩疗法可分为成人按摩法、小儿按摩法、正骨按摩法、足部按摩法、保健按摩法、医疗按摩法。

四、药物外治法

根据药物的剂型、使用方法与附加物理治疗方法的不同，药物外治法可分为围药法、薄贴法、油膏法、掺药法、药捻法、吹法、滴法、点法、拭法、导法、吸法、注射法、洗涤法、熏法、熨法、烘法。

五、拔罐疗法

拔罐法也称“角法”，根据使用罐具、治疗方法的不同可分为火罐法、水罐法、抽气罐法、药罐法、针罐法等。

六、手术疗法

根据治疗目的、手术方式、使用器械的不同，手术疗法可分为麻醉法、针刀法、烙法、割治法、挑治法、结扎法、埋线法、挂线法、枯痔法、放腹水法、修脚术、刮痧法、夹板固定术、棉垫压迫术等。

七、物理疗法

物理疗法根据利用的自然条件可分为日光浴法、沙浴法、泥疗法、温泉疗法等，根据利用的器械不同可分为神灯照射法、蜡疗法、磁石疗法。

八、其他疗法

常用的有鳝鱼血疗法、蜂蛰疗法、蜞针疗法。

第二章　人体解剖基础知识

第一节　人体概述

一、人体的形态结构简介

人体分为头、颈、躯干和四肢四个部分，体表为皮肤所覆盖，皮肤下面有肌肉和骨骼，肌肉附着在骨骼上。头部和躯干部，由皮肤、肌肉和骨骼围成两个大腔：颅腔和体腔。颅腔内有脑，脑跟脊柱椎管内的脊髓相连。脑和脊髓是指挥和调节人体各种活动的中枢。体腔又由膈分为上下两个腔：上面的叫胸腔，内有心、肺等器官；下面的叫腹腔，腹腔的最下部又叫盆腔。腹腔内有胃、肠、肝、脾和肾等器官。盆腔内有膀胱和直肠，女性盆腔内还有卵巢和子宫等器官。

二、细胞

细胞是人体结构和功能的基本单位，人体是由无数亿个细胞构成的。

细胞一般由细胞膜、细胞质和细胞核三个部分组成。

细胞生活在液体的环境里，细胞和液体之间不断进行物质交换，吸取氧和养料，排出二氧化碳和废物。人体细胞也有一个发生、成长、衰老和死亡的过程。细胞寿命 28 ~ 120 天。

三、组织

人体的发育是从一个细胞——受精卵开始的。组织是由许多形态和功能相似的细胞和细胞间质共同组成的。人体内的组织有四大类：上皮组织、结缔组织、肌肉组织和神经组织。

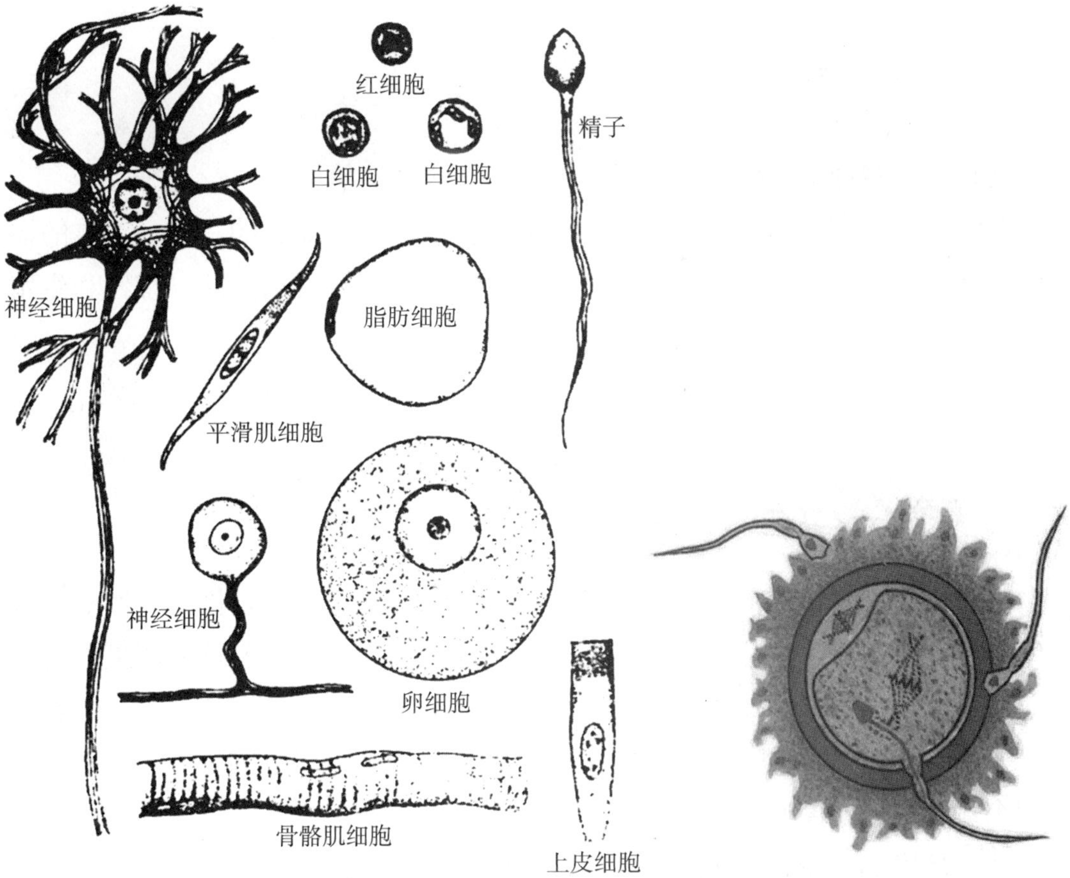

图 2-1　细胞图和受精卵细胞图

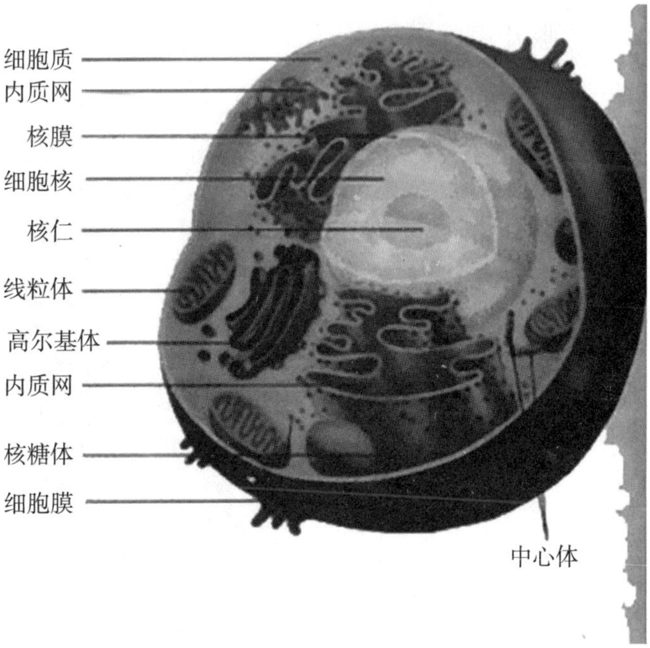

图 2-2　细胞组织结构图

四、器官、系统

器官是由多种组织构成的能行使一定功能的结构单位。

系统是能够完成一种或几种生理功能而组成的多个器官的总和。人体的器官组成共有八个系统：运动、消化、呼吸、循环、泌尿、内分泌、神经和生殖系统，分别担负着人体的连续性生理活动。

第二节 皮 肤

皮肤被覆于身体表面，直接与外界环境接触，具有保护、排泄、调节体温和感受外界刺激等作用。皮肤由表皮、真皮和皮下组织构成，是人体最大的器官，总重量约占人体体重的16%，成人皮肤总面积约为1.5平方米，新生儿约为0.21平方米。皮肤的厚度（不含皮下组织）为0.5 ~ 4毫米，因年龄、性别、部位和个体不同，厚度有较大差异，如眼睑、腋下、外阴、乳房及大腿内侧的皮肤嫩薄，足底部位最厚。皮肤附着于深部组织并受纤维束牵引形成致密的多走向沟纹，称“皮沟”。皮沟将皮肤划分为大小不等的细长隆起，称为“皮嵴”。皮嵴上的凹点即为汗腺开口。掌跖及指（趾）屈侧的皮沟、皮嵴平行排列并构

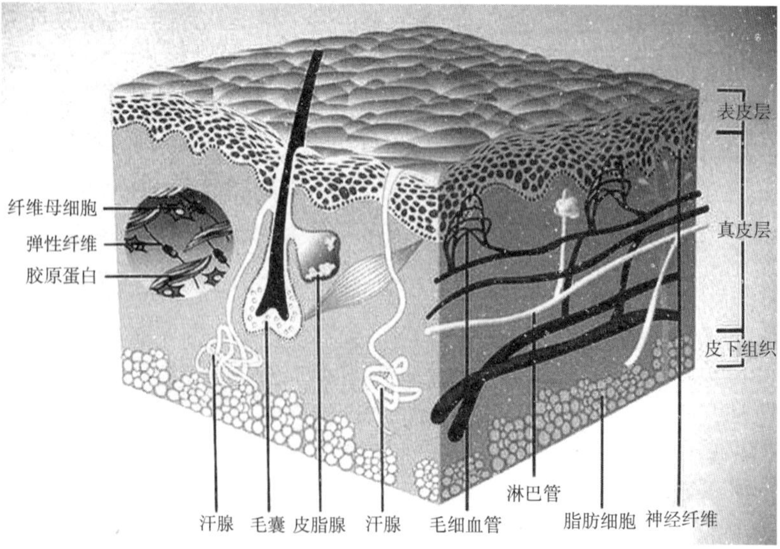

图2-3 皮肤组织结构图

成特殊的涡纹状图形，称为“指（趾）纹”。皮肤颜色因种族、年龄、性别、营养和部位不同而有差异。

一、表皮

表皮位于皮肤的表面，属鳞状复层扁平上皮，主要由角质形成细胞、黑素细胞、朗格汉斯细胞和麦克尔细胞构成。表皮由深至浅分为以下五层：

基底层：位于表皮底层，由一层立方形或圆柱状细胞构成。基底层细胞分裂逐渐分化成熟为角质层细胞并由皮肤表面脱落约需 28 天。

棘层：位于基底层上方，由 4 ～ 8 层多角形细胞构成。

颗粒层：由梭形或扁平形细胞构成，角质层薄的部位有 1 ～ 3 层，掌跖部位可厚达 10 层。

透明层：仅见于掌跖部位，由 2 ～ 3 层界限不清、易被伊红染色的扁平细胞构成。

角质层：位于皮肤最上层，由 5 ～ 20 层已经死亡的扁平细胞构成。掌跖部位厚达 40 ～ 50 层。细胞正常结构消失，主要成分是角蛋白。角质层上部细胞间桥粒消失或形成残体，易脱落。成人身体表面每天脱落表皮细胞约 14 克。

二、真皮

真皮由中胚层分化而来，全身各部位厚薄不一，眼睑部位最薄。真皮内有各皮肤附属器及血管、淋巴管、神经和肌肉。真皮由浅入深可分成乳头层和网状层两层。

乳头层：为突向表皮底部的乳头状隆起，含有丰富的毛细血管和毛细淋巴管，及游离神经末梢和囊状神经小体。

网织层：位于乳头层下方，有较大的血管、淋巴管、神经穿行。

三、皮下组织

皮下组织位于真皮下方，由疏松结缔组织及脂肪小叶组成，又称“皮下脂肪层”。皮下组织含血管、淋巴管、神经、小汗腺、顶泌汗腺等。其厚度与部位、性别及营养状况有关。

四、皮肤附属器

皮肤附属器由外胚层分化而来，包括毛发、皮脂腺、汗腺和指（趾）甲。

1. 毛发

掌跖、指（趾）屈面及其末节伸面、唇红、乳头、龟头、包皮内侧、小阴唇内侧、大阴唇内侧、阴蒂系带等部位皮肤无毛，称为“无毛皮肤”。其他部位均有长短不一的毛，称“有毛皮肤”。毛发可分为长毛，包括头发、胡须、腋毛和阴毛；短毛，包括眉毛、鼻毛、睫毛、外耳道毛；毳毛，包括面、颈、躯干及四肢的毛。

2. 皮脂腺

皮脂腺是一种可产生脂质的器官，由腺泡和短的导管构成。腺泡无腺腔，腺体细胞破裂后脂滴释出经导管排出。导管开口于毛囊和立毛肌的夹角之间，立毛肌收缩可促进皮脂排泄。皮脂腺存在于掌跖和指（趾）屈侧以外的全身皮肤，头、面及胸背部等处皮脂腺较多。

3. 汗腺

汗腺是一种哺乳类的皮肤腺，能分泌汗液，分小汗腺和顶泌汗腺。小汗腺为单曲管状腺，由分泌部和导管构成，主要分泌汗液，除唇红、鼓膜、甲床、乳头、龟头、包皮内侧、小阴唇及阴蒂外，遍布全身。顶泌汗腺属大管状汗腺，也称“大汗腺”，由分泌部和导管组成，主要分布在腋窝、乳晕、脐周、肛周、包皮、阴阜和小阴唇等部位，其分泌主要受性激素影响，青春期分泌旺盛。

4. 指（趾）甲

指（趾）甲是覆盖在指（趾）末端伸面的坚硬角质，由多层紧密的角化细胞构成。甲板：甲的外露部分。甲半肖：近甲根处新月状淡色区。甲廊：甲板周围的皮肤。甲根：伸入近端皮肤中的部分。甲床：甲板下的皮肤。其中位于甲根下的称为甲母质，是甲的生长区。甲的性状和生长速度与营养、疾病、环境、生活习惯有关。

五、皮肤的神经、脉管和肌肉

1. 神经

皮肤神经分感觉神经和运动神经，通过与中枢神经系统之间的联系感受各种刺激、支配靶器官活动及完成各种神经反射。多分布在真皮和皮下组织中，呈节段性分布。

2. 脉管

脉管是一系列密闭的器官系统，包括毛细血管和毛细淋巴管。

毛细血管：皮肤的毛细血管由连续的内皮细胞构成管壁，相邻细胞间有细胞连接。真皮中的血管形成乳头下血管丛（浅丛）和真皮下血管丛（深丛），大致呈层状分布，浅深丛间有垂直走向的血管相连通。主要有营养皮肤组织和调节体温等作用。

毛细淋巴管：皮肤的淋巴管网与几个主要的血管丛平行。皮肤倾毛细淋巴管盲端起始于真皮乳头层的毛细淋巴管，毛细淋巴管壁很薄，内皮细胞之间通透性大。皮肤中的组织液、游走细胞、细菌、肿瘤细胞等均易通过淋巴管到达淋巴结，最后被吞噬处理或引起免疫反应。肿瘤细胞也可通过淋巴管转移到皮肤等处。

3. 肌肉

立毛肌是皮肤中最常见的肌肉类型。立毛肌一端起自真皮乳头层，一端插入毛囊中部的结缔组织鞘内。立毛肌在精神紧张及寒冷时收缩，引起毛发直立，即呈现“鸡皮疙瘩”。

六、皮肤的类型

一般根据皮肤的含水量、皮脂分泌状况、皮肤的 pH 值、皮肤对外界刺激的反应不同，分为五种类型。

1. 干性皮肤

又称“干燥皮肤”，其角质层含水量低于 10%，pH 值约为 6.5。皮肤干燥缺少油脂，皮纹细，毛孔不明显，对外界刺激敏感，易出现皮肤皲裂、脱屑和皱纹。干性皮肤与先天性因素有关，也与经常风吹日晒、使用碱性洗涤剂过多有关。

2. 中性皮肤

又称“普通型皮肤”，是理想的皮肤类型。其角质层含水量为 20%，pH 为 4.5 ~ 6.5。皮脂分泌量适中，不干燥、不油腻，皮肤表面光滑细嫩，有弹性，对外界刺激适应性较强。

3. 油性皮肤

又称“多脂型皮肤”，其角质层含水量为 20% 左右，pH>4.5。皮脂分泌旺盛。

外观油腻、毛孔粗大，易黏附灰尘。肤色较深，弹性好，不易起皱，对外界刺激一般不敏感。多与雄激素分泌旺盛、偏食高脂食物及香浓调味品有关。此类皮肤易患痤疮、脂溢性皮炎等。

4. 混合性皮肤

该类皮肤是干性、中性或油性混合存在的一种皮肤类型。表现为面部的中央部位呈油性，而双颊、双颞部等表现为中性或干性皮肤。

5. 敏感性皮肤

也称“过敏性皮肤”。多见于过敏体质者，皮肤对外界刺激的反应性强，对冷、热、风吹、紫外线、化妆品、花粉等均较敏感，易出现红斑、丘疹和瘙痒等现象。

七、皮肤的主要生理功能

（1）起屏障作用，防止致病微生物侵害机体和体内水分过度蒸发。

（2）感受外界刺激。

（3）通过出汗调节体温。

（4）保护和缓冲机械压力。

（5）保护内部组织器官。

第三节　运动系统

人体的运动系统由骨、骨连结和骨骼肌组成。骨骼肌在神经系统支配下，能够收缩、牵引所附着的骨运动，使人体产生各种动作。

一、骨骼

人体的骨骼由 206 块骨连结而成，分为头骨、躯干骨和四肢骨三部分。

头骨包括脑颅骨和面颅骨，脑颅骨形成颅腔，面颅骨形成面部的支架。

躯干骨包括脊柱、肋骨和胸骨。脊柱由 33 块椎骨构成，其中 7 块颈椎、12 块胸椎、5 块腰椎、5 块骶椎和 4 块尾椎。椎骨中间有椎孔，全部椎孔一起

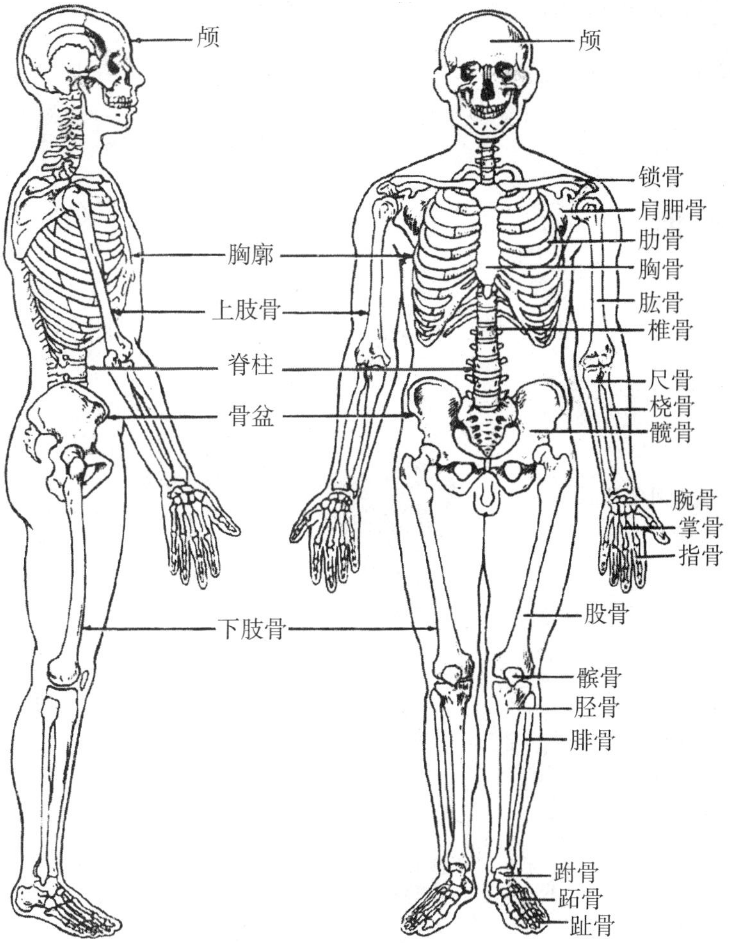

图 2-4　人体骨骼结构图

构成椎管，容纳着脊髓。脊柱有四个生理弯曲：颈曲、胸曲、腰曲和骶曲，能缓冲剧烈运动时对脑的震荡，并保持身体平衡。12 对肋骨、胸骨和胸椎共同围成胸廓，保护肺和心脏等器官。

四肢骨包括上肢骨和下肢骨各一对。上肢骨由肩胛骨、锁骨、肱骨、桡骨、尺骨和手骨（腕骨、掌骨和指骨）组成。下肢骨由髋骨、股骨、髌骨、胫骨、腓骨和足骨（跗骨、跖骨和趾骨）组成。

根据骨的形态可以把骨分为四类：长骨，如肱骨、股骨等；短骨，如腕骨、跗骨等；扁骨，如肋骨等；不规则骨，如椎骨等。骨的基本结构有骨膜、骨质和骨髓三部分。

骨和骨之间的连结叫“骨连结”。有的骨连结是不能活动的，有的稍微能活动，还有一种是能活动的，即关节，如肩关节、肘关节、髋关节、膝关节等。关节是骨连结的主要形式。

关节一般由关节面、关节囊和关节腔三部分构成。腔内有少量滑液，起润滑作用。

二、骨骼肌

全身骨骼肌共有 600 多块，约占体重的 40%，骨骼肌包括肌腱、肌腹两

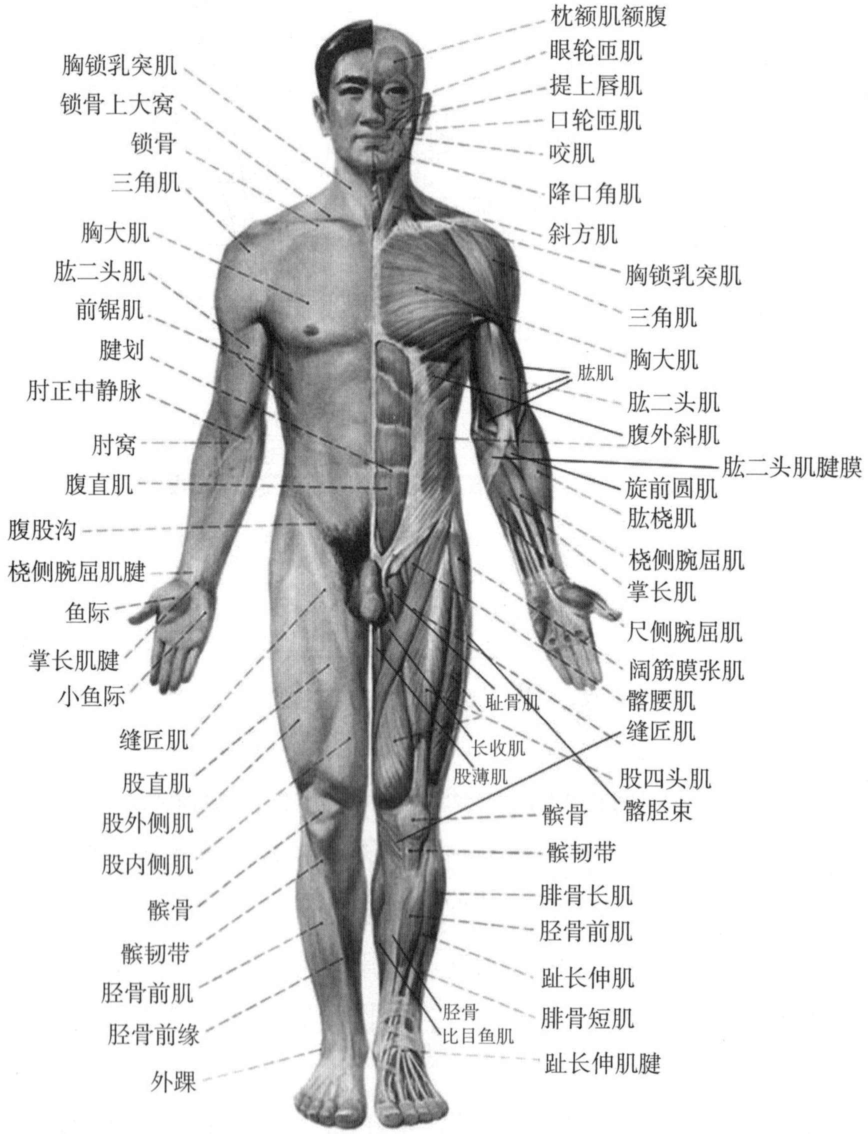

图 2–5　人体骨骼肌结构图

部分。一般骨骼肌两端是白色的肌腱，分别附着在不同的骨上，中间部分为肌腹。肌上有许多血管和神经，肌肉受到刺激，能够收缩。

全身主要的骨骼肌可分为头颈肌、躯干肌和四肢肌三大类。

头颈肌分头肌和颈肌。头肌中有表情肌和咀嚼肌。颈肌中显著的是胸锁乳突肌，收缩时产生头部运动。

躯干肌包括胸部肌群、腹部肌群和背部肌群。胸部肌群最显著的有胸大肌，其他有胸小肌、前锯肌、锁骨下肌、肋间内肌、肋间外肌等；腹部肌群中有腹直肌、腹内斜肌、腹外斜肌、腹横肌、腰方肌等；背部肌群中有斜方肌、背阔肌、肩胛提肌、菱形肌和骶棘肌等。

四肢肌分上肢肌和下肢肌。上肢肌包括肩肌（三角肌、冈上肌、冈下肌、大圆肌、小圆肌和肩胛下肌），臂肌（肱二头肌、肱三头肌等），前臂肌（掌侧肌群和背侧肌群）和手肌。下肢肌包括髋肌（髂腰肌，臀大、中、小肌，梨状肌，闭孔内、外肌），大腿肌（缝匠肌、股四头肌、股薄肌、长收肌、短收肌、大收肌、股二头肌等），小腿肌（胫前肌、腓肠肌等）和足肌。

第四节　循环系统

循环系统是完成人体细胞氧气和养料运来及将产生的废料运走的管道，是由心脏和血管组成的一个封闭式遍布全身的管道系统。

一、血液

血液是红色黏稠的液体，由血浆和血细胞组成。血浆的主要功能是运载血细胞，运输氧气和废物。血细胞包括红细胞、白细胞和血小板。红细胞的主要功能是运输氧气和一部分二氧化碳。白细胞能吞噬体内的病菌，保护人体的健康。血小板有促进止血、加速凝血的作用。

二、血管和心脏

血管分为动脉、静脉和毛细血管三种。动脉是把血液从心脏输送到身体各部分去的血管，多分布在较深部位，但体表个别部位也能摸到，如桡动脉、颈总动脉和足背动脉。静脉是把血液从身体各部送回心脏的血管，有的位置较深，有的位置较浅，体表可以看到的“青筋”就是静脉。毛细血管是连通于最小的动、静脉之间的血管。

心脏位于胸腔中部偏左下方，主要由心肌构成，内部被隔成左右不相通的两部分，左右两部分又被瓣膜分别隔成上下两个腔。上面两个腔分别叫左心房、右心房，下面两个腔分别叫左心室、右心室。心房和心室、心室和动脉之间都有能开、关的瓣膜。

三、血液循环

人体的血液循环分为体循环和肺循环两部分。

体循环指血液由左心室进入主动脉，再流经全身动脉、毛细血管网、静脉，最后汇集到上、下腔静脉流回右心房的过程。肺循环指血液由右心室进入肺动脉，流经肺毛细血管网，再由肺静脉流回左心房的过程。心脏本身的血液循环是由主动脉基部左右侧发出两条动脉（冠状动脉）开始，逐渐分支

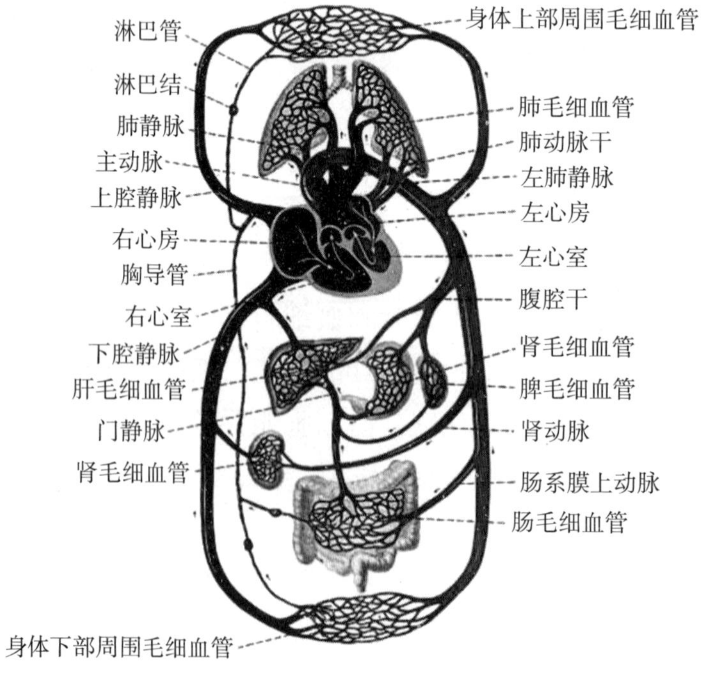

图 2-6　血液循环结构图

深入心肌内部，形成毛细血管网，然后汇集成静脉注入右心室。该循环叫做“冠脉循环”。

四、淋巴系统

淋巴系统是血液循环系统的辅助部分，由淋巴管和淋巴器官（淋巴结、扁桃体、脾等）组成。

淋巴管内流动的液体叫“淋巴”。淋巴循环可以调节血浆和组织之间的平

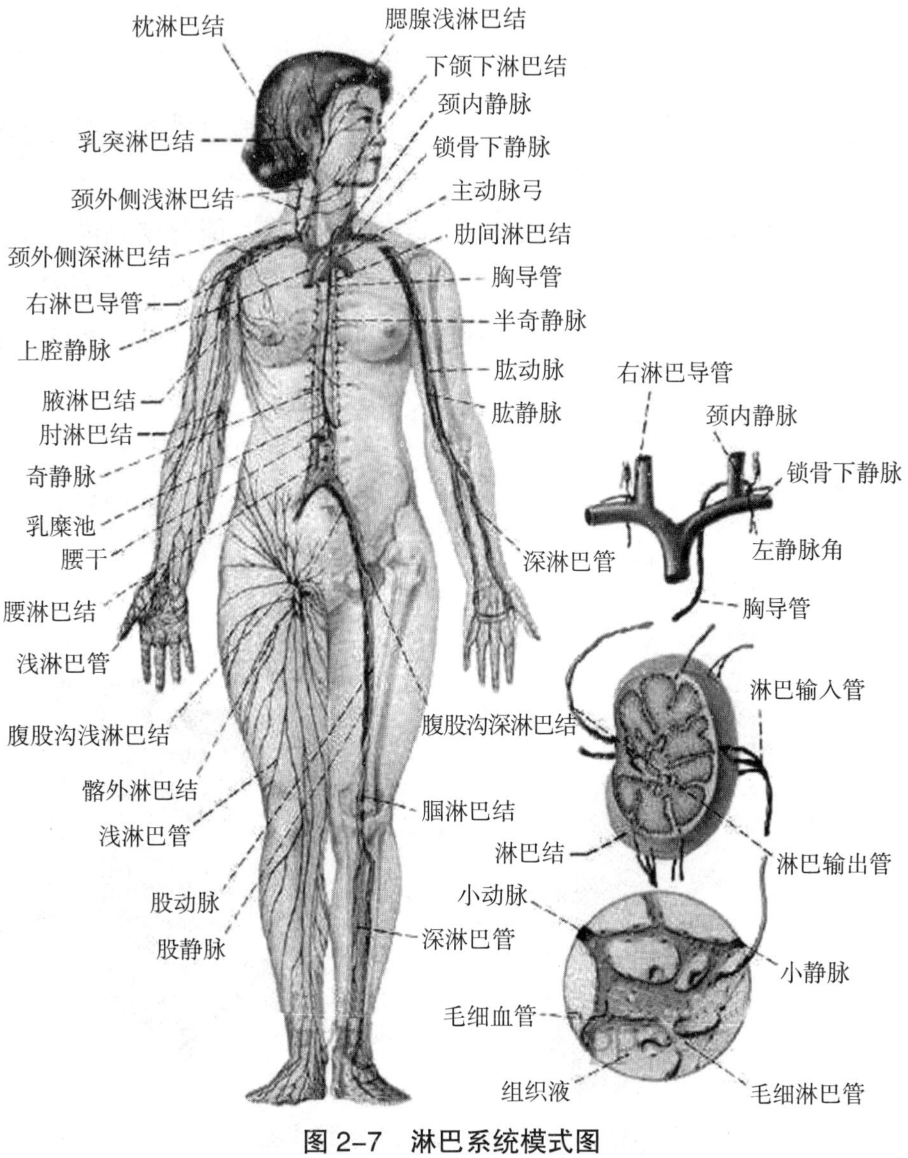

图 2-7　淋巴系统模式图

衡，并对机体起保护、防御作用。

第五节　呼吸系统

人体不断地吸取外界的氧气和呼出体内的二氧化碳进行气体交换的过程叫“呼吸”，它由呼吸系统来完成。

一、呼吸系统的结构

呼吸系统包括呼吸道和肺。

呼吸道由鼻、咽、喉、气管和支气管组成。空气通过鼻腔，经咽入喉，喉是呼吸的通道和发音器官。

气管是圆筒形管道，管壁里覆盖着有纤毛的黏膜，能分泌黏液，黏住空气中的灰尘和细菌。气管下端在胸腔内分为左、右支气管，然后在肺内形成树枝状的分支，最后形成呼吸性细支气管和很小的肺泡管。每一肺泡管附有很多肺

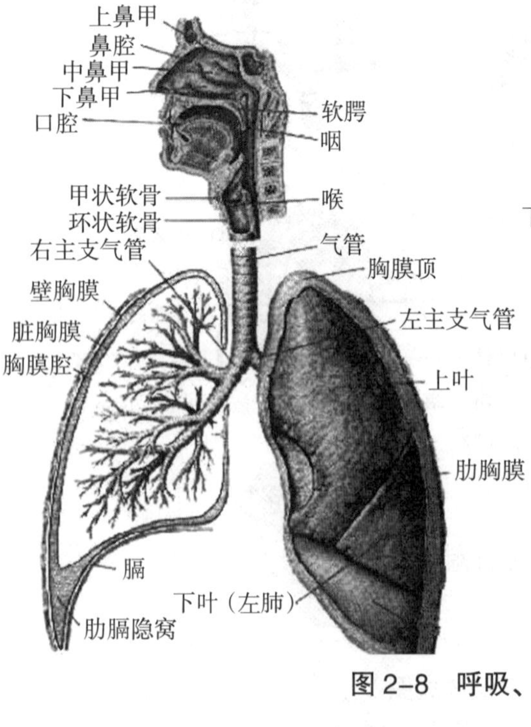

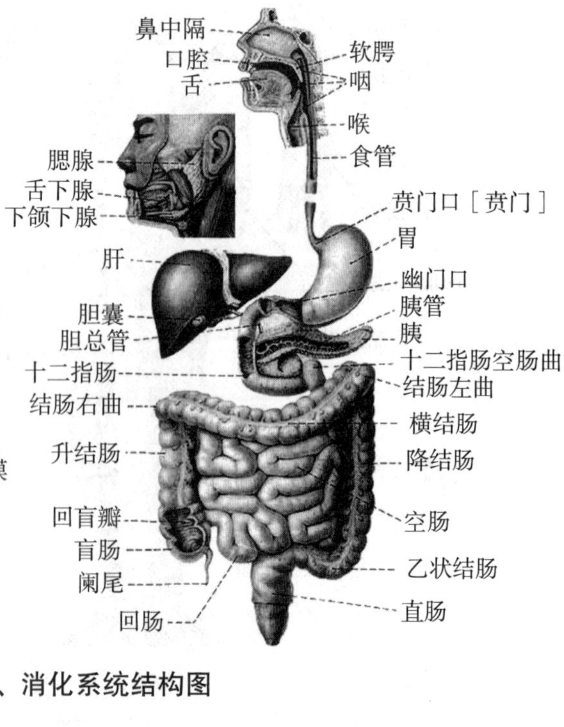

图 2–8　呼吸、消化系统结构图

泡。肺泡壁由一层薄的上皮细胞构成，外面缠绕着毛细血管和弹性纤维，有利于气体交换。

二、呼吸运动

胸廓有节奏的扩大和缩小，称作“呼吸运动”。呼吸运动是呼吸肌活动的结果，人体主要的呼吸肌是肋间内、外肌和膈，深呼吸时，腹肌也参加活动。

第六节　消化系统

食物含有的各种营养成分，必须经消化系统的消化和吸收，才能被人体利用。消化系统由消化道、消化腺组成。

一、消化道

消化道是一根很长的管道，包括口腔、咽、食管、胃、小肠、大肠和肛门。

口腔内有牙齿和舌，还有三对大唾液腺的导管开口。

咽是空气和食物的共同道路。

食管上接咽、下通胃，长约25厘米，管壁肌肉由上而下顺序蠕动，能将咽下的食物逐渐推进入胃。

胃位于左上腹部，上口叫“贲门”，连食管；下口叫“幽门”，接十二指肠。胃壁分四层，由内向外依次为黏膜层、黏膜下层、肌层、浆膜层。膜上皮的凹陷，形成胃腺。

小肠盘曲在腹腔内，长5～6米，是消化食物和吸收营养的主要场所。小肠壁的结构和胃壁相似，也分四层。黏膜表面皱襞上有很多突起，叫绒毛，大大增加了消化和吸收面积。十二指肠是小肠的起始段，壁内有胆总管和胰管的共同开口。

大肠长约1.5米，末端开口于肛门。大肠开始部分在右下腹，叫“盲肠”。盲肠上连着一条细小的盲管，叫“阑尾”。盲肠以下依次为升结肠、横结肠、降结肠、乙状结肠和直肠。大肠能吸收水分、无机盐和维生素，并将残渣变为粪。

二、消化腺

消化腺分两类：一类是位于消化道外的大消化腺，如唾液腺、肝脏和胰；另一类是消化道壁内的小腺体，如胃腺、肠腺等。

三对唾液腺分别是腮腺、颌下腺和舌下腺。肝脏是人体最大的消化腺，能分泌胆汁，胆汁先流入胆囊，进食后，胆囊收缩，胆汁经胆总管流入十二指肠。胰是人体的第二大消化腺，在胃的后方，由外分泌部和内分泌部（胰岛）构成。

第七节　泌尿系统

人体代谢终产物排出体外的过程叫“排泄”。排泄的途径是：二氧化碳和一些水以气体形式由呼吸系统排出；一部分水和少量的无机盐、尿素可随汗液排出；而其他绝大部分代谢终产物则经泌尿系统，以尿的形式排出体外。

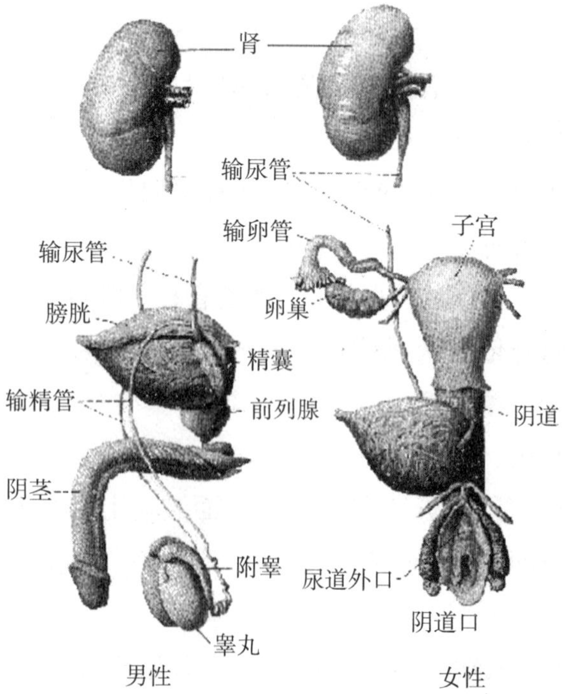

图 2–9　男性、女性泌尿系统结构图

一、肾

泌尿系统由肾脏、输尿管、膀胱和尿道组成。

肾脏在腹后壁脊柱两旁，左、右各一，是形成尿液的器官。周围颜色较深的叫“皮质”，皮质内颜色较浅的叫“髓质”。皮质和髓质合称为肾实质，由100多万个肾单位构成。每个肾单位包括肾小体和肾小管两部分。肾小体由包在外面的肾小囊和肾小球构成。尿液经肾单位形成后，都汇集在肾盂里。

二、输尿管及膀胱

输尿管是一对细长的管道，上端与肾盂相通，下端开口于膀胱底。膀胱在盆腔内，是由平滑肌构成的囊，有暂时储存尿液的作用。它有一个出口——尿道内口，通尿道。尿道是尿液由膀胱排出体外的管道，女性尿道较短，附近有阴户、肛门。

第八节　生殖系统

生殖系统包括男性生殖系统和女性生殖系统。男、女生殖系统包括内生殖器和外生殖器。

一、男性生殖系统

1. 男性内生殖器

男性内生殖器由生殖腺（睾丸），输精管道（附睾、输精管、射精管、男性尿道）和附属腺（精囊、前列腺、尿道球腺）组成。

睾丸：是产生男性生殖细胞——精子和分泌男性激素的器官。睾丸位于阴囊内，左、右各一。

附睾：呈新月形，紧贴睾丸的上端和后缘而略偏外侧。上端膨大为附睾头，中部为附睾体，下端为附睾尾。附睾为暂时储存精子的器官，并分泌附睾液供

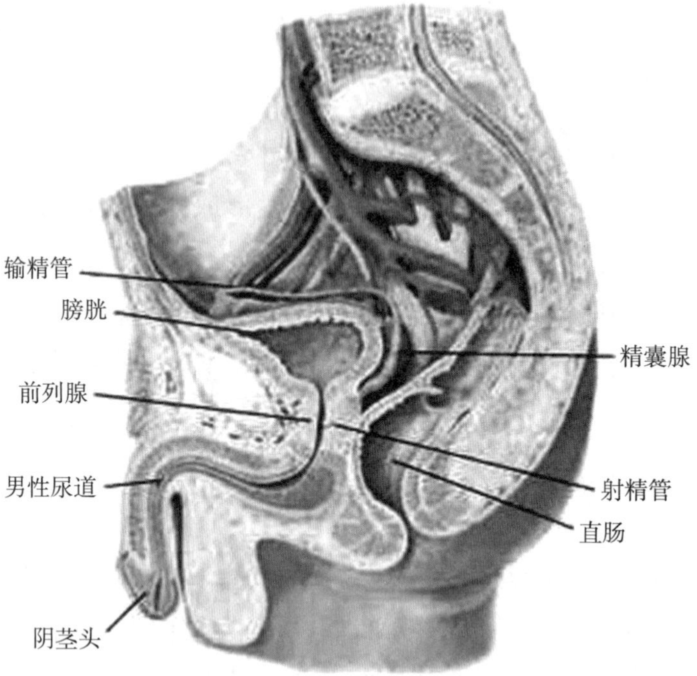

图 2–10 男性正中矢状面

精子营养，促进精子进一步成熟。

输精管和射精管：输精管是附睾的直接延续，长度约 50 厘米，管壁较厚，肌层发达而管腔细小，其末端变细，与精囊的排泄管汇合成射精管。射精管长约 2 厘米，向前下穿前列腺实质，开口于尿道的前列腺部。

精囊：又称“精囊腺”，为长椭圆形的囊状器官，表面凹凸不平，位于膀胱底的后方，输精管壶腹的下外侧，左、右各一，由迂曲的管道组成，其排泄管与输精管壶腹的末端汇合成射精管。精囊分泌的液体参与精液的组成。

前列腺：是不成对的实质性器官，由腺组织和平滑肌组织构成。前列腺的大小和形状如栗子，重 8 ~ 20 克。前列腺的分泌物是精液的主要组成部分。

精液：由输精管道各部及附属腺，特别是前列腺和精囊的分泌物组成，内含精子。精液呈乳白色，弱碱性，适于精子的生存和活动。正常成年男性一次射精约 2 ~ 5 毫升，含精子 3 亿 ~ 5 亿个。

2. 男性外生殖器

男性外生殖器包括阴囊和阴茎。

阴囊：位于阴茎后下方的囊袋状结构。阴囊壁由皮肤和肉膜组成。阴囊的皮肤薄而柔软，有少量阴毛，色素沉着明显。肉膜为浅筋膜，其内含有平滑肌纤维，可随外界温度的变化而舒缩，以调节阴囊内的温度，有利于精子的发育与生存。阴囊皮肤表面沿中线有纵行的阴囊缝，其对应的肉膜向深部发出阴囊中隔将阴囊分为左、右两腔，分别容纳左、右睾丸，以及附睾、精索等。

阴茎：阴茎为男性的性交器官，可分为头、体和根三部分。后端为阴茎根，藏于阴囊和会阴部皮肤的深面，固定于耻骨下支和坐骨支，为固定部。中部为阴茎体，呈圆柱形，以韧带悬于耻骨联合的前下方，为可动部。阴茎前端膨大，称“阴茎头”，头的尖端有较狭窄的尿道外口，呈矢状位。头后较细的部分称“阴茎颈”。

阴茎主要由两条阴茎海绵体和一条尿道海绵体组成，外包筋膜和皮肤。阴茎海绵体为两端细的圆柱体，左、右各一，位于阴茎的背侧。左、右两者紧密结合，向前伸延，尖端变细，嵌入阴茎头内面的凹陷内。尿道海绵体位于阴茎海绵体的腹侧，尿道贯穿其全长。尿道海绵体中部呈圆柱形，前端膨大为阴茎头，后端膨大称为“尿道球”，位于两侧的阴茎脚之间，固定于尿生殖膈的下面。

三个海绵体的外面共同包有深、浅筋膜和皮肤。阴茎的皮肤薄而柔软，富有伸展性。它在阴茎颈的前方形成双层游离的环形皱襞，包绕阴茎头，称为“阴茎包皮”。包皮前端围成包皮口。

二、女性生殖系统

1. 女性内生殖器

女性内生殖器由生殖腺（卵巢），输送管道（输卵管、子宫和阴道）以及附属腺（前庭大腺）组成。卵巢产生的卵子成熟后，即突破卵巢表面的生殖上皮排至腹膜腔，再经输卵管腹腔口进入输卵管，在输卵管内受精后游移至子宫，植入子宫内膜发育成胎儿。分娩时，胎儿出于宫口，经阴道娩出。

卵巢：卵巢为女性生殖腺，是产生女性生殖细胞——卵子和分泌女性激素的器官。卵巢左、右各一，位于盆腔内，贴靠髂内、外动脉的夹角处。

成年女子的卵巢约 4 厘米 ×3 厘米 ×1 厘米大小，重 5 ~ 6 克。卵巢的大小和形状随年龄而有差异：幼女的卵巢较小，表面光滑；性成熟期卵巢最大，以后由于多次排卵，卵巢表面出现瘢痕，显得凹凸不平；35 ~ 40 岁卵巢开始缩小，50 岁左右随月经停止而逐渐萎缩。

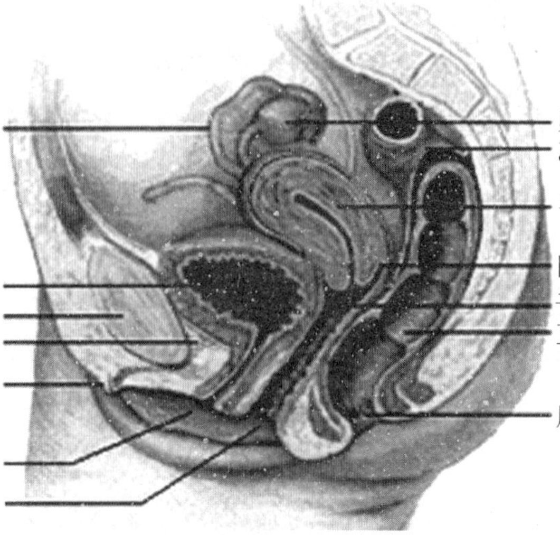

图 2-11　女性骨盆正中矢状面

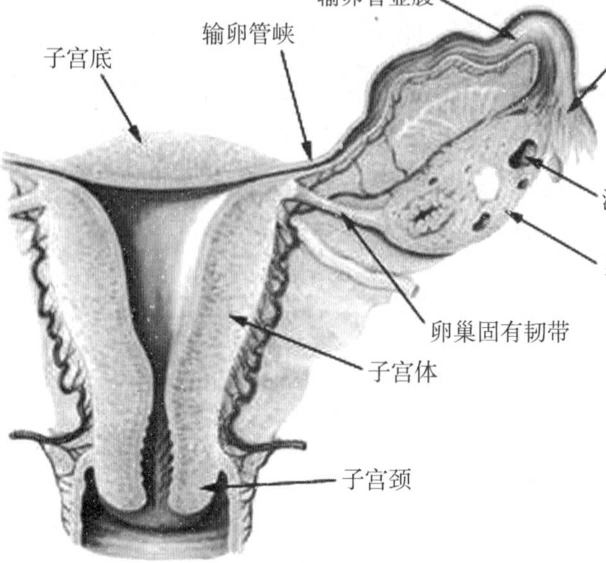

图 2-12　女性内生殖器结构图

输卵管：输卵管是输送卵子的肌性管道，长 10 ~ 14 厘米，左、右各一，由卵巢上端连于子宫底的两侧，位于子宫阔韧带的上缘内。其内侧端以输卵管子宫口与子宫腔相通，外侧端以输卵管腹腔口开口于腹膜腔。卵巢排出的卵子即由此进入输卵管。

子宫：子宫是壁厚腔小的肌性器官，胎儿在此发育生长。成人未孕子宫呈前后稍扁，倒置的梨形。子宫分为底、体、颈三部。子宫底为输卵管子宫口以上的部分，宽而圆凸。子宫颈为下端较窄而呈圆柱状的部分，由突入阴道的子宫颈阴道部和阴道以上的子宫颈阴道上部组成。子宫壁分三层，外层为浆膜，为腹膜的脏层；中层为强厚的肌层，由平滑肌组成；内层为黏膜，称“子宫内膜”。子宫腔的内膜随着月经周期而有增生和脱落的变化。脱落的内膜由阴道流出成为月经，约 28 天为一个月经周期。

阴道：阴道为连接子宫和外生殖器的肌性管道，是女性的性交器官，也是排出月经和娩出胎儿的管道，由黏膜、肌层和外膜组成，富于伸展性。阴道有前壁、后壁和侧壁，前、后壁互相贴近。阴道的长轴由后上方伸向前下方，下部较窄，下端以阴道口开口于阴道前庭。处女的阴道口周围有处女膜附着，处女膜可呈环形、半月形、伞状或筛状，处女膜破裂后，阴道口周围留有处女膜痕。

前庭大腺：前庭大腺形如豌豆，位于前庭球后端的深面，其导管向内侧开口于阴道前庭、阴道口的两侧。该腺相当于男性的尿道球腺，分泌物有润滑阴道口的作用。

2. 女性外生殖器

女性外生殖器，即女阴，包括阴阜、大阴唇、小阴唇、阴道前庭、阴蒂、前庭球。

阴阜：阴阜为耻骨联合前方的皮肤隆起，皮下富有脂肪。性成熟期以后，生有阴毛。

大阴唇：大阴唇为一对纵长隆起的皮肤皱襞。大阴唇的前端和后端左右互相连合形成唇前连合和唇后连合。

小阴唇：小阴唇位于大阴唇的内侧，为一对较薄的皮肤皱襞，表面光滑无毛。

阴道前庭：阴道前庭是位于两侧小阴唇之间的裂隙。阴道前庭的前部有尿道外口，后部有阴道口，阴道口两侧各有一个前庭大腺导管的开口。

阴蒂：阴蒂由两个阴蒂海绵体组成，后者相当于男性的阴茎海绵体，亦分脚、体、头三部。阴蒂脚埋于会阴浅隙内，附于耻骨下支和坐骨支，向前与对侧结合成阴蒂体，表面有阴蒂包皮包绕；阴蒂头露于表面，含有丰富的神经末梢。

前庭球：前庭球相当于男性的尿道海绵体，呈蹄铁形，分为较细小的中间部和较大的外侧部。中间部位于尿道外口与阴蒂体之间的皮下，外侧部位于大阴唇的皮下。

三、乳房

乳房为人类和哺乳动物特有的结构。男性乳房不发达，但乳头的位置较为恒定，多位于第 4 肋间隙，或第 4 及第 5 肋骨水平，常作为定位标志。女性乳房于青春期开始发育生长，妊娠和哺乳期有分泌活动。

乳房位于胸前部，胸大肌和胸筋膜的表面，上起第 2 ~ 3 肋，下至第 6 ~ 7 肋，内侧至胸骨旁线，外侧可达腋中线。

成年未产妇女的乳房呈半球形，紧致而有弹性。乳房中央有乳头，其位置因发育程度和年龄而异，通常在第 4 肋间隙或第 5 肋间隙与锁骨中线相交处。乳头顶端有输乳管的开口。乳头周围的皮肤色素较多，形成乳晕，表面有许多小隆起，其深面为乳晕腺，可分泌脂性物质滑润乳头。妊娠期和哺乳期，乳腺增生，乳房增大；停止哺乳后，乳腺萎缩，乳房变小；老年时，乳房萎缩而下垂。

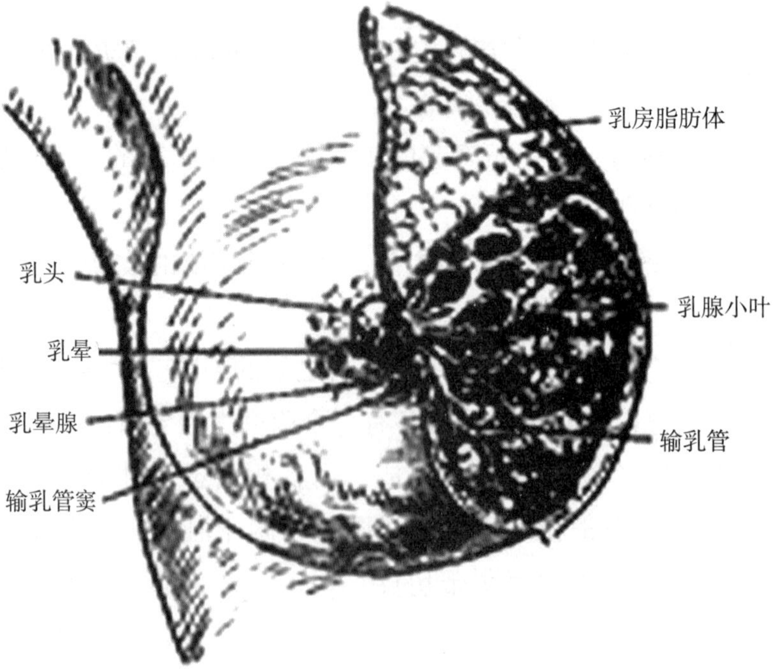

图 2-13　成年女性乳房结构图（未产）

第九节　内分泌系统

人体的腺体有两类：一类是有导管的腺体，如唾液腺、汗腺、皮脂腺等，其分泌物都通过导管排出，称外分泌腺；另一类是没有导管的腺体，腺细胞的分泌物直接进入腺体内的毛细血管，随血液循环输送到全身各处，这类腺体叫内分泌腺，如垂体、甲状腺、肾上腺、胰岛、性腺等。内分泌腺分泌的对身体有特殊作用的物质，叫“激素”。

一、甲状腺

甲状腺是人体内最大的内分泌腺，位于喉和气管的两侧。其分泌的激素叫“甲状腺素”，有促进新陈代谢和提高神经系统兴奋性等作用。碘是合成甲状腺素的主要原料。

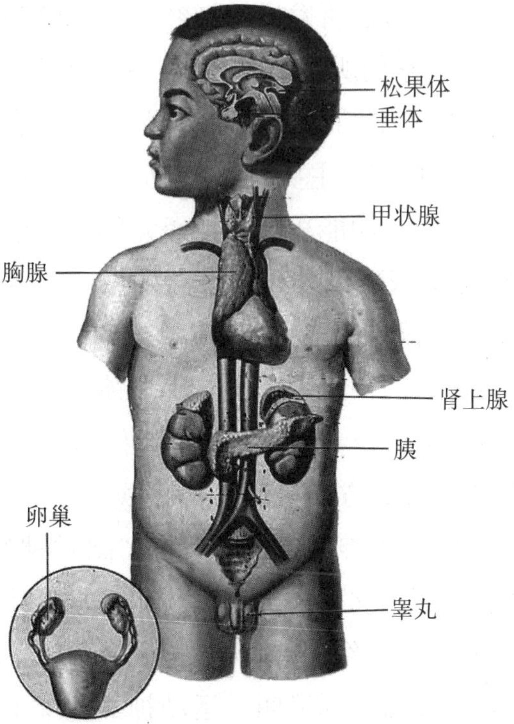

图 2–14　全身内分泌腺分布图

二、胰腺

胰腺内的胰岛能分泌胰岛素，主要调节糖的代谢，对蛋白质和脂肪代谢也有影响。

三、脑垂体

垂体在脑的底部，大小如豌豆，能分泌多种激素，调节人体的新陈代谢和生长、发育，并能调节其他内分泌腺的活动。

第十节　神经系统

一、概述

神经系统由脑、脊髓和它们所发出的神经组成。脑和脊髓是神经系统的中枢部分，称“中枢神经”，它们所发出的神经，称“周围神经”。

神经元是神经系统的基本结构和功能单位，由细胞体和突起（长的称轴突，短的称树突）组成。细胞体主要集中在脑和脊髓里，色泽灰暗，故称灰质。如果在周围神经系统中，功能相同的神经元细胞体汇集在一起，叫“神经节”。脑、脊髓的结构里除灰质以外，还有白质。白质由许许多多的神经纤维组成，色泽亮白，故称“白质”。

神经纤维主要分布在周围神经系统里。许多神经纤维集结成束，外面包裹着结缔组织膜，就成为一条神经。最粗大的神经称为“坐骨神经”。

神经纤维按照传导兴奋的方向可以分为两类：一类神经纤维是把兴奋从外周传向脑、脊髓的，称传入神经纤维（又称“感觉神经纤维”）；另一类神经纤维是把兴奋从脑、脊髓传向外周的，称传出神经纤维（又称“运动神经纤维”）。传入神经纤维组成的神经，称传入神经（又叫“感觉神经”）。传出神经纤维组成的神经，称传出神经（又叫“运动神经”）。两者共同组成的神经，叫做“混合神经”。脑神经共 12 对，分别归属以上三类。脊神经共 31 对，全都是混合神经。

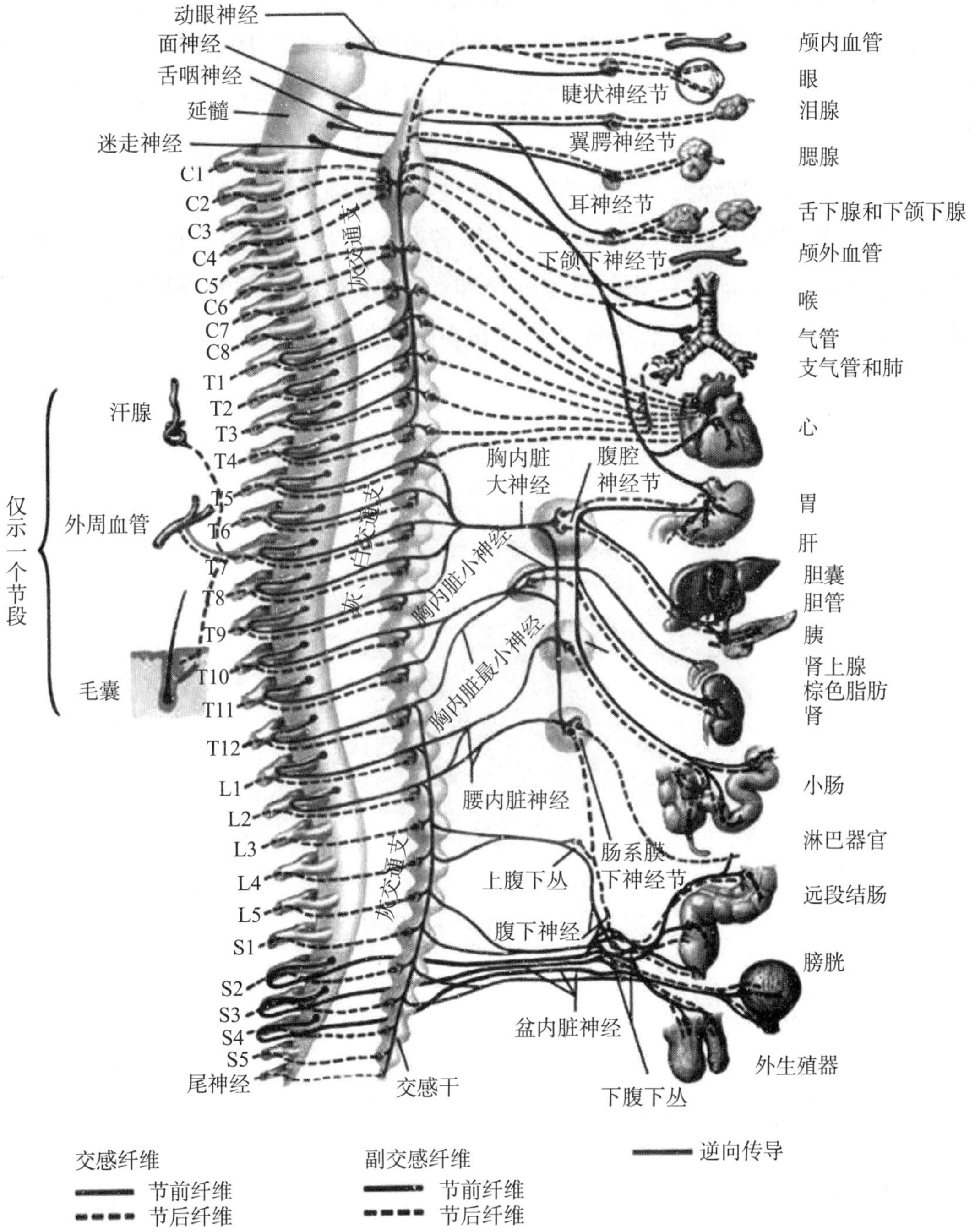

图 2–15　神经系统结构图

二、脊髓和脊神经

脊髓位于脊柱的椎管内，上端与脑的延髓相连，下端与第一腰椎下缘平齐。脊髓的灰质在中央，呈蝴蝶形，是神经元细胞体集中的地方。白质在周围，由神经纤维组成。灰质有四个角，前面粗大的称“前角”，后面较狭细的称“后角”。后角的中间神经元和脊神经的后根（感觉神经纤维）有联系。前角内含有许多运动神经元，它所发出的纤维组成脊神经的前根。

在两个相邻的椎骨之间，左、右两侧各有一个孔，叫做“椎间孔”。前根和后根在椎间孔处合成一条脊神经。脊神经共 31 对，上部的脊神经分布在颈部、上肢和躯干上部，下部的脊神经分布在躯干下部和下肢。

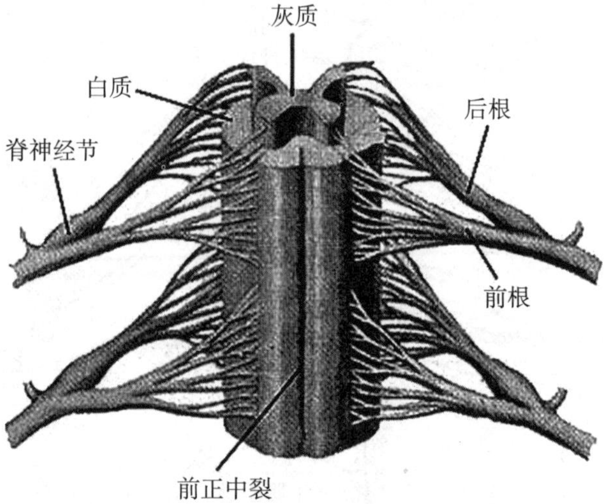

图 2-16　脊髓和脊神经根图

三、脑和脑神经

脑位于颅腔内，包括大脑、间脑、中脑、脑桥、延髓和小脑六个部分。

大脑最发达，由两个大脑半球组成，表层（皮层）是灰质，有许多凹陷的沟和隆起的回，主要由神经元的细胞体构成，是调节人体生命活动的最高中枢。

小脑位于大脑的后下方，脑干的背侧，对人体运动起重要的协调作用。

脑干在大脑下面，由中脑、脑桥和延髓组成。延髓下面连接脊髓。脑干也由灰质和白质组成，灰质为脑神经的重要核团，白质为重要的上下行传导束，脑干部还有心血管中枢和呼吸中枢等。

脑所发出的神经共有 12 对，绝大部分分布在头部的感觉器官、皮肤和肌肉等处。

脑神经和脊神经中，都有一个部分传出神经纤维（运动神经纤维），分布到心肌、各个内脏器官（包括血管）的平滑肌和腺体等处，支配各种内脏器官的活动。这部分传出神经纤维所组成的神经，叫“自主神经”（属周围神经系统）。自主神经又分交感和副交感两大类，它们的作用是相反的。例如交感神经可使心跳加快、增强，副交感神经则使心跳减慢、减弱等。

第三章　中医基础知识

第一节　中医学的基本特点

中医学的理论体系是经过长期的临床实践，在唯物论和辩证法思想指导下，逐步形成的。它来源于实践，反过来又指导实践，这一独特的理论体系有两个基本特点。

一、整体观念

整体就是统一性和完整性。中医学非常重视人体本身的统一性、完整性及其与自然界的相互关系，它认为人体是一个有机整体，构成人体的各个组成部分之间，在结构上是不可分割的，在功能上是相互协调、相互为用的，在病理上是相互影响着的。同时也认识到人体与自然环境有密切关系，人类在能动地适应自然和改造自然的斗争中，维持着机体的正常生命活动。这种内外环境的统一性，机体自身整体性的思想，称之为“整体观念”。它贯穿到中医的生理、病理、诊法、辨证、治疗等方面。

二、辨证论治

证，是机体在疾病发展过程中的某一阶段的病理概括，包括病变的部位、原因、性质以及邪正关系，反映疾病发展过程中某一阶段的病理变化的本质。所谓辨证，就是将四诊（望、闻、问、切）所收集的资料，通过分析、综合，辨清疾病的原因、性质、部位，以及邪正之间的关系，概括、判断为某种性质的证。论治，又称“施治”，则是概括辨证的结果，确定相应的治疗方法。辨证是决定治疗的前提和依据，论治是治疗疾病的手段和方法。辨证论治是中医认识疾病和治疗疾病的基本原则。

中医基础理论主要阐述人体的生理、病理、病因以及疾病的防治原则等基本理论知识，内容共分：阴阳五行，藏象，气、血、津液，经络，病因与发病，病机，防治原则七大部分。

第二节　阴阳五行

阴阳五行是阴阳学说与五行学说的合称。

一、阴阳

阴阳是中国古代哲学的一对范畴，其最初含义是很朴素的，指日光的向背，向日为“阳”，背日为“阴”，后来引申为气候的寒暖，方位的上下、左右、内外，运动状态的躁动和宁静，等等。古代思想家看到一切现象都有正、反两方面，就用阴阳这个概念来解释自然界两种对立和消长的物质势力。一般来说，凡是剧烈运动着的、外向的、上升的、温热的、明亮的，都属于阳；相对静止的、内守的、下降的、寒冷的、晦暗的，都属于阴。人体脏腑组织的阴阳属性，就大体部位来说，上部为阳，下部为阴；体表属阳，体内属阴。就其背腹四肢内外侧来说，则背为阳，腹为阴；四肢外侧为阳，内侧为阴。以脏腑而言，五脏属里为阴，六腑属表为阳。事物的阴阳属性并不是绝对的，而是相对的，这种相对性，一方面表现为在一定条件下，阴阳之间可以发生相互转化，即阴可以转化为阳，阳也可以转化为阴；另一方面，体现于事物的无限可分性。例如，昼为阳，夜为阴，而上午与下午相对而言，则上午为阳中之阳，下午为阳中之阴；前半夜与后半夜相对而言，则前半夜为阴中之阴，后半夜为阴中之阳。

阴阳学说的基本内容包括阴阳对立、阴阳互根、阴阳消长、阴阳转化四个方面。

1. 阴阳对立

阴阳学说认为自然界一切事物或现象都存在着相互对立的阴阳两个方面，如上下、天地、动静、寒热等。阴阳既是对立的又是统一的，统一是对立的结果。阴阳两个方面的相互对立，主要表现为它们之间的相互制约和相互斗争。

制约与斗争的结果，取得了统一，即取得了动态平衡。人体之所以能进行正常的生命活动，就是阴和阳相互对立与制约而取得统一（动态平衡）的结果，如果这种动态平衡遭到破坏，即是疾病的形成。

2. 阴阳互根

阴阳两个方面既是相互对立的又是相互依存、相互为用的，阴依存于阳，阳依存于阴，任何一方都不能脱离另一方而单独存在，每一方都是以对方的存在作为自己存在的条件。阴阳的这种相互依存的关系，称之为“阴阳互根”。

3. 阴阳消长

阴和阳之间的对立制约，互根互用不是处于静止不变的状态，而是处于“阴消阳长”或“阳消阴长”的运动变化之中。在一定限度内，阴阳之间不断地互为消长，保持着阴阳的动态平衡，维持着事物正常的发展变化。

4. 阴阳转化

阴阳转化是指阴阳对立的双方，在一定的条件下，可以各自向其相反的方向转化，即阴可以转化为阳，阳也可以转化为阴，阴阳相互转化，一般都表现在事物变化的“物质”阶段，即“物极必反”。如果说“阴阳消长”是一个量变过程的话，则阴阳转化便是在量变基础上的质变。

二、五行

五行学说认为木、火、土、金、水是构成物质世界不可缺少的最基本物质，是由于这五种基本物质之间的相互资生、相互制约的运动变化而构成了物质世界。

古人在长期的生活和生产实践中，对木、火、土、金、水五种物质特性的朴素认识基础上，进行抽象而逐渐形成了理论概念。因此，五行的特性虽然来自木、火、土、金、水，但是实际上已经超越了木、火、土、金、水具体物质的本身，而具有更广泛的含义。具有生长、升发、条达舒畅等作用或性质的事物，均归属于木。具有温热、升腾作用的事物均属于火。具有生化、承载、受纳作用的事物，均归属于土，故有“土为万物之母”之说。具有清洁、肃降、收敛等作用的事物，均归属于金。具有寒凉、滋润、向下运行的事物，均属于水。

五行学说将事物的性质和作用与五行的特性相类比，来推演和归纳事物的五行的属性，如事物与木的特性相类似，则归属于木；与火的特性相类似，则

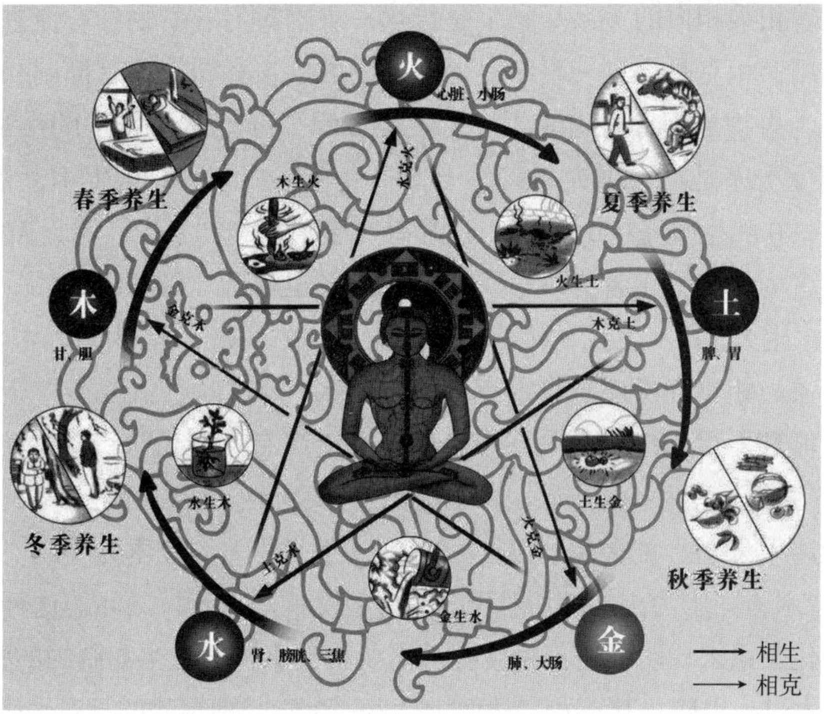

图 3–1　五行生克制化关系养生图

归属于火，等等。五行学说把自然界中的千变万化的事物归纳为木、火、土、金、水的五行系统，把人体中的各种器官归纳为以五脏为中心的五个生理、病理系统，进而把人体与自然界有机地联系起来。自然界和人体的五行属性列简表如下：

表 3–1　事物属性的五行分类

自然界						五行	人体					
五味	五色	五化	五气	五方	五季		五脏	六腑	五官	形体	情志	五华
酸	青	生	风	东	春	木	肝	胆	目	筋	怒	爪
苦	赤	长	暑	南	夏	火	心	小肠	舌	脉	喜	面
甘	黄	化	湿	中	长夏	土	脾	胃	口	肉	思	唇
辛	白	收	燥	西	秋	金	肺	大肠	鼻	皮毛	悲	毛
咸	黑	藏	寒	北	冬	水	肾	膀胱	耳	骨	恐	发

五行学说认为，五行之间在正常情况下存在着相生相克的关系；在反常情

况下存在着相乘相侮的关系。相生是指这一事物对另一事物具有促进、助长和资生的作用；相克是指这一事物对另一事物的生长和功能具有抑制和制约的作用。正因为事物之间存在着相生、相克的关系，才能维持正常的生长和发展。五行的相生次序是：木生火，火生土，土生金，金生水，水生木，依次相生，循环无尽，在相生关系中，任何一行都有“生我”和“我生”两方面的关系。

生我者为母，我生者为子，所以相生关系也称为“母子”关系。如以火为例，由于木生火，故“生我”者为木，火生土，故“我生”者为土，木为火之母，土为火之子。相克的次序是：木克土，土克水，水克火，火克金，金克木，依次相克，循环无尽。在相克关系中，任何一行都有“克我”和“我克”两方面的关系。“克我”者为我所不胜，“我克”者为我所胜。所以五行相克的关系又叫“所胜”与“所不胜”的关系。以土为例，“克我”者木，则木为土之“所不胜”，“我克”者水，则水为土之“所胜”。五行学说就是以五行之间的这种错综复杂的生克制化关系来说明任何一个事物都需要其他事物的资生和制约的整体调节，即防止其太过，以防止其不及，从而维持着一事物与他事物的相对平衡。

相乘即相克太过，超过正常制约的程度，使事物之间失去了正常的协调关系。乘，即乘虚侵袭之意，五行相乘的次序与相克的次序一样，只是程度超过了正常限度。相侮即反克，是指五行中的某一行过于强盛，对原来“克我”的一行进行反克。侮，即欺侮，有恃强凌弱之意。其次序和相克的相反。相乘和相侮都是不正常的相克现象。前者是按五行的相克次序发生的过强的克制而形成的五行间的生克制化的异常；后者则是与五行相克的次序发生相反方向的克制而形成的五行间生克制化的异常。

第三节　藏　象

一、概述

“藏象”二字，首先见于《素问·六节藏象论》。藏，是指藏于体内的内脏；象，是指表现于外的生理、病理现象。藏象学说，即通过人体生理、病理现象的观察，研究人体各个脏腑的生理功能、病理变化及其相互关系的学说。藏象学说以脏腑为基础，按照脏腑的生理功能特点，可分为脏、腑、奇恒之腑三类。脏，即心、肺、脾、肝、肾，合称为“五脏”；腑，即胆、胃、小肠、大肠、膀胱、三焦，合称为“六腑”；奇恒之腑，即脑、髓、骨、脉、胆、女子胞（子宫）。

二、五脏六腑的生理功能

五脏的共同生理特点是化生和贮藏精气；六腑的共同生理特点是受盛和传化水谷；奇恒之腑，即是指这一类腑的形态及其生理功能均异于“六腑”，不与水谷直接接触，而是一个相对密闭的组织器官，而且还具有类似于脏的贮藏精气的作用，因而称为“奇恒之腑”。

藏象学说的主要特点，是以五脏为中心的整体观。以脏腑分阴阳，一阴一阳相为表里，脏与腑是一个整体，如心与小肠相表里。五脏各有外候，与形体诸窍各有特定的联系。

1. 心与小肠

心居胸中，有心包护于外。心为神之居，血之主、脉之宗，在五星属火，起主宰生命活动的作用。其生理功能主要有两方面，一是主血脉，二是主神志。心不仅包括心、血、脉在内的完整的循环系统，而且还包括主宰精神意识和思维活动。心开窍于舌，其华在面，在志为喜，在液为汗。手少阴心经与手太阳小肠经在心与小肠之间相互络属，故心与小肠相为表里。小肠的主要生理功能是受盛、化物和泌别清浊。

2. 肺与大肠

肺位于胸腔，左、右各一，在五行属金。其主要生理功能是主气司呼吸，主宣发肃降，通调水道，朝百脉而主治节，以辅佐心脏调节气血的运行。肺上通喉咙，外合皮毛，开窍于鼻，在志为忧，在液为涕。手太阴肺经与手阳明大肠经相互络属，故肺与大肠相表里。大肠的主要生理功能是传化糟粕。

3. 脾与胃

脾位于中焦，在膈之下，在五行属土。其主要生理功能为主运化，升清和统摄血液。脾开窍于口，其华在唇，在志为思，在液为涎，主肌肉和四肢。足太阴脾经与足阳明胃经相互络属，故脾与胃相为表里，胃的主要生理功能是受纳和腐熟水谷，胃以降为和。脾和胃同属于消化系统的主要脏器，机体的消化运动，主要依赖于脾和胃的生理功能。机体生命活动的持续和气血津液的生化，都有赖于脾和胃的生理功能。机体生命活动的持续和气血津液的生化，都有赖于脾胃运化的水谷精微，所以称脾胃为气血生化之源，“后天之本”。脾的生理特性是主升和喜燥恶湿，胃的生理特性是主降和喜润恶燥。

4. 肝与胆

肝位于腹部，横膈之下，右肋之内，在五行属木，其主要生理功能是主藏血，主疏泄。肝开窍于目，主筋，其华在爪，在志为怒，在液为泪。肝的生理特性为：喜条达而恶抑郁，主升主动，其气易亢易逆。肝与胆不仅是足厥阴经与足少阳胆经相互络属于肝胆之间，而且肝与胆本身也直接相连，相为表里。胆的主要生理功能是贮存和排泄胆汁。

5. 肾与膀胱

肾位于腰部，脊柱两旁，左、右各一。由于肾藏有“先天之精”，为脏腑阴阳之本，生命之源，故称肾为“先天之本”。肾在五行属水。其主要生理功能为藏精，主生长、发育、生殖和水液代谢，肾主骨生髓，外荣于发，开窍于耳和二阴，在志为恐与惊，在液为唾。足少阴肾经与足太阳膀胱经相互络属，肾与膀胱在水液代谢方面亦直接相关，故肾与膀胱相为表里。膀胱的主要生理功能是贮尿和排尿。

[附] 心包与三焦

心包是包在心脏外面的包膜，具有保护心脏的作用，所以外邪侵袭于心，首先心包受病。手厥阴心包经与手少阳三焦经相互络属，故心包与三焦互为表里。三焦是上焦、中焦、下焦的合称。三焦的主要生理功能是通行元气和通调水道。

第四节　气、血、津液

气、血、津液是构成人体的基本物质，是脏腑、经络等组织器官进行生理活动的物质基础。

一、气

气是不断运动着的具有很强活力的精微物质。人体的气，其来源是禀受于父母的先天之精气、饮食物中的水谷之精气和存在于自然界的清气。这三种“原料”通过肺、脾、胃和肾等脏器的生理功能的综合作用而生成气。气主要有推动、温煦、防御、固摄、气化作用。根据气的主要来源、分布部位和功能特点，可以把气分为元气、宗气、营气和卫气等。

二、血

血是循行于脉管中的红色液体物质，主要由营气和津液所组成。营气和津液均来自脾、胃消化吸收而生成的水谷精微，所以说脾胃是气血生化之源。血具有营养和滋润全身的生理功能，又是神志活动的物质基础。

三、津液

津液是机体一切正常水液的总称，包括各脏腑组织内的体液极其正常的分泌物，如胃液、肠液和涕、泪等。津液的生成、输布与排泄是一个由众多脏腑共同参与的复杂的生理过程，尤以肺、脾、肾三脏的生理功能起着主要的调节作用。津液具有滋润和濡养全身的生理功能。

气、血、津液的性状及其生理功能，虽各有其特点，但三者均是构成人体和维持人体生命活动的基本物质。在生成上，均来源于水谷精微；在生理上，常相互为用，相互制约；在病理上，又是相互影响的。从气、血、津液的相对属性来分阴阳，则气具有推动、温煦等作用，属于阳；血和津液，都为液态物质，具有濡养、滋润等作用，属于阴。气和血之间，存在着“气为血之帅”“血为气之母”的密切关系。具体来说，即是存在着气能生血、行血、摄血和血为气之母四个方面的关系。气和津液的关系与气和血的关系相似。津液的生成、输布和排泄，全赖于气的升降出入运动和气的气化、温煦、推动、固摄作用，而气在体内的存在，不仅依附于血，亦依附于津液，故津液亦是气的载体。血和津液都有滋润和濡养的作用，都来源于水谷精气，由水谷精气所化生，津液渗注于脉中，即成为血液的组成部分，故有“津血同源”之说。

第四章　经络腧穴

第一节　经　络

一、概念

经络学说是研究人体经络的生理功能、病理变化及其与脏腑相互关系的学说，是中医学理论的重要组成部分。

经络是运行全身气血、联络脏腑肢节、沟通上下内外的通路，是经脉和络脉的总称。经脉是主干，络脉是分支。经，有路径的意思；络，有网络的意思。经络大多循行于深部，络脉循行于较浅的部位。经脉有一定的循行径路，而络脉则纵横交错，网络全身，把人体所有的脏腑、器官、孔窍以及皮肤、筋肉等组织联结成一个统一的有机整体。经络的生理功能主要表现在沟通表里上下，联系脏腑器官；通行气血，濡养脏腑组织；感应传导及调节人体各部分功能等方面。

二、组成

经络系统由经脉和络脉组成。在内连属于脏腑，在外连属于筋肉、皮肤。

经脉可分为正经和奇经。正经有十二，即手足三阴经和手足三阳经，合称"十二经脉"，是气血运行的主要通道。奇经有八条，即督、任、冲、带、阴跷、阳跷、阴维、阳维，合称"奇经八脉"，有统率、联络和调节十二经脉的作用。十二经别，是从十二经脉别生的经脉。

络脉是经脉的分支，有别络、浮络、孙络之分。别络是较大的和主要的络脉。十二经脉和督脉、任脉各有一支别络，再加上"脾之大络"，合为"十五别络"。浮络是循行于人体浅表部位而常浮现的络脉。孙络是最细小的络脉。

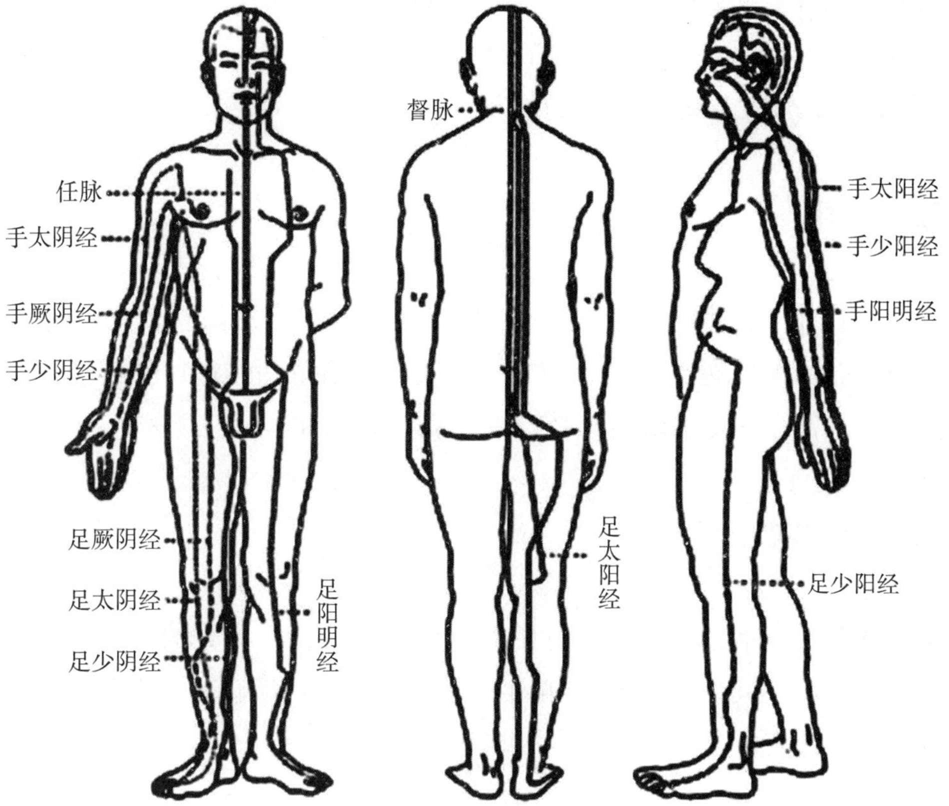

图 4–1　经络图

此外，还有十二经筋和十二皮部，是十二经脉与筋肉和体表的连属部分。

第二节　腧　穴

一、概念

腧穴是人体脏腑经络气血输注于体表的部位，也是接受针灸、按摩刺激的部位。

二、分类

分布在人体的腧穴很多，大体分为十四经穴、奇穴、阿是穴三类。凡归属于十二经脉与任、督二脉的腧穴，称“十四经穴”，简称“经穴”。奇穴，是指没有归属于十四经的腧穴，因其有奇效，故称“奇穴”。那些既无具体名称，也无固定部位，而是以痛处为穴的腧穴，称“阿是穴”。

三、作用

腧穴的作用与脏腑、经络有密切关系，每一个腧穴都有较广泛的主治范围。本经穴能治本经病，表里经腧穴能相互治疗表里两经病，临近经穴能配合治疗局部病，各经的主治既有其特殊性又有其共同性。

四、特定穴

特定穴是指十四经中具有特殊治疗作用，并有特定称号的一些腧穴。由于它们的主治功能不同，因此有五腧穴、原穴、络穴、背腧穴、募穴、八脉交会穴、八会穴、郄穴、下合穴等不同的名称。

第三节　十二经脉及常用穴位

十二经脉分布在人体内外，经脉中的气血运行是循环贯注的，即从手太阴肺经开始，依次至手阳明大肠经、足阳明胃经、足太阴脾经、手少阴心经、手太阳小肠经、足太阳膀胱经、足少阴肾经、手厥阴心包经、手少阳三焦经、足少阳胆经、足厥阴肝经，再传至手太阴肺经，首尾相贯，如环无端。

一、手太阴肺经（11穴）

（一）经脉循行

起于中焦，向下联络大肠，回绕过来沿着胃上口，通过横膈、属于肺脏，从“肺系”（肺与喉咙相连的部位）横行出来（中府）沿上臂内侧，行于手少阴经和手厥阴经的前面，下行到肘窝中，沿着前臂内侧桡侧前缘进入寸口，经过鱼际，出拇指内侧端（少商）。

分支：从手腕后方（列缺）处分出，沿掌背侧走向食指内侧端（商阳），与手阳明大肠经相接。

（二）病候

咳嗽，气喘，咯血，咽喉肿痛，伤风，胸部胀满，缺盆部及手臂内侧前缘痛，肩背部寒冷疼痛等症。

（三）常用穴

【中府】
定位：前正中线旁开 6 寸，平第一肋间隙处。
主治：咳嗽，气喘，肺胀满，胸痛，肩背寒冷疼痛。
【尺泽】
定位：肘横纹中，肱二头肌腱桡侧凹陷处。
主治：咳嗽，咯血，潮热，气喘，咽喉肿痛。
【列缺】
定位：桡骨茎突上方，腕横纹上 1.5 寸。
主治：头痛，项强，咳喘，咽喉肿痛，齿痛。

二、手阳明大肠经（20 穴）

（一）经脉循行

起于食指末端（商阳），沿着食指桡侧缘，通过第一、二掌之间（合谷），进入两筋（拇长伸肌腱与拇短伸肌腱）之间沿前臂桡侧至肘部外侧，再沿上臂前缘，上走肩端（肩髃），沿肩峰前缘，向上出于颈椎“手足三阳经聚会处”（大椎，属督脉），再向下进入缺盆（锁骨上窝）部，联络肺脏，通过横膈，属于大肠。

分支：从缺盆上走颈部，经过面颊，进入下齿龈，回绕至上唇，交叉于人中，左脉向右，右脉向左，分布在鼻孔两侧（迎香），与足阳明胃经相接。

（二）病候

腹痛，肠鸣，泄泻，便秘，痢疾，咽喉肿痛，齿痛，鼻流清涕或出血，本经循行部位疼痛，热肿或寒冷等症。

（三）常用穴

【商阳】

定位：食指桡侧指甲旁约 0.1 寸。

主治：耳聋，齿痛，咽喉肿痛，颔肿，手指麻木。

【合谷】

定位：手背第一、二掌骨之间，约平第二掌骨中点处。

主治：头痛，目赤肿痛，耳聋，齿痛，咽喉肿痛。

【肩髃】

定位：三角肌上部，肩峰与肱骨大结节之间，上臂外展平举时肩前出现凹陷处。

主治：肩臂挛痛不遂，齿痛，风热瘾疹。

【曲池】

定位：屈肘，在肘横纹桡侧端凹陷处。

主治：热痛，上肢不遂，月经不调，目赤痛，高血压，胸中烦满等。

【迎香】

定位：鼻翼旁 0.5 寸。

主治：鼻塞，面痒，口㖞。

三、足阳明胃经（45 穴）

（一）经脉循行

起于鼻翼两侧（迎香），上行到鼻根部，与旁侧足太阳经交会，向下沿着鼻的外侧（承泣），进入上齿龈内，回出环绕口唇，向下交会于颏唇沟（承浆，任脉）处，再向后出于下颌大迎穴，沿着下颌颊车，上行耳前，经过上关（足少阳经）沿着发际，到达额角（头维），与督脉会于神庭穴。

面部支脉：从大迎前下走人迎，沿着喉咙，进入缺盆部，向下通过横膈，属于胃，联络脾脏。

缺盆部直行：经乳中，向下挟脐旁，进入少腹两侧气冲。

胃下口部支脉：沿着腹腔之内向下到气冲会合，再由此下行至髀关，直抵伏兔部，下至膝沿着胫骨外侧前缘，下经足跗进入第二足趾外侧端（厉兑）。

胫部支脉：从膝下 3 寸（足三里）处分出，进入足中趾外侧。

足跗部支脉：从跗上（冲阳）分出，进入足大趾内侧端（隐白），与足太阴脾经相接。

（二）病候

肠鸣，腹胀，水肿，胃痛，呕吐或消谷善饥，口㖞，咽喉肿痛，胸部及膝髌等本经循行部位疼痛，热病，发狂等症。

（三）常用穴

【承泣】

定位：瞳孔直下 0.7 寸。

主治：眼睑瞤动，目赤肿痛，迎风流泪，夜盲，口眼㖞斜。

【四白】

定位：瞳孔直下 1 寸。

主治：目赤痛痒，迎风流泪，口眼㖞斜，眩晕。

【地仓】

定位：口角旁 0.4 寸。

主治：口角㖞斜，流涎，眼睑瞤动。

【颊车】

定位：开口取穴，在下颌角前上方，横指凹陷中。上下齿咬紧时，在隆起的咬肌高点处。

主治：口眼㖞斜，颊肿，齿痛，牙关紧闭。

【头维】

定位：当鬓发前缘直上入发际 0.5 寸处。

主治：头痛，目眩，视物不明。

【梁门】

定位：脐上 4 寸，旁开 2 寸。

主治：胃痛，呕吐，食欲不振，腹胀，泄泻。

【天枢】

定位：肚脐旁开 2 寸。

主治：腹痛，呕吐，腹胀，泄泻，便秘，痛经，水肿。

【梁丘】

定位：髌骨外上缘上 2 寸。

主治：膝胫痹痛，胃痛，乳痛。

【犊鼻】

定位：髌骨下方，髌韧带外侧凹陷中。

主治：膝关节痛。

【足三里】

定位：犊鼻穴下 3 寸，胫骨前嵴外一横指处。

主治：胃痛，腹胀，呕吐，噎膈，泄泻，痢疾。

【丰隆】

定位：在外踝高点上 8 寸。

主治：痰多，哮喘，咳嗽，胸痛，下肢痿痹，咽喉肿痛。

【内庭】

定位：在足背第二、三趾缝间的纹头。

主治：齿痛，口祸，鼻衄，腹痛，腹胀，泄泻，热病。

四、足太阴脾经（21 穴）

（一）经脉循行

起于足大趾末端（隐白），沿着大趾内侧赤白肉际，过大趾本节后的关圆骨，上行至内踝前面，再上小腿内侧，沿着胫骨后面，交出足厥阴经的前面，经膝、股部内侧前缘，进入腹部，属于脾脏，联络胃，通过横膈上行，挟食管两旁，连系舌根，分散于舌下。

胃部支脉：向上再通过横膈，流注于心中，与手少阴心经相接。

（二）病候

胃脘痛，腹胀，食则呕，嗳气，便溏，黄疸，身体沉重无力，舌根强痛，膝股部内侧肿胀，厥冷。

（三）常用穴

【隐白】

定位：踇趾内侧趾甲角旁开约 0.1 寸。

主治：腹胀，便血，尿血，月经过多，崩漏。

【公孙】

定位：第一跖骨基底前下缘，赤白肉际处。

主治：胃疼，呕吐，饮食不化，腹胀腹痛，泄泻，水肿，心烦失眠，嗜睡。

【太白】

定位：第一跖骨小头后缘，赤白肉际。

主治：胃痛，腹胀，身重，肠鸣，泄泻，便秘。

【三阴交】

定位：在内踝高点上 3 寸。

主治：脾胃虚弱，消化不良，月经不调，崩漏，经闭，遗精，水肿，小便不利，遗尿，失眠，高血压等。

【地机】

定位：在膝下 5 寸，阴陵泉与三阴交的连线上。

主治：腹胀，腹痛，食欲不振，月经不调，痛经，遗精，腰痛，小便不利，水肿。

【阴陵泉】

定位：在胫骨内侧髁下缘凹陷处。

主治：腹胀，喘逆，水肿，小便不利或失禁，遗精，膝痛。

【血海】

定位：髌骨内上方 2 寸处。

主治：月经不调，崩漏，经闭，湿疹，股内侧痛。

【大横】

定位：脐中旁开 4 寸。

主治：泄泻，大便秘结，腹痛。

五、手少阴心经（9 穴）

（一）经脉循行

起于心中，属于心系（心与其他脏器官相连系的脉络），通过横膈，联络小肠。

心系向上的支脉：挟食管上行，连系于“目系”（眼球连系于脑的脉络）。

心系直行的脉：上行于肺部，向下出于腋下（极泉），沿上臂内侧后缘，行于手太阴经和手厥阴经后面，到肘内，沿前臂内侧后缘，至掌后豌豆骨部，进入掌内，沿小指内侧至末端（少冲），与手太阳小肠经相接。

（二）病候

心痛，咽干，口渴，目黄，胁痛，上臂内侧痛，手心发热等症。

（三）常用穴

【极泉】

定位：在腋窝正中，腋动脉跳动处。

主治：心痛，胸闷，心悸，气短，咽干烦渴，肘臂冷痛不举。

【少海】

定位：屈肘，肘横纹尺测端凹陷中。

主治：心痛，手臂挛痛，头项痛，腋胁痛。

【通里】

定位：在尺侧腕屈肌腱的桡侧缘，腕横纹上 1 寸。

主治：暴喑，舌强不语，心悸怔忡，头痛目眩，崩漏，臂内后侧痛。

【神门】

定位：腕横纹尺侧端，尺侧腕屈肌腱的桡侧凹陷中。

主治：心痛，心烦，怔忡，惊悸，善忘，不寐。

【少冲】

定位：小指桡侧指甲角旁约 0.1 寸。

主治：心悸，心痛，胸胁痛，癫狂，昏迷。

六、手太阳小肠经（19 穴）

（一）经脉循行

起于手小指外侧端（少泽），沿着手背外侧至腕部，出于尺骨茎突，直上沿前臂后缘，经尺骨鹰嘴与肱骨内上髁之间沿上臂外侧后缘，出于肩关节，绕行肩胛部，交会于肩上大椎穴（督脉），向下进入缺盆部，联络心脏，沿着食管，通过横膈到达胃部，属于小肠。

缺盆部支脉：沿着颈部，上达面颊，至目外眦，转入耳中（听宫）。

颊部支脉：上行目眶下（颧髎），抵于鼻旁，至目内眦（睛明），与足太阳膀胱经相接。

（二）病候

少腹痛，腰脊痛引睾丸，耳聋，目黄，颊肿，咽喉肿痛，肩臂外侧后缘痛等。

（三）常用穴

【少泽】

定位：小指尺侧甲旁 0.1 寸。

主治：头痛，寒热，咽喉肿痛，乳肿，乳汁少。

【后溪】

定位：握拳，第五掌指关节尺侧，横纹头赤白肉际。

主治：头项强痛，耳聋，咽喉肿病，齿痛，肘臂挛痛。

【小海】

定位：屈肘，尺骨鹰嘴与肱骨内上髁之间凹陷中。

主治：头痛，肩肘臂痛，癫痫。

【天宗】

定位：肩胛冈下窝的中央。

主治：肩重，肘臂痛，肩胛痛。

【肩外俞】

定位：第一胸椎棘突下旁开 3 寸。

主治：肩背酸痛，颈项强痛，肘臂冷痛。

【听宫】

定位：耳屏前，下颌骨髁状突的后缘，张口呈凹陷处。

主治：耳聋，耳鸣，齿痛。

七、足太阳膀胱经（67 穴）

（一）经脉循行

起于目内眦（睛明），上额交会于巅顶（百会，属督脉）。

巅顶部支脉：从头顶到耳上角。

巅顶部直行的脉：从头顶入里联络于脑，回出分开下行项后，沿着肩胛部内侧，挟着脊柱，到达腰部，从脊旁肌肉进入体腔，联络肾脏，属于膀胱。

腰部的支脉：向下通过臀部，进入腘窝中。

后项的支脉：通过肩胛内缘直下，经过臀部（环跳，属足少阳经）下行，沿着大腿外侧，与腰部下行的支脉会合于腘窝中，沿此向下，通过腿肚内，出于外踝的后方，沿着第五跖骨粗隆，至小趾外侧端（至阴），与足少阴肾经相接。

（二）病候

小便不通，遗尿，癫狂，疟疾，目痛，迎风流泪，耳塞多涕，头痛，项背腰臀部以及下肢后侧本经循行部位疼痛等症。

（三）常用穴

【睛明】

定位：目内眦旁 0.1 寸。

主治：目赤肿痛，内眦疼痛，流泪，雀目。

【攒竹】

定位：眉头凹陷中。

主治：头痛，目眩，眉棱骨痛，目视不明。

【大杼】

定位：第一胸椎棘突下，旁开 1.5 寸 .

主治：头痛，顶背痛，咳嗽，发热，脊强。

【风门】

定位：第二胸椎棘突下，旁开 1.5 寸。

主治：伤风咳嗽，发热头痛，项强，腰背痛。

【肺腧】

定位：第三胸椎棘突下，旁开 1.5 寸。

主治：咳嗽，气喘，咯血，骨蒸，潮热，盗汗。

【心腧】

定位：第五胸椎棘突下，旁开 1.5 寸。

主治：心痛，健忘，心烦，咳嗽，咯血，盗汗。

【膈腧】

定位：第七胸椎棘突下，旁开 1.5 寸。

主治：胃脘胀痛，呕吐，气喘，潮热，盗汗，背痛，脊强。

【肝腧】

定位：第九胸椎棘突下，旁开 1.5 寸。

主治：黄疸，胁痛，吐血，目赤，目眩，脊背痛。

【胆腧】

定位：第十胸椎棘突下，旁开 1.5 寸。

主治：黄疸，口苦，胸胁痛，肺痨，潮热。

【脾腧】

定位：第十一胸椎棘突下，旁开 1.5 寸。

主治：腹胀，黄疸，呕吐，泄泻，痢疾。

【胃腧】

定位：第十二胸椎棘突下，旁开 1.5 寸。

主治：胸胁痛，胃脘痛，腹胀，肠鸣，恶心，呕吐。

【三焦腧】

定位：第一腰椎棘突下，旁开 1.5 寸。

主治：肠鸣，腹胀，水谷不化，呕吐，泄泻，水肿，腰背强痛。

【肾腧】

定位：第二腰椎棘突下，旁开 1.5 寸。

主治：遗精，阳痿，遗尿，月经不调，肾虚腰痛，目昏，耳聋，水肿。

【大肠腧】

定位：第四腰棘突下，旁开 1.5 寸。

主治：腰痛，肠鸣，腹胀，泄泻，便秘。

【小肠腧】

定位：第一骶椎棘突下，旁开 1.5 寸。

主治：小腹胀痛，痢疾，遗精，尿血，遗尿。

【膀胱腧】

定位：第二骶椎棘突下，旁开 1.5 寸。

主治：小便不通，遗尿，泄泻，便秘，腰脊强痛。

【次髎】

定位：第二骶后孔中。

主治：腰痛，疝气，月经不调，赤白带下，痛经，下肢痿痹。

【委中】

定位：腘窝横纹中央。

主治：腰痛，髋关节活动不利，下肢痿痹，腹痛，吐泻，丹毒。

【志室】

定位：第二腰椎棘突下，旁开 3 寸。

主治：遗精，阳痿，小便不利，水肿，腰脊强痛。

【承山】

定位：腓肠肌两肌腹之间凹陷的顶端。

主治：腰痛，腿痛转筋，痔疾，便秘，脚气。

【昆仑】

定位：外踝与跟腱之间的凹陷中。

主治：头痛，项强，目眩，肩背腰痛，脚跟肿痛，小儿痫症，难产，胞衣不下。

【申脉】

定位：外踝下缘凹陷中。

主治：头痛，眩晕，腰腿酸痛。

【至阴】

定位：足小趾外侧趾甲角旁约 0.1 寸。

主治：头痛，目痛，胎位不正，难产，胞衣不下。

八、足少阴肾经（27 穴）

（一）经脉循行

起于足小趾，斜向足心（涌泉），出于舟骨粗隆下，沿内踝后，进入足跟，再向上行于小腿内侧，出腘窝的内侧，上行股部内后缘，通向脊柱（长强，属督脉），属于肾脏，联络膀胱。

肾脏部直行的脉：从肾向上通过肝和横膈，进入肺中，沿着喉咙，挟于舌根部。

肺部支脉：从肺部出来，联络心脏，流注于胸中，与手厥阴心包经相接。

（二）病候

咯血，气喘，舌干，咽喉肿痛，腰痛，水肿，大便秘结，泄泻，脊股内后侧痛，痿弱无力，足心热等症。

（三）常用穴

【涌泉】

定位：足底中，足趾跖屈时呈凹陷处。

主治：头痛，目眩，头昏，咽痛，大便难。

【然谷】

定位：足舟骨粗隆前下缘凹陷中。

主治：阴痒，月经不调，遗精，咯血，黄疸。

【太溪】

定位：足内踝与跟腱之间的凹陷中。

主治：头痛目眩，咽喉肿痛，耳聋，耳鸣，气喘，消渴，月经不调，失眠，遗精，小便频数。

【照海】

定位：内踝下缘凹陷中。

主治：咽喉干燥，失眠，嗜卧，目赤肿痛，痛经，疝气，小便频数。

【复溜】

定位：足内踝上 2 寸，跟腱前缘处。

主治：泄泻，腹胀，水肿，盗汗，身热无汗。

九、手厥阴心包经（9穴）

（一）经脉循行

起于胸中，出属心包络，向下通过横膈，从胸至腹，依次联络上、中、下三焦。

胸部支脉：沿着胸中，出于胁部，至腋下3寸处（天池），上行到腋下，沿上臂内侧，行于手太阴经和手少阴经之间，进入肘中，向下行于前臂两筋（掌长肌腱与桡侧腕屈肌腱）的中间，进入掌中，沿着中指到指端（中冲）。

掌中的支脉：从劳宫分出，沿着无名指到指端（关冲），与手少阳三焦经相接。

（二）病候

心痛，胸闷，心悸，心烦，癫狂，腋肿，肘臂拘急，掌心发热等症。

（三）常用穴

【曲泽】
定位：肘横纹中，肱二头肌腱尺侧缘。
主治：心痛，心悸，烦热，口干，胃痛，呕吐，肘臂酸痛。
【内关】
定位：腕横纹上2寸，掌长肌腱与桡侧腕屈肌腱之间。
主治：心痛，心悸，胃痛，呕吐，热病，肘臂挛痛。

十、手少阳三焦经（23穴）

（一）经脉循行

起于无名指末端（关冲），向上出于第四、五掌骨间，沿着腕背，出于前臂桡骨和尺骨之间，向上通过肘尖，沿上臂外侧，上达肩部，交出足少阳经的后面，向前进入缺盆部，分布于胸中，联络心包，向下通过横膈，从胸至腹，属于上、中、下三焦。

胸中的支脉：从胸向上，出于缺盆部，上走项部，沿耳后直上，出于耳部上行额角，再屈而下行至面颊部，到达眶下部。

耳部支脉：从耳后进入耳中，出走耳前，与前脉交叉于面颊部，到达目外眦（丝竹空之下），与足少阳经相接。

（二）病候

腹胀，水肿，遗尿，小便不利，耳聋，耳鸣，咽喉肿痛，目外眦痛，颊肿，耳和肩臂肘部外侧疼痛等症。

（三）常用穴

【关冲】

定位：第四指尺侧指甲角旁约 0.5 寸。

主治：头痛，目赤，咽喉肿痛，舌强，心烦。

【中渚】

定位：握拳，第四、五掌骨小头后缘之间凹陷中，液门穴后 1 寸。

主治：头痛，目赤，耳聋，耳鸣，肘臂痛。

【阳池】

定位：腕背横纹上，指总伸肌腱尺侧缘凹陷中。

主治：肩臂痛，腕痛，耳聋，消渴。

【外关】

定位：腕背横纹上 2 寸，桡骨与尺骨之间。

主治：热病，头痛，耳聋，耳鸣，肘臂屈伸不利，手指疼痛。

【天井】

定位：屈肘，尺骨鹰嘴上 1 寸凹陷中。

主治：偏头痛，耳聋，颈项肩臂痛，瘰疬。

【角孙】

定位：耳尖尽端，入发际处。

主治：耳部肿痛，目赤肿痛，头痛，项强。

【耳门】

定位：耳屏上切迹前，下颌骨髁状突后缘凹陷中。

主治：耳鸣，耳聋，齿痛。

【丝竹空】

定位：眉梢旁凹陷处。

主治：头痛，目赤痛，目昏花，齿痛。

十一、足少阳胆经（44 穴）

（一）经脉循行

起于目外眦（瞳子髎），向上到达额角部（颔厌），再下行至耳后（风池），沿着颈部行于手少阳经的前面，到肩上又交出于手少阳经的后面，向下进入缺盆部。

耳部的支脉：从耳后进入耳中，出走耳前，到目外眦后方。

外眦部的支脉：从目外眦处分出，下走大迎（足阳明胃经），会合于手少阳经到达目眶下，下行经颊车（足阳明胃经），由颈部向下会合前脉于缺盆，然后向下进入胸中，通过横膈，联络肝脏，属于胆，沿着胁肋内，出于少腹两侧的腹股沟动脉部，经过外阴部毛际，横行入髋关节部（环跳）。

缺盆部直行的脉：下行腋部，沿着侧胸部，经过季胁，向下会合前脉于髋关节部，再向下沿着大腿外侧，出于膝部外侧，下行经腓骨前面，直下到腓骨下段，再下到外踝的前面，沿足跗部，进入足第四趾外侧端（足窍阴）。

足跗部支脉：从足背分出，沿着第一、二跖骨之间，出于大趾端，穿过趾甲，回转到趾甲后的毫毛部（大敦，属肝经），与足厥阴肝经相接。

（二）病候

口苦，目眩，疟疾，头痛，颔痛，目外眦痛，缺盆部肿痛，腋下肿，胸肋股及下肢外侧痛，足外侧发热等症。

（三）常用穴

【瞳子髎】

定位：目外眦旁 0.5 寸。

主治：头痛，目赤肿痛，目翳、青盲。

【听会】

定位：耳屏间切迹前，下颌髁状突的后缘，张口有凹陷处。

主治：耳聋，耳鸣，齿痛，口㖞，腮肿。

【风池】

定位：胸锁乳突肌与斜方肌之间，平风府穴处。

主治：头项强痛，目赤痛，耳鸣。

【肩井】

定位：在大椎穴与肩峰连线部中点。

主治：肩背痹痛，手臂不举，颈项强痛，中风。

【环跳】

定位：股骨大转子最高点与骶管裂孔连线的外 1/3 与内 2/3 交点处。

主治：风湿痹痛，下肢瘫痪，腰胯痛，膝胫痛。

【风市】

定位：大腿外侧中间，腘横纹水平线上 7 寸。

主治：腰腿酸痛，下肢痿痹，脚气。

【阳陵泉】

定位：腓骨小头前下方凹陷中。

主治：下肢痿痹，脚气，口苦，呕吐，胁痛。

【光明】

定位：外踝高点上 5 寸，腓骨前缘。

主治：膝痛，下肢瘫痹，目痛，夜盲，乳胀痛。

【悬钟】

定位：外踝高点上 3 寸，腓骨后缘。

主治：胁痛，足胫挛痛，痔血，脚气。

【丘墟】

定位：外踝前下方，趾长伸肌腱外侧凹陷中。

主治：胸满胁痛，下肢痿痹，疟疾。

十二、足厥阴肝经（14 穴）

（一）经脉循行

起于足大趾上毫毛部（大敦），沿着足跗部向上，经过内踝前 1 寸处（中封），向上至内踝上 8 寸处交出于足太阴脾经的后面，上行膝内侧，沿着股部内侧，进入阴毛中，绕过阴部，上达小腹，挟着胃旁，属于肝脏，联络胆腑，向上通过横膈，分布于胁肋，沿着喉咙的后面，向上进入鼻咽部，连接于“目系”（眼球连系于脑的脉络），向上出于前额，与督脉会合于巅顶。

“目系”的支脉下行颊里，环绕唇内。

肝部的支脉：从肝分出，通过横膈，向上流注于肺，与手太阴经相接。

（二）病候

腰痛，胸满，呕逆，遗尿，小便不通，疝气，下腹肿痛等症。

（三）常用穴

【大敦】

定位：蹈趾外侧趾甲旁约 0.1 寸。

主治：疝气，遗尿，阴肿，经闭，崩漏。

【行间】

定位：足背，第一、二趾间的缝纹端。

主治：胁痛，腹泻，头痛，目眩，小便不利。

【太冲】

定位：在足第一、二跖骨结合部之前凹陷中。

主治：头痛，眩晕，月经不调，癃闭，遗尿，胁痛，腹胀，呕逆，目赤肿痛，下肢痿痹。

【章门】

定位：第十一肋端。

主治：腹胀，肠鸣，胁痛，痞块，呕吐，泄泻。

【期门】

定位：乳头直下，第六肋间隙。

主治：胸满腹胀，呕逆吐酸，胁下积聚。

第四节　奇经八脉及经外奇穴

一、任脉（24 穴）

（一）经脉循行

起于小腹内，下出于会阴部，向前上行于阴毛部，沿着腹内，向上经过关元等穴，到达咽喉部，再上行环绕口唇。经过面部，进入目眶下（承泣）。

（二）病候

疝气，带下，腹中痞块等症。

（三）常用穴

【中极】

定位：脐下 4 寸。

主治：遗尿，遗精，阳痿，疝气，癃闭，崩漏，月经不调，带下，不孕，产后恶露不止。

【关元】

定位：脐下 3 寸。

主治：遗尿，遗精，小便频数，疝气，月经不调，带下，不孕，产后恶露不止，中风脱证。

【气海】

定位：脐下 1.5 寸。

主治：小腹痛，遗尿，遗精，疝气，崩漏，月经不调，产后后恶露不止，中风脱证。

【神阙】

定位：脐的中间。

主治：腹痛肠鸣，水肿膨胀，泻痢脱肛，中风脱证。

注意：禁针，大艾炷灸 5 ～ 15 壮，艾条灸 5 ～ 15 分钟。

【建里】

定位：脐上 3 寸。

主治：胃病，呕吐，腹胀，水肿，食欲不振。

【中脘】

定位：脐上 4 寸。

主治：胃痛，腹胀，肠鸣，呕吐，泄泻，黄疸。

【膻中】

定位：两乳头之间，胸骨中线上，平第四肋间隙。

主治：咳嗽，气喘，胸痹心痛，心悸，心烦。

【承浆】

定位：颏唇沟的中点。

主治：口祸，面肿，龈肿，齿痛，流涎，癫狂。

二、督脉（28 穴）

（一）经脉循行

起于小腹内，下出于会阴部，向后行于脊柱的内部，上达项后风府，进入脑内，上行巅顶，沿前额下行鼻柱。

（二）病候

脊柱强痛，角弓反张等症。

（三）常用穴

【长强】

定位：尾内尖下 0.5 寸。

主治：泄泻，便血，痔疾，脱肛，便秘，腰脊痛。

【腰阳关】

定位：第四腰椎棘突下。

主治：月经不调，遗精，阳痿，腰骶痛，下肢痿痹。

【命门】

定位：第二腰椎棘突下。

主治：脊强，腰痛，阳痿，遗精，泄泻，带下。

【至阳】

定位：第七胸椎棘突下。

主治：黄疸，喘咳，四肢重痛，脊强。

【身柱】

定位：第三胸椎棘突下。

主治：咳嗽，气喘，腰脊强痛。

【大椎】

定位：第七颈椎棘突下。

主治：头项强痛，骨蒸盗汗，咳嗽，气喘，热病。

【风府】

定位：后发际正中直上 1 寸。

主治：头痛，项强，目眩，咽喉肿痛，中风不语，半身不遂。

【百会】

定位：后发际正中直上 7 寸。

主治：头痛，目眩，鼻塞，耳鸣，中风失语，脱肛。

【水沟】

定位：人中沟中央近鼻孔处。

主治：癫狂，中风昏迷，牙关紧闭，口眼㖞斜，面肿，腰脊强痛。

三、经外奇穴

【四神聪】

定位：百会穴前后左右各 1 寸处。

主治：头痛，眩晕，癫痫，精神病。

【印堂】

定位：两眉头连线之中点。

主治：头痛，眩晕，鼻眼病，高血压，小儿惊风。

【鱼腰】

定位：眼平视，瞳孔直上眉中心凹陷处。

主治：眼疾，面神经麻痹，眼肌麻痹。

【太阳】

定位：眉梢外眦向后 1 寸许凹陷中。

主治：头痛，眼病。

【金津、玉液】

定位：舌系带两侧静脉上。

主治：口腔炎，舌肿，呕吐。

【止泻】

定位：脐下 2.5 寸。

主治：痢疾，肠炎。

【提托】

定位：关元穴旁开 4 寸。

主治：子宫脱垂，下腹痛，疝痛。

【定喘】

定位：大椎穴旁开 0.5 寸。

主治：哮喘，支气管炎，上肢瘫痪。

【腰眼】

定位：第四腰椎棘突下旁开 3.8 寸。

主治：腰痛，睾丸炎，妇科病。

【挟脊】

定位：第一胸椎棘突至第五腰椎棘突、各椎旁开 0.5 寸处，左右共 34 穴。

主治：内脏病，神经衰弱，腰背痛。

【十宣】

定位：两手十指尖端，距指甲 0.1 寸许。

主治：中暑，昏迷，惊风，癔病，癫痫。

【四缝】

定位：二至五指掌面，近端指关节横纹中点。

主治：疳积，百日咳。

【落枕】

定位：手背第二、三掌骨掌指关节后 0.5 寸。

主治：落枕，肩臂痛，胃痛，咽喉痛。

【腰痛】

定位：手背指总伸肌腱两侧，腕背横纹下 1 寸，一手两穴。

主治：急性腰肌扭伤。

【膝眼】

定位：髌骨尖两旁凹陷处（外侧为犊鼻）。

主治：膝关节炎。

【阑尾】

定位：足三里穴下 2 寸。

主治：急慢性阑尾炎。

【胆囊】

定位：阳陵穴下一横指。

主治：急慢性胆囊炎，胆石症等。

【百虫窝】

定位：血海穴1寸。

主治：荨麻疹，湿疹。

第五节　病因与发病

中医学认为，人体各脏腑组织之间，以及人体与外界环境之间，既对立又统一，它们在不断地产生矛盾而又解决矛盾的过程中，维持着相对的动态平衡，从而保持着人体正常的生理活动。当这种动态平衡因某种原因而遭到破坏，又不能立即自行调节得以恢复时，人体就会发生疾病。

破坏人体相对平衡状态而引起疾病的原因就是病因。导致疾病发生的原因是多种多样的，主要有六淫、疠气、七情、饮食、劳倦以及外伤兽虫、痰饮、瘀血等。

六淫：即风、寒、暑、湿、燥、火六种外感病邪的统称，风、寒、暑、湿、燥、火，在正常的情况下，称为“六气”，是自然界六种不同的气候变化。当气候变化异常，六气发生太过或不及，或非其时而有其气（如春天应温而反寒、秋天应凉而反热等），以及气候变化过于急骤（如过剧的暴冷、暴热等），在人体的正气不足，抵抗力下降时，六气才能成为致病因素，侵犯人体发生疾病，这种情况下的六气，便称为“六淫”。

疠气：是一类具有强烈传染性的病邪。疠气致病，具有发病急骤、病情较重、症状相似、传染性强、易于流行等特点。

七情：即喜、怒、忧、思、悲、恐、惊七种情志变化，是机体的精神状态。它们是人体对客观事物的不同反映，在正常情况下，一般不会使之致病。只有突然、强烈或长期持久的情志刺激，超过了人体本身的正常生理活动范围，使人体气机紊乱，脏腑阴阳气血失调，才会导致疾病的发生。由于它是造成内伤病的主要致病因素之一，故又称“内伤七情”。

饮食、劳动和休息：是人类生存和保持健康的必要条件。但饮食要有一定的节制，劳逸需要合理安排，否则会影响人体生理功能，使气机紊乱或正气损伤，产生疾病。

痰饮和瘀血：是人体受某种致病因素作用后在疾病过程中所形成的病理产物，这些病理产物形成之后，又能直接或间接作用于人体某一脏腑组织，发生多种病证，故又属致病因素之一。

尽管疾病的种类繁多，临床征象错综复杂、千变万化，各种疾病、各种症状都有各自的病机，但是从总体来说，总离不开邪盛正衰、阴阳失调、气血失常、津液代谢失常、内生五邪，以及经络和脏腑功能紊乱等病理变化的一般规律。

第六节　防治原则

预防是指采取一定的措施，防止疾病的发生与发展。预防包括未病先防和既病防变两个方面。

未病先防，就是在疾病未发生之前，做好各种预防工作，以防止疾病的发生。邪气是导致疾病发生的重要条件，而正气不足是疾病发生的内在原因和根据。外邪通过内因而起作用。因此，要增强体质，提高正气抗邪能力，同时还要注意防止病邪的侵害。

既病防变，就是在疾病已经发生后，应争取早期诊断、早期治疗，以防止疾病的发展与传变。

治则，即治疗疾病的法则。它是在整体观念和辨证论治精神指导下制定的，对临床治疗立法、处方、用药具有普遍指导意义。具体来说，即是从复杂多变的疾病现象中，抓住病变的本质，治病求本；根据邪正对争所产生的虚实变化，扶正祛邪；按阴阳失调的病理变化，调整阴阳；按脏腑、气血失调的病机，调整脏腑功能、调理气血关系，按发病的不同时间、地点和不同的人，因时、因地、因人制宜。

第五章 诊 法

第一节 四 诊

诊法是中医诊察疾病、收集病情资料的基本方法，包括望、闻、问、切四法，简称“四诊”。望诊法是医生通过观察病人整体神、色、形、态的变化和局部表现以及排出物的形、色、质、量改变等情况，以了解病情，察知疾病的方法；闻诊法是听病人体内发出声音的变化，及嗅闻病人身体散发出的异常气味等，以辨别病情的方法；问诊法是询问病人及其陪诊者，以了解病人既往的健康状况、发病经过及自觉痛苦与不适等相关情况的方法；切诊法是通过切按病人体表动脉搏动状况和触按病人身体有关部位，以了解病情的方法。

四诊所收集的病情资料是疾病表现出的各种异常现象。人体是一个以五脏为中心的有机整体，脏腑形体官窍通过经络相互联系，维持机体生理功能的协调平衡。“有诸内，必形诸外”，体内的生理、病理变化必然反映于外。所以，我们通过诊察疾病显现于外部的各种征象，以整体观念为指导，用于分析疾病的原因、病机和病位，了解脏腑的盛衰变化，为辨证论治提供依据。

诊察疾病时必须望、闻、问、切四诊并用，从不同角度全面地收集临床资料，不应片面夸大某一诊法的作用，更不能相互取代。同时又须四诊合参，方能“见微知著”而不致贻误病情。

一、望诊

望诊是指医生对病人神、色、形态、五官、舌象等进行有目的地观察，借以了解健康状况，测知病情的方法。

人体是一个有机的整体，体内的气血阴阳、脏腑经络等生理和病理变化，必然在其体表相应的部位反映出来。因此通过对体表的观察，可了解体内病变的客观依据，故《灵枢·本藏》说："视其外应，以知其内脏，则知所病矣。"

望诊在中医诊法中占有重要的地位，故有"望而知之谓之神"的说法。望诊时应注意：一是选择适宜的光线，以自然光线为佳；二要充分暴露受检查的部位，以便客观、准确地掌握病情资料；三是实施检查时必须注意保护受检者的隐私。望诊的准确性，与中医基础理论掌握的程度、诊法知识运用的熟练程度、对疾病的熟悉程度，以及临床经验的积累有关。

望诊的内容主要包括望神、望色、望形态、望舌、望头面五官、望皮肤、望二阴和望排出物等。

（一）望神

神是中医学对于生命现象的认识。一指人体一切生命活动的主宰及其外在表现；二指人的精神意识思维情感等活动。有生命就有神，故《黄帝内经·素问·移精变气论》曰："得神者昌，失神者亡。"望神之"神"，是指机体生命活动及精神意识状态的综合表现。

望神是通过观察神的得失有无，以分析病情及判断预后等的诊察方法。神具体反映在人的目光、面色、表情、神志、言语、体态等方面，这是望神的主要内容。由于心主血藏神，其华在面，五脏六腑之精气皆上注于目，故人的面部色泽、精神意识及眼神为望神之重点，尤其是诊察眼神的变化。

神以精、气、血为主要物质基础。神产生于先天之精，又赖后天水谷精气的充养，血能养神。精、气、血产生于五脏，五脏功能正常，则精、气、血充足，生命机能旺盛，即是"得神"；若脏腑功能失调，精亏气虚血少，或其运行布散失常，则神失所养。因此，通过望神可以了解脏腑功能的盛衰，精、气、血之盈亏，判断疾病的轻重及预后等。

望神时应注意：一要以神会神，在短时间内对就诊者神色形态做出大体的判断；二是形神合参，将病人的精神意识状态与形体变化综合起来进行分析；三是重视典型（特异性）症状和体征，以便尽快做出正确的诊断。

望神主要观察以下五种情况：

1. 得神

得神即神气充足的表现。凡神志清楚、思维敏捷、言语清晰、目光明亮灵活、精彩内含、面色荣润含蓄、表情自然、体态自如、动作灵活、反应灵敏者，称为"得神"，亦称"有神"。可见于常人，表示精气充足，体健无病；

若见于病人，则说明精气未衰，脏腑未伤，病情轻浅，预后良好。

2. 少神

少神即神气不足的表现。凡病人表现为精神不振、思维迟钝、不欲言语、目光呆滞、肢体倦怠、动作迟缓者，称为“少神”。为轻度失神的表现，提示正气受损，见于一般虚证，或脏腑失和，气血不畅之证。

3. 失神

失神是神气衰败之象。在疾病过程中，病人出现精神萎靡、神志朦胧、昏昏欲睡、声低气怯、应答迟缓、目暗睛迷、瞳神呆滞、面色晦暗暴露、表情淡漠呆板、体态异常者，称为“失神”，亦称“无神”。表示正气大伤，精气衰竭，病情深重，预后不良。失神有邪闭、正衰之分。若见神志昏迷、语无伦次、循衣摸床、撮空理线，为邪闭清窍；若见猝然昏倒、目闭口张、手撒尿遗，为失神重证，提示精气已脱。

4. 假神

假神是垂危病人出现精神暂时好转的假象。见于久病、重病精气大衰之人，如原已意识不清、不能言语、精神极度委顿，突然神清多语、声高不休、精神振作，但躁动不安；或本已目光无神呆滞、面色晦暗或苍白，突然目显光彩、两颧泛红如妆；或数日不能进食，突然欲食等，这些都属假神的表现。此为阴阳即将离决的危笃之象，是精气衰竭已极，阴不敛阳，以致虚阳外越而出现一时“好转”的假象，多见于临终之前。临床通常喻为“回光返照”“残灯复明”。

假神应与病情好转加以区别。假神是突然在某些方面出现一过性异于原来的表现，与危重的病情不相符，且持续时间短暂；病情好转则是逐渐的，病人各种表现由重渐轻，与整个病情发展一致。

5. 神志错乱

神志错乱是精神意识失常的表现，亦属失神的范畴。常见于癫、狂、痫等病。如表情淡漠、默默不语，继则神情发呆、哭笑无常者，多为痰气凝结，阻蔽心神的癫病；若躁扰不宁、呼号怒骂、不避亲疏、行为狂乱者，属痰火扰心之狂病；若猝然昏仆不知人事、两目上视、口吐涎沫、四肢抽动，或口中如做猪羊叫声，多属痰迷心窍、肝风内动的痫病。

（二）望色

望色是通过观察面部与肌肤的颜色和光泽，以了解病情的诊察方法。望色以望面部气色为主，兼顾肌肤、口唇、爪甲等。

皮肤色泽是脏腑精气血外荣之象，其中血液盈亏与运行情况反映于皮肤颜色，而脏腑精气盛衰则主要体现于皮肤光泽。五脏六腑精气充盛，气血畅达，通过经脉滋养肌肤，上荣于面，其色泽明润含蓄；若脏腑功能失调，气血不足，皮肤色泽会出现相应变化。故望色可推测脏腑气血盛衰，辨别疾病的性质及判断预后。

望色时应注意：一是注意观察分辨常色中的主色与客色，以避免与病色混淆；二要注意部位与色泽合参，以整体观为指导，对错综复杂的病情进行分析；三是注意色泽的动态变化，以推测疾病的发展和预后；四是注意光线、饮食、睡眠、情绪等对肤色的影响。

由于面部血脉丰富，又为脏腑气血所荣，故本节重点叙述望面色。望面色包括常色与病色两个方面。

1. 常色

常色即人无病时的面色。常色的特征是光明润泽、含蓄不露。光明润泽为色有神气，含蓄不露为色有胃气。常色是人体脏腑功能正常、精气血津液充盈的表现。

常色因人而异，由于先天禀赋以及四时、气候、环境、职业等不同，常色又有主色、客色之分。

（1）主色。主色是个体一生基本不变的面色，也称“正色”或“本色”。主色具有种族特征，中国正常人的面色为黄红隐隐、明润含蓄，但因禀赋等原因可形成或偏白、或偏黑、或偏黄、或偏红、或偏青等差异。

（2）客色。客色是指随生活环境以及劳作等因素而发生相应变化的面色，称为“客色”。人的面色随昼夜四时、气候等变化也会有所改变。如四时之变，春稍青、夏稍赤、长夏稍黄、秋稍白、冬稍黑，但均不离黄红隐隐、明润含蓄之本色。此外因职业、劳逸、情绪、运动等导致面色的短暂改变，亦属客色范畴。

2. 病色

病色即疾病状态下面部色泽的异常变化。其特征是色泽晦暗枯槁或显露，或独见一色而失红润。常反映机体脏腑功能失常，或气血阴阳失调，或精气外泄，或邪气内阻等病理变化。

观察病色关键在于辨别五色善恶及五色主病。

（1）五色善恶。凡五色光明润泽者为善色，说明虽病而脏腑精气血未衰，预后良好；凡五色枯槁晦暗者为恶色，提示病情深重，脏腑精气衰败，气血阴阳亏虚，胃气已竭，多预后不佳。察五色善恶时，不论何色，皆以病色明润含蓄还是晦暗暴露为区分要点。

（2）五色主病。五色即青、赤、黄、白、黑，五色变化见于面部，可反映不同脏腑的病变及病邪的性质。

青色：主惊风、寒证、痛证、瘀血，为气血不通，经脉瘀阻所致。

主惊风：小儿于眉间、鼻梁、口唇四周出现青灰色，是惊风先兆或发作。

主寒、痛、瘀：面色多见青白、青紫或青黑晦暗。由于外感寒邪，寒性凝滞，气血不畅；或阳气亏虚，气血瘀滞，经脉不利。“不通则痛”，临床多伴有疼痛。

赤色：主热证，为血液充盈于脉络所致。

面色红赤或满面通红，多见于外感发热或脏腑阳盛之实热证，热盛则血行疾速，脉络扩张而充盈，故见赤色；两颧潮红为阴虚阳亢之虚热证；若面色苍白，忽见颧红如妆，游移不定，多见于久病重病之人，为虚阳浮越于上的“戴阳”证，属危重证候。

黄色：主虚证、湿证，与脾虚气血化源不足，或脾虚湿蕴有关。

面色淡黄无泽，枯槁无华，称为“萎黄”，是脾胃气虚，气血不足所致；面色黄而虚浮，为脾失健运，水湿泛溢肌肤所致，称为“黄胖”；若面目肌肤俱黄，称为“黄疸”，其黄色鲜明如橘皮者，属“阳黄”，是湿热熏蒸，胆汁外溢所致；黄色晦暗如烟熏者，属“阴黄”，为寒湿郁阻，气血不荣所致。

白色：主虚证、寒证、失血证，为气血不荣，脉络空虚所致。

面色苍白无华，是失血证或血虚，血脉空虚所致；面色㿠白为气虚；面色白而无华略带黄色为脾虚，气血俱亏；若暴病突现面色苍白，常为阳气欲脱之象。寒证伴有剧烈疼痛时，亦可见面色苍白，是阴寒凝滞，经脉拘急所致。

黑色：主肾虚、寒证、瘀血和水饮，是阳虚寒盛、气血凝滞或水饮停留所致。

面黑多属肾病。肾阳虚衰，则阴寒内盛，气血凝滞，血脉瘀阻，水饮不化，而面见黑色。面黑而浅淡者，为肾阳衰微；面黑而干焦，多为久病肾精亏耗；面色黧黑、肌肤甲错属瘀血；目眶色黑，常为肾虚水泛之痰病，或寒湿下注的带下病。

五色主病，虽有上述规律，但临床不可过分拘泥。

（三）望形态

形指形体，态指姿态。望形态是通过观察病人之形体胖瘦强弱及动静姿态，以诊断疾病的方法。

人体是以五脏为中心内外相应的有机整体，形体强弱、动静变化，均与脏腑精气盛衰及气血运行密切相关。内盛则外强，内衰则外弱。脏腑阴阳气血失常可表现为形态的异常，从而成为诊断疾病的依据。不同的形态又能体现体质的差异，提示某些疾病发病的倾向性和证候类型的特异性。

望形态时应注意整体与局部变化的联系，动作与姿态的动态变化，年龄、性别、职业对形态的影响等。

望形态包括观察形体和姿态两方面。

1. 望形体

望形体是指观察人形体之胖瘦强弱及体质形态等，以诊断疾病的方法。《素问·三部九候论》说："必先度其形之肥瘦，以调其气之虚实。"强调了本法对诊断疾病的重要意义。

望形体时应注意观察形体的强弱胖瘦和体质的差别。

（1）强弱胖瘦。

体强：即形体强壮。表现为筋骨强健、胸廓宽厚、肌肉丰满、皮肤润泽、精力充沛等。这是内脏坚实、气血充盛、阴阳和调的征象。身体强壮则抗病力强而少病，即或患病也易治疗，预后较好。

体弱：即形体虚弱。表现为筋骨不坚、胸廓狭窄、肌肉瘦削、皮肤不荣、疲惫乏力等。这是内脏虚弱、气血不足、阴阳失衡的征象。身体衰弱则抗病力弱而易病，或病多虚证难治，预后较差。

体胖：即形体肥胖，有常态与病态之分。若体胖能食、肌肉坚实有力、动作灵活者，为形气俱盛，身体健康的表现。若体胖超常、肌肉松弛、神疲乏力、动作笨拙者，为形盛气衰。这是阳气不足，或多痰多湿的表现，易成痰饮或发生中风、胸痹等病。

体瘦：即体形瘦削，亦有常态与病态之分。虽体瘦，但筋骨肌肉坚实，精力充沛、食欲旺盛者，仍属健康。若体瘦无力、神疲倦怠者，是形气俱虚，多为脾胃虚弱，后天不充所致。形瘦而多食易饥，是中焦有热；形瘦颧红皮肤干枯，多属阴血不足，虚火内生；久病极度消瘦、骨瘦如柴，即“大肉已脱”，是气虚至极、津液干涸、脏腑衰败、神气欲脱之危候。

（2）体质差别。体质是指个体由先天遗传和后天获得因素所决定的，表现在形态结构、生理机能和心理活动方面综合的相对稳定的特性。体质在一定程度上反映了机体脏腑经络、气血阴阳盛衰的禀赋特点。观察病人的体质形态，有助于了解不同个体对疾病的易感性及预后转归。体质形态可分为偏阳质、偏阴质、阴阳平和质三种基本类型。

偏阳质：形体及机能特点呈阳偏旺而阴较亏的特征。如体型偏于瘦长、头长颈细、肩窄胸平、背微驼。平素性情开朗急躁、喜动好强、喜凉恶热、大便多干。易感阳邪，患病易出现从阳化热，或阳亢、阴虚病理变化。

偏阴质：形体及机能特点呈阴偏盛而阳较弱的特征。如体型偏于短胖、头圆颈粗、胸厚肩阔、身体多呈后仰。性格多内向抑郁、喜静少动、喜暖怕冷。易感阴邪，患病易出现从阴化寒，或阴盛、阳虚、痰饮、瘀血等病理变化。

阴阳平和质：形体及机能特点无阴阳偏颇，气血调匀，阴阳和谐，是大多数人的体质特征。其发病随邪气性质而变。

2. 望姿态

望姿态是通过观察病人的动静状态及肢体动作和体位，以诊断疾病的方法。不同疾病可表现出特有的动静姿态或动作体位，因此观察病人姿态，可以判断疾病的性质和邪正的虚实。

望姿态时主要观察病人的行、坐、卧、立时的动作与体态，并应结合其他诊法进行辨证。动静姿态与所患疾病密切相关，不同性质的疾病会表现出不同的姿态。

（1）行。行走时以手护腹、身体前倾，多为腹痛；以手护腰、曲背弯腰、步履艰难，多为腰腿病；行走身体震动，或步态蹒跚，多为肝风内动，或筋骨受损。

（2）坐。坐而仰首、胸满气急，多为痰壅气逆的肺实证；坐而俯首、气短懒言，多为肾虚或肾不纳气；坐而不得卧，卧则气逆，多为心阳不足，水气凌心；坐则昏眩、不耐久坐，多为肝风内动，或气血俱虚；坐时以手抱头为头痛；低头伏案、不欲言语，多为气郁痰结，情怀抑郁。

（3）卧。卧时身重不能转侧、面常向里，多为阴证、寒证、虚证；卧时身轻自能转侧、面常向外，多为阳证、实证、热证；卧时蜷缩，多为阳虚恶寒；

若伴呻吟不止，则多为剧痛之证；喜加衣被，多为寒证；仰面伸肢，常欲揭衣被，多为阳盛之实热证；咳逆倚息不得卧，好发于冬季，多为内有痰饮；坐卧不安则为烦躁之征或腹满胀痛，或为心神不宁。

（4）站。站立不稳，其态似醉，并见眩晕者，多属肝风内动，气血并走于上导致的上盛下虚证，或为饮邪上泛证；不耐久站，站立时常需他物支撑，多属气血阴阳虚衰，不能滋养筋骨肌肉所致。若以手护腹，为脘腹疼痛之征。

（四）望舌

望舌是通过观察舌象变化，以测知体内病变的方法，简称“舌诊”。舌诊是中医特色诊法之一，在诊断学中占有十分重要的地位。望舌主要包括望舌质和台苔。

舌诊的原理主要有二：一是舌与脏腑密切相关。人体脏腑通过经络与舌连通，其中心、脾胃、肾与舌的关系最为密切。心开窍于舌，手少阴心经之别系于舌，心主血脉，舌体分布有丰富的脉络，故心的功能正常与否，必然反映于舌；足太阴脾经连舌本、散舌下，舌又为脾胃之外候，舌苔乃胃气上蒸而成，故舌象又可反映脾胃的运化功能状况；肾为先天之本而藏精，足少阴肾经挟舌本，精气盈亏亦会导致舌象变化。二是舌与精气血津液关系密切。气血的生成、运行与脾胃、心等脏腑密切相关，故气血盛衰变化与运行情况多能反映于舌；舌下“金津”“玉液”乃是肾液、胃津上潮的孔穴，因此舌体润燥又可反映体内津液的多少。故观察舌象可以推测脏腑盛衰、气血盈亏、邪正消长及病情顺逆，对判断正气盛衰、区别病邪性质、分辨病位深浅及推断病情及预后具有重要意义。

舌象包括舌质和舌苔。舌质又称“舌体”，指全舌的肌肉脉络组织。舌体的上面称“舌背”（或舌面），下面称“舌底”。舌体前 1/5 为舌尖部，候心肺；中 2/5 为舌中部，候脾胃；后 2/5 为舌根部，候肾。舌之两边则候肝胆。舌苔是指舌面上的苔状物，禀胃气而生成。

舌诊要求：一是光线充足，在自然光线或白炽灯下，病人取坐位或卧位，面向光亮；二要伸舌自然，使舌面平坦舒展，便于观察，避免用力致舌肌紧张，影响舌色和舌形；三是察舌苔时应注意除外“染苔”，如某些饮食或饮料可使苔色失真；四是察舌顺序一般先舌质后舌苔，由舌尖至舌根。

正常舌象为淡红、舌薄、白苔，表现为舌质柔软，活动自如，舌色淡红，荣润有神；舌苔薄白均匀，干湿适中。

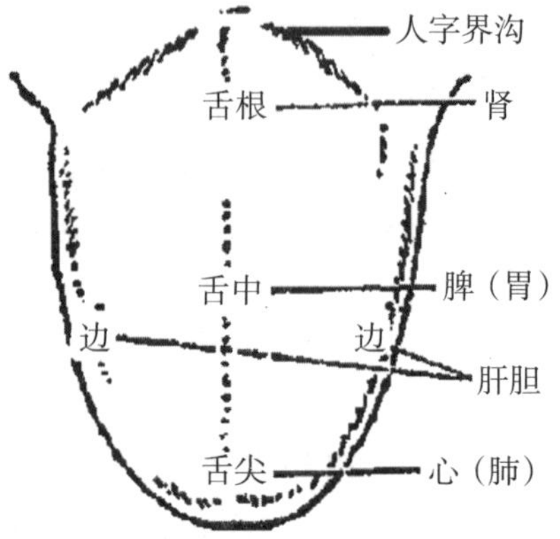

图 5-1　舌面脏腑部位分属图

（五）望头面五官

1. 总论

（1）脸上长痣、痦子：表示该部位脏器先天功能不足。

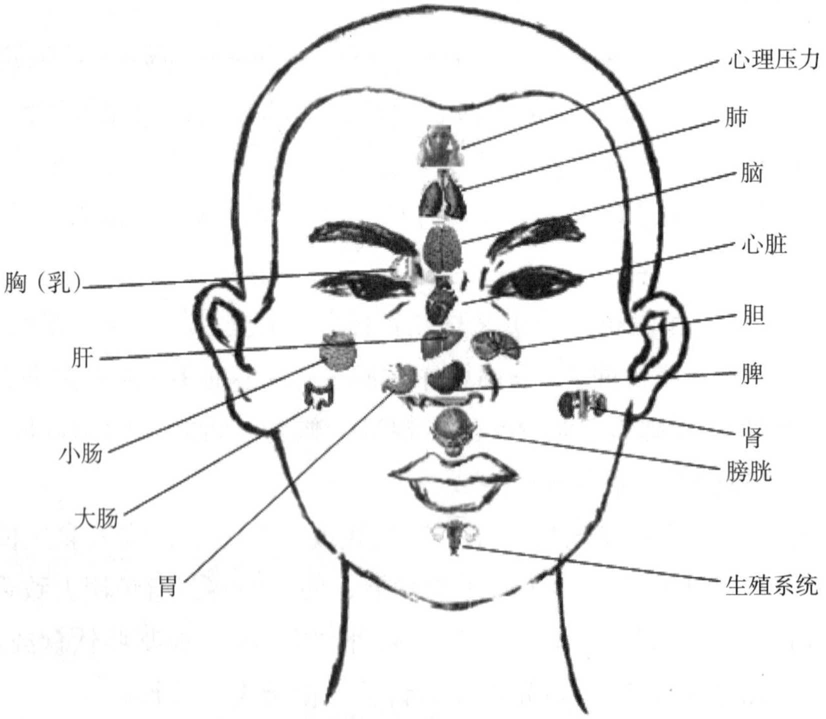

图 5-2　面部脏腑部位分属图

（2）脸上长斑：表示该部位长期慢性耗损形成的慢性疾病（3 ~ 5 年形成）。

（3）脸上毛囊炎：表示该部位脏器现阶段正存在炎症病变（短期形成）。

（4）全脸青春痘、斑：内分泌失调或肝脏免疫功能下降。

2. 各论

（1）心理压力。反射区域在额上 1/3 至发际处（即发际一圈），此处出现青春痘或和面部颜色不一样，说明心理压力比较重；若出现斑，说明心脏有疾病（如心肌无力）；有痣、痦子，说明心脏功能先天不足。

（2）心脏。反射区域在两眼角之间的鼻梁处，出现横纹或横纹比较明显，证明心律不齐或心脏状况不好；若出现的横纹深而且舌头上面也有很深的竖纹（沟），可能是有比较严重的心脏病。心脏病者一般小肠功能不好；还能引发血管、脑、甲状腺、甲状旁腺等疾病。下耳唇有皱纹是冠心病，嘴唇发紫是心脏病。

（3）脑。反射区域在两眉头之间，此处出现竖纹，竖纹很深并且本部位发红的话，证明心脑血管供血不足、头痛、神经衰弱、多梦、睡眠不良、心悸、烦躁等。

（4）肺（呼吸系统、咽喉、气管、扁桃腺等）。反射区域在两眉 1/2 之间，额头 1/3 以下的部位，若额头中间比较凹，且颜色晦暗、或发青、或有斑，说明肺部有疾病，呼吸不畅；如有粉刺，证明近期患过感冒或喉咙疼。若两眉头部位有痣、痦子或发白，则证明有咽喉炎或扁桃体炎，或胸闷气短，或肺有病。眉头向上部有凸起，也是有肺疾。肺功能不好的人，一般大肠排泄功能不好。

（5）胸（乳）。反射区域在两眼角与鼻梁之间，若男性，此部位晦暗或发青，说明胸闷气短；若女性，此部位晦暗或发青，说明经期时乳房胀痛。上眼皮内侧部位有痣、痦子，或闭上眼睛此部位有粉痘状的突起，说明女性乳房有小叶增生、男性有胸膜炎。若女性眼角部位有小包，说明有乳腺增生或乳腺肿瘤。

（6）肝。反射区域在两眉 1/2 处至太阳穴以上，额头 1/3 以下的部位，及鼻梁中段（即鼻梁最高处）。若这两个部位发青暗或有斑，可能有脂肪肝；若这两个部位或其中一个部位有青春痘（疙瘩），则肝火旺；若太阳穴处有斑，证明肝功能衰弱；若鼻梁高处有斑，可能是肝火大，情绪不稳定、更年期等。若这两处都有明显的斑，且脸色晦暗无华，人也比较清瘦，即说明有肝病（或肝硬化）。眉中央有痣，眼球发黄，且面色非常黄是乙肝。从鼻梁处一直青到鼻头可能是癌或瘤。

（7）胆。反射区域在鼻梁高处的外侧部位。若此部位有红血丝状、青春痘，或早晨起床后嘴里发苦，说明胆部有轻微炎症；若有斑，可能有胆囊炎。若此部位有竖褶子，或笑时有竖褶子，说明胆囊有问题；若此部位有痣、痦子，证明胆功能不足；若把右手放在右肋下（胆部），左手握拳击打右手背，若此部位疼痛的话，即是胆囊炎；若刺痛厉害，可能是胆结石；眼下面胆区有一对明显的斑或有痣、痦子，是胆结石；眼袋晦暗亦证明胆不好。

（8）肾。反射区域在眼外角平线与耳中部垂起直线相交向下至下巴的部位。若此部位有红血丝，青春痘，或有斑，证明肾虚，身体倦怠，腰背及腿部酸疼；若此部位有很深且大的斑，极有可能是肾结石；若此部位有病变或痦子，证明肾功能先天不足，腰、腿及背部会酸疼。肾虚可导致膀胱、生殖系统、性腺等疾病。眼角有很深的鱼尾纹，耳旁有竖褶子，也是肾虚的表现。肾区如有病变或痦子且脑区竖纹很深，证明患有高血压或预示将来要患有脑血栓疾病。

（9）膀胱。反射区域在鼻下人中两侧的鼻根部位。若此部位发红，有红血丝、青春痘、生疮等，证明有膀胱炎，会出现小便赤黄、稍频急等症，膀胱炎也可引起腰部酸痛。女性患膀胱炎，有时是妇科有问题。鼻根发红，但尿不频、急且整个鼻梁骨发红，证明是鼻炎。

（10）脾。反射区域在鼻头。若鼻头发红或酒糟鼻者或鼻头肿大，证明脾热或脾大，一般感觉头重，脸颊疼，心烦等。若鼻头发黄或白，是脾虚，会出现汗多、畏风、四肢懒动，倦怠、不嗜食等。

（11）胃。反射区域在鼻翼。若鼻翼发红，是胃火，易饿、口臭。有红血丝且比较严重，一般是胃炎。饭前胃疼，一般是胃炎。饭后一二小时腹疼是胃溃疡，压痛点在腹部正中或稍偏左处；饭后二到四小时腹痛是十二指肠溃疡，痛法在两排肋骨中间靠近心窝的地方，类似针刺一般，严重者可痛到后背，压痛点在腹部稍偏右处。若鼻翼灰青，是胃寒，与其握手时能感觉到指尖发凉。而鼻翼部青瘪者，一般以前胃痛，形成病根，可引起萎缩性胃炎，而萎缩性胃炎引发胃癌的可能性较大。鼻翼薄且沟深证明是萎缩性胃炎。

（12）小肠。反射区域在颧骨下方偏内侧部位。若此部位有红血丝、青春痘、斑、痣或痦子，证明小肠吸收功能不好，一般人会瘦弱。

（13）大肠。反射区域在颧骨下方偏外侧部位。若此部位有红血丝、青春痘、斑、痣、痦子，说明大肠排泄功能失调，一般会大便干燥、便秘或便溏，若此部位有呈半月状的斑，证明有便秘或痔疮。鼻根下部线和外眼角下垂线交点处是直肠反射区，此处有斑是痔疮，若此处发红或有白点，有直肠癌变的可能。

（14）生殖系统。反射区域在人中及嘴唇四周部位。若女性嘴唇下面有痣、痦子、下巴发红、而肾的反射区域比较光洁的话，则子宫后倾，易腰部酸痛；若女性人中有痦子，一般是子宫有疾病；若男性嘴唇上周有痣、痦子，而肾反射区域也不好，说明生殖系统有问题；若 40 岁以上的男性的上嘴唇比较厚，可能是前列腺增大。男性上嘴唇不平，有沟，是男性性功能障碍，男性上嘴唇两边发红，也可能是前列腺炎。

（六）望皮肤

皮肤为一身之表，内合于肺，卫气循行其间，有保护机体的作用。脏腑气血亦通过经络而外荣于皮肤。凡感受外邪或内脏有病，皆可引起皮肤发生异常改变。因此，望皮肤不仅可以诊察皮肤所发生的病变、判断病邪的性质，并且可以诊察脏腑的虚实、气血的盛衰、内脏病变的轻重和预后等。正常人皮肤荣润有光泽，是精气旺盛、津液充沛的征象。望诊时应注意观察皮肤色泽形态的变化和表现于皮肤的某些病症，如斑、疹、痘、痈、疽、疔、疖等。

面目、皮肤、爪甲俱黄者，为黄疸，多因外感湿热、疫毒，内伤酒食，或脾虚湿困，血瘀气滞等所致。其黄色鲜明如橘皮色者，属阳黄，因湿热蕴蒸，胆汁外溢肌肤而成。黄色晦暗如烟熏色者，属阴黄，因寒湿阻遏，胆汁外溢肌肤所致。周身皮肤发黑亦可见于肾阳虚衰的病人。

皮肤干枯无华，甚至皲裂、脱屑，多因阴津已伤、营血亏虚、肌肤失养，或因外邪侵袭、气血滞涩等所致。皮肤干枯粗糙，状若鱼鳞称为肌肤甲错，多属血瘀日久，肌肤失养所致。

斑疹是全身性疾病表现于皮肤的症状，其中斑指皮肤黏膜出现深红色或青紫色片状斑块，平铺于皮肤，抚之不碍手，压之不褪色的症状。可由外感温热邪毒、热毒窜络、内迫营血，或因脾虚血失统摄、阳衰寒凝气血，或因外伤等，使血不循经，外溢肌肤所致。疹指皮肤出现红色或紫红色、粟粒状疹点，高出皮肤，抚之碍手，压之褪色的症状。常见于麻疹、风疹、瘾疹等病，亦可见温热病中。多因外感风热时邪或过敏，或热入营血所致。

水痘指小儿皮肤出现粉红色斑丘疹，很快变成椭圆形的小水疱，顶满无脐，晶莹明亮，浆液稀薄，皮薄易破，大小不等，分批出现，常兼有轻度恶寒发热表现。因外感时邪，内蕴湿热所致，属儿科常见传染病。湿疹指周身皮肤出现红斑，迅速形成丘疹、水疱，破后渗液，出现红色湿润之糜烂面者。多因湿热蕴结，复感风邪，郁于肌肤而发。

痈、疽、疔、疖均属于疮疡。其中痈指患部红肿高大，根盘紧束，焮热疼痛，并能形成脓疡的疾病。属阳证，多为湿热炎毒蕴结，气血壅滞所致。疽指患部漫肿无头，皮色不变，疼痛不已的疾病。属阴证，多为气血亏虚，阴寒凝滞而发。疔指患部形小如粟，根深如钉，漫肿灼热，麻木疼痛的疾病。多发于颜面和手足。因感受疫毒、疠毒、火毒等邪所致。疖指患部形小而圆，红肿热痛不甚，根浅、脓出即愈的疾病。因外感火热毒邪或湿热蕴结所致。

（七）望二阴

前阴为生殖和排尿器官，后阴指肛门，为排便之门户。前阴为肾所司，宗筋所聚，太阴、阳明经所会，阴户通于胞宫并与冲任二脉密切相关，肝经绕阴器，故前阴病变与肾、膀胱、肝关系密切。后阴为肾所司，脾主运化，升提内脏，大肠主传导糟粕，故后阴病变为脾、胃、肠、肾关系密切。望前后二阴多属专科疾病，在此不做赘述。

二、闻诊

闻诊是利用听觉和嗅觉来诊察了解病人病况的诊断方法，包括听声音和嗅气味两个方面。听声音是从病人所发出的语言、呼吸、咳嗽、呕吐、呃逆、嗳气、太息、肠鸣等声响中，了解病情变化；嗅气味是根据病体内所散发的各种气味以及分泌物、排泄物的气味，以辨别证候和诊断疾病。

（一）听声音

声音的发出是气流通过肺、气道、喉、会厌、舌、齿、唇、鼻等器官，产生振动的结果。肺主一身之气，气动则有声，是发声的动力；喉是声路，为发声之关键；舌为声机，唇齿煽动，对声音起调节作用。声音的异常变化主要与肺、肾、心等脏腑有关，肺主嚼气，肾主纳气，故有“肺为声音之门”“肾为声音之根”的说法。由于心藏神而司语言又有“言为心声”之说。因此听声音不仅可以诊察与发现有关脏腑的病变，还可根据声音的变化，进一步诊察疾病表、里、虚、实等变化。

1. 语言

言为心声，言语与心主神明有关，心病则语言错乱，说话困难，言不随心，清代陈念祖的《医学实在易》说：“大抵语言声音不异于平时为吉，反者为凶。”所以闻言语可推测病证的预后。一般认为患病者沉默寡言，多属虚证、寒证；烦躁多言，多属热证、实证；言语轻迟低微，欲言不能复言，为“夺气”，是中气大虚之证。

2. 呼吸

呼吸与肺、肾诸脏以及宗气相关，所以诊察呼吸变化，有助于推测五脏以及宗气的虚实。正常情况下，新生儿期呼吸 40 次 / 分钟左右，婴儿期（满月至周岁）30 次 / 分钟左右，幼儿期（1 ~ 3 岁）25 次 / 分钟左右，成人 16 ~ 20 次 / 分钟。运动或情绪激动时，呼吸变粗而快，睡眠时呼吸减慢，皆属生理性变化，不是病态。病者呼吸如常，是形病而气未病；呼吸异常，是形气俱病。外感邪气有余，呼吸气粗而快，属热证、实证。内伤正气不足，呼吸气微而慢，属虚证、寒证。气粗为实，气微为虚。但久病肺肾之气欲绝，气粗而断续者为假实证；温热病，热在心包，气微而昏沉者为假虚证。呼吸微弱困难，气来短促，不足以息，为元气大伤，阴阳离绝之危证。病态呼吸的临床表现有喘、哮、上气、少气、短气等病症。.

3. 咳嗽

咳嗽的发生与肺脏关系最密切，但五脏六腑的病变凡可影响肺的，均可引起咳嗽。这是由于肺主气又外合皮毛，上连喉咙，开窍于鼻，外邪或先袭于皮毛，或从口鼻而入，肺必首先受邪，气道壅塞，肺气上逆则发生咳嗽；脾不健运，水液聚积成痰湿，湿痰上渍于肺，即可使肺气不利而发生咳嗽；又肝气郁结，气郁化火，肝火上炎，肺受熏灼而失清肃，则发生咳嗽。故《黄帝内经·素问·咳论》说：“五脏六腑皆令人咳，非独肺也。”闻诊可根据咳嗽的声响和兼见症状，以鉴别病证的寒热虚实。

4. 呕吐

呕吐是指胃中饮食物、痰涎、水液上逆，经口冲出的一种表现。可分为呕、吐和干呕三种不同情况。以有声有物为呕，有物无声为吐，有声无物为干呕。临床上统称“呕吐”。三者均为胃失和降，胃气上逆的反应。根据呕吐的声音及所吐之物，可辨寒热虚实。

5. 呃逆

呃逆古称“哕”，因其呃呃连声，后世称之为“呃逆”。此属胃经之气上逆，致横膈拘挛，声自咽部冲出，发出一种不由自主的冲击声。因胃的经脉贯膈络肺，达咽喉，故胃气上逆，可致横膈拘挛而发呃逆。呃逆多频频发作，每分钟数次、十多次不等。若呃声不高不低，短暂且可自愈，多因咽食匆促，或食后偶感风寒所致，不属病态。临床可据呃声之长短、高低和间歇时间不同，以诊察疾病的寒热虚实。

6. 嗳气

嗳气，古称“噫”，是气从胃中向上出于咽喉而发出的声音。因胃中有残留的气体，导致胃气上逆而成。日常饱食，或喝汽水后，偶见嗳气，是饮食入胃，排挤胃中气体上出所致，不属病态。嗳气亦当分虚实：虚者其声多低弱无力，嗳后腹满可暂减，顷刻如故；实者其声多高亢有力，嗳气腹满得减。

7. 太息

太息，又称“叹息”，是病人自觉胸闷不畅，一声长吁或短叹后，则胸中略舒的一种表现。是因气机不畅所致，以肝郁为多见。

8. 肠鸣

肠鸣，又称“腹鸣”，是指腹中辘辘作响而言，是腹中气机不和，胃肠中的气体随着胃肠的蠕动与水液相互激荡而产生。根据其发生的部位、声响可辨病位和病性。

（二）嗅病气

病气分为病体之气与病室之气两种，都是指和疾病有关的气味而言。病室之气是由于病体本身或排泄物所发出，气从病体散发到病室，可以说明疾病的严重情况。

1. 病体之气

（1）口气。正常人说话时口中无异常之气散出，如口有臭气，多属消化不良，或有龋齿，或口腔不洁。口出酸臭之气的，是内有宿食；口出臭秽之气的，是胃热；口出腐臭之气的，多是内有溃腐疮疡。

（2）汗气。病人身有汗气，可知已曾出汗。汗有腥膻气，是风湿热久蕴于皮肤，津液受到蒸变的缘故。腋下汗出臭秽，令人不可接近者，称“狐臭”，因湿热郁蒸或遗传所致。

（3）鼻臭。鼻出臭气，经常流浊涕，是“鼻渊”，多因肺热或脾胃湿热内盛所致。

（4）身臭。身发腐臭气，应考虑有无溃腐疮疡。

（5）排泄物之气味。如痰涎、大小便、妇人经带等的异常之气，一般是通过问诊（问病人或其家属）可以了解。如咳吐浊痰脓血，有腥臭气的为肺痈。大便臭秽为热，有腥气为寒。小便黄赤浊臭，多是湿热。矢气酸臭，多是宿食停滞。妇女经带有腥气的是寒；有臭气的是热，秽臭不堪的当是重证恶候。

2. 病室之气

瘟疫病开始即有臭气触人，轻则盈于床帐，重的充满一室。病室有腐臭或尸臭气的，是脏腑败坏，病属危重；病室有血腥臭，病人多患失血症。还有病室有特殊气味，如尿臊气（氨气味），多见于水肿病晚期病人；烂苹果气（酮体气味），多见于消渴病病人，均属危重证候。

三、问诊

问诊是指对病人或陪诊者进行询问，以了解病情的一种诊察方法。因为有关疾病的很多情况，如病人的一般情况、自觉症状、疾病的演变过程、治疗经过、既往病史等，均须通过问诊才能了解，而问诊所得的病情资料还可为进一步选择其他检查方法提供线索。所以问诊是诊法中不可缺少的重要环节。明代医家张介宾的《景岳全书·传忠录上·十问篇》，曾提出问诊是“诊治之要领，临证之首务”。

问诊时，首先要做到认真负责，耐心细致；全面了解，详而不繁；抓住重点，简而不漏。同时还要注意言谈和蔼可亲，通俗易懂，既不能以不良的语言和表情刺激病人，避免给病人带来不利的影响，也不可仅凭医生本身的主观臆断去套问或暗示病人，而使问诊所得资料片面或失真。

问诊既要全面、系统，又要根据不同的病情有所侧重。对于妇女和儿童病人，还应根据其生理及病理特点进行有针对性的询问。特别是对于危急病人，首先要为抢救生命而争取时间，不能因机械地苛求问诊内容完整而贻误时机。可以先做扼要的询问和重点的检查，待经抢救转危为安之后，再对未详之处进行补问。

问诊的主要内容有一般情况、主诉、现病史、既往病史、个人生活史、家族病史等。询问时应根据就诊对象及具体病情的不同，灵活而有主次地进行询问。清代陈念祖曾在总结前人经验的基础上作《十问歌》，言简意赅地概括了问诊的基本内容，即“一问寒热二问汗，三问头身四问便，五问饮食六问胸，七聋八渴俱当辨，九问旧病十问因，再兼服药参机变，妇人尤必问经期，迟速闭崩皆可见，再添片语告儿科，天花麻疹全占验”。

四、切诊

切诊是用手在病人体表的一定部位进行触、摸、按、压，以获取病理信息，了解疾病内在变化和体表反应的一种诊察方法。切诊分脉诊和按诊两部分。

（一）脉诊

脉诊是用手指触按病人的动脉搏动，以探查脉象，了解病情变化的一种独特的诊病方法。脉象不同于脉搏。脉搏的形成，是由于心脏一舒一缩地跳动，血液从心脏流向脉管，脉管扩张和回复所产生的搏动。脉象是由脉搏所显示的部位、速率、形态、强度和节律等组成的综合形象，通过手指触觉所感知。

脉诊的基本原理，主要在于脉为人体气血运行的通道。脉为血之府，与心相连，心气推动血液在脉中运行；血液除属心所主外，又由脾所统，归肝所藏，且赖肺气的辅心行血，通过经脉灌溉脏腑，肾精又能化血而不断充养血脉。所以五脏均与血脉密切相关，且心又为五脏六腑之大主，故人体气血阴阳和脏腑的状况可显现于脉。当发生病变时，各种病理因素均能影响脉气，反映出不同的病脉，因此切脉可以诊断病证。

临床诊病辨证时，可以根据脉象的变化，推断人体的病理机制，探求病在何经何脏、属寒属热、在表在里、为虚为实，以及疾病的进退、预后等。

1. 切脉部位

切脉的部位古有遍诊法、二部诊法、三部诊法和寸口诊法四种，目前临床常用寸口诊脉法。

（1）遍诊法。即《黄帝内经·素问·三部九候论》所提出的三部九候法。诊脉部位分头、手、足三部，每部又分天、地、人三候，所以又称“三部九候法”。

（2）二部诊法。指人迎脉、寸口脉相参的脉诊法，见于《黄帝内经》。是用于诊察经络疾病的方法。

（3）三部诊法。指人迎、寸口、趺阳三脉，见于汉代张机的《伤寒杂病论》。

（4）寸口诊法。寸口又名“气口”“脉口”，即是腕后桡动脉搏动处。寸口分寸、关、尺三部，以腕后高骨（桡骨茎突）内侧为关部，关前一指为寸部，关后一指为尺部，两手共六部脉。寸口诊法始见于《黄帝内经》，后经《难经》的补充和完善，自西晋代王叔和的《脉经》始把寸口诊法作为常用诊脉部位。

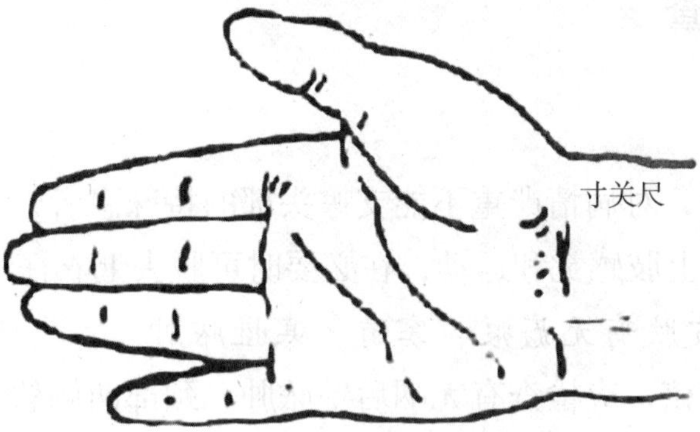

图 5–3 寸关尺部位图

寸口诊法的原理：第一，寸口属手太阴肺经，为脉之大会（肺朝百脉，全身的气血通过经脉均会合于肺而变见于寸口）。第二，肺经起于中焦，还循胃口，与脾经同属太阴，脾的精微上输于肺而灌注五脏六腑，此后从百脉又朝于气口。所以寸口诊法可以诊察脏腑气血阴阳的盛衰和整体的情况。

寸口分部候脏腑：寸口脉寸、关、尺三部常用的配属脏腑法，是以右手寸部候肺，关部候脾胃，尺部候命门（肾）；左手寸部候心，关部候肝，尺部候肾。

（二）按诊

按诊是对病人的肌肤、手足、脘腹及腧穴等部位施行触、摸、按、压、叩，以测知病变的一种诊断方法。按诊是切诊的一部分，也是四诊中不可忽视的一种方法，是在望、闻、问的基础上，根据被测部位的冷热、软硬、疼痛、肿块或其他异常变化，更进一步探明疾病的部位和性质。

触，是以手指或手掌轻轻接触病人局部，以了解寒热、润燥等情况。摸，是以手抚摸局部，以探明局部的感觉情况及肿物的形态、大小等。按，是以手轻压局部，以了解肿块的界限、质地，肿胀的程度、性质等。压，是用手重压病变部位，测知深部有无压痛，是否有脓等。叩，是以右手中指的指端，叩击病变部位，同时听其声响，以了解相关情况的诊察方法。在临床上，五种手法是综合运用的，常是先触摸，后按压，由轻及重，由浅至深，以了解病变情况。

第二节　常用物理诊断

一、颈部检查

（一）望诊

通常采取坐位，对病情严重不能支撑头部的特殊患者，可卧位检查。由于颈椎疾病多数涉及上肢感觉和运动，在必要时可脱去上衣仔细观察。

1. 观察颈部皮肤有无瘢痕、窦道、寒性脓肿

若疑有颈椎结核，应检查有无咽后壁脓肿，颈部两侧软组织有无局限性肿胀或隆起。

2. 观察生理曲度

观察有无平直或局限性后凸、侧弯、扭转畸形，如颈椎结核、骨折的患者常出现角状后凸畸形。

3. 观察颈部有无畸形，颜面是否对称

小儿先天性肌性斜颈患者头向一侧倾斜，颜面多不对称；落枕、颈椎病因痛可出现头轻度前倾位，姿势牵强。颈椎骨折脱位，可出现颈部强迫体位。

（二）动诊

颈部运动检查时，颈中立位为面向前，眼平视，下颌内收，双肩固定，躯干不能参与颈椎运动。颈部活动度如下：

前屈 35° ～ 45°；后伸 35° ～ 45°；侧屈 45°；旋转 60° ～ 80°。

（三）触诊

检查内容：注意检查棘突是否偏歪，压痛是在棘突的中央区还是两侧，感觉

压痛点是在浅层还是深层。若一侧突发性斜方肌痉挛并有明显压痛者，多为落枕。在颈段棘上韧带压痛伴条束样变或在颈4～颈7棘旁有压痛者，多为颈椎病。在颈后三角区有压痛者，多为前斜角肌综合征。颈背部软组织劳损者，多有较广泛的压痛点。颈椎棘突连线上若触摸到硬结或条索状物，可能为项韧带钙化。

（四）特殊检查

1. 椎间孔挤压试验

患者正坐位，检查者双手交叠置于患者头顶，并控制颈椎在不同的角度下进行按压，出现颈部疼痛或伴有上肢放射性疼痛为阳性，多提示为颈椎病。

2. 分离试验

患者正坐位，检查者两手分别托住患者下颌和枕部，向上牵拉。若患者能感到颈部和上肢疼痛减轻为阳性，多提示为神经根型颈椎病。本试验常作为颈部病症是否需要牵引的指征之一。

3. 叩顶试验

患者正坐位，检查者用拳隔手掌叩击患者头部，如引起颈痛并有上肢窜痛和麻木感；或引起患侧腰痛伴有下肢放射性疼痛，均属阳性，提示颈或腰神经根受压。

4. 臂丛神经牵拉试验

患者端坐，检查者用一手将患者头部推向健侧，另一手握住患者腕部向外下方牵拉，若引起患肢麻木、疼痛即为阳性。多提示为神经根型颈椎病。

5. 超外展试验

患者正坐，双上肢自然下垂，检查者握住患肢腕部（注意触摸桡动脉的搏动），在上肢伸直的情况下逐渐从侧方将患肢被动外展高举过肩至头，若出现桡动脉搏动减弱或消失，则为阳性。多提示为超外展综合征（喙突胸小肌综合征）。

6. 深呼吸试验

患者端坐，先比较两侧桡动脉搏动力量，再让患者尽量后伸颈部做深吸气，并将头转向患侧，同时下压肩部，再比较两侧脉搏，往往患侧脉搏减弱或消失、疼痛加重。相反，抬高肩部，头面转向前方，则脉搏恢复，疼痛缓解。主要检查有无颈肋和前斜角肌综合征。

7. 压肩试验

检查者用力压迫患侧肩部，若引起或加剧该侧上肢的疼痛或麻木感，则表示臂丛神经受压。主要用于检查肋锁综合征。

8. 挺胸试验

患者立正站立，挺胸，两臂后伸，此时若桡动脉脉搏减弱或消失，臂和手部有麻木或疼痛，即为阳性。提示肋锁综合征。

9. 冲击试验（间歇波动试验）

双臂平举外展 90°，外旋位，令手连续做快速握拳松开动作，如患者于数秒钟内出现前臂疼痛，上肢因疲倦而逐渐下垂为阳性，提示有胸廓出口综合征。若能持续 1 分钟以上的手指屈伸运动，上肢位置无改变者，为阴性。

10. 前斜角肌加压试验

检查者双手拇指在锁骨上窝偏内，相当于前斜角肌走行部加压。若上肢出现放射性疼痛及麻木感为阳性，提示前斜角肌综合征。

11. 坐位屈颈试验

患者坐位，主动或被动屈颈，引起上肢放射性疼痛，提示颈椎间盘突出；引起下肢放射性疼痛，提示腰椎间盘突出。

二、腰背部检查

（一）望诊

1. 骨性标志及生理弯曲

先让患者裸露上身，下部显露出两侧髂嵴，一般取站位或坐位检查。坐位检查可排除下肢畸形对脊柱曲线的影响。检查者首先从后面观察腰背部骨性标志：正常时两肩平行对称，两肩胛骨内上角平第二胸椎棘突，两肩胛下角平第七胸椎棘突，所有的胸腰椎棘突都在背部正中线上；髂嵴最高点的连线平第四腰椎棘突；髂后上棘连线相当腰骶关节；骶髂关节在髂后上棘下方，相当于第二骶椎平面。然后从侧面观察脊柱的四个生理弯曲，即颈椎前凸、胸椎后凸、腰椎前凸、骶尾椎后凸。检查时必须认真观察，注意发现异常改变。

2. 异常弯曲

（1）后突畸形。胸椎后凸畸形分弧形后凸（即圆背畸形）和角状后凸（即驼背畸形）。弧形后凸畸形的发生，是由于多个椎体病变形成的，常见于青年性椎软骨病、强直性脊柱炎、老年骨质疏松症等。角状后凸畸形多由于单个椎体或 2 ~ 3 个椎体病变形成，如椎体压缩性骨折、椎体结核或肿瘤骨质破坏。

（2）侧弯畸形。从后面观察，脊柱在额状面上应为一条直线，若有左右侧弯，称为侧弯畸形。检查时注意观察侧弯发生的部位是在胸部还是在腰部，还应注意鉴别是功能性侧弯还是结构性侧弯。鉴别两者的意义在于：功能性侧弯本身结构无异常，这类凸出是可逆的；结构性侧弯由于解剖结构产生病变，为不可逆性，不能用改变姿势体位的办法纠正。

3. 皮肤色泽

腰背部望诊还要注意皮肤颜色、汗毛和局部软组织肿胀情况。腰骶部如有色素沉着或有丛毛生长多见于隐性脊柱裂。腰部中线软组织肿胀，多为硬脊膜膨出；腰部若有皮肤损伤、脓肿、窦道等应加以描述。

（二）动诊

身体直立，面向前方，目直视，上肢自然下垂，下肢并拢，骨盆固定，身体其他部位不要出现代偿运动。腰部活动度如下：前屈 90°，后伸 30°，侧屈 20° ~ 30°，旋转 30°。

（三）触诊

1. 压痛点检查

腰背部压痛点的检查对疾病的诊断及定位起着相当重要的作用，可以结合解剖位置去仔细、认真、反复寻找。下面介绍临床上常见压痛点：

（1）棘突上压痛。见于棘上韧带损伤、棘突滑囊炎，棘突骨折。

（2）棘突间压痛。见于棘间韧带损伤。

（3）棘突旁压痛。无明显放射者提示椎间小关节紊乱；腰椎棘突两侧旁开 1.0 ~ 1.5 厘米处压痛，伴患肢放射性疼痛，多见于椎间盘突出症。

（4）腰 5 骶 1 棘突间压痛。见于腰骶关节劳损。

（5）腰肌压痛点。两侧骶棘有局限性压痛，往往伴有肌张力增高。见于腰肌劳损。

（6）第三腰椎横突压痛。在第三腰椎横突的外端压痛，伴条束感，见于第三腰椎横突综合征。

（7）脊肋角压痛。见于肾脏疾病，第一腰椎横突骨折。

（8）骶髂关节压痛。见于骶髂关节炎。若女性产后，多见于致密性髂骨炎。

（9）梨状肌压痛。相当于臀部环跳穴处，呈横条状的压痛伴患肢放射性疼痛，见于梨状肌综合征。

2. 叩击检查

在腰背部除压痛点外，有的深部组织病变没有压痛，但可以出现叩击痛，临床上常结合叩诊（叩诊锤或握拳叩击）来判定较为深部组织的病变，如椎体结核、肿瘤等。脊肋角叩击痛提示肾脏疾病。

3. 肌肉痉挛

肌肉痉挛易在腰背部出现，是腰背部痛性疾病的一种保护性痉挛，如急性腰扭伤、腰椎间盘突出症等，常出现一侧的竖脊肌痉挛，同时伴有脊柱侧弯，生理曲度减小。

（四）特殊检查

1. 拾物试验

对不配合检查的患儿，为观察其腰部是否有僵硬情况，可将玩物放在地上，引逗患儿拾起。脊柱无病变儿童能迅速弯腰将玩物拾起，若脊柱僵硬患儿拾物时，一手先压在膝上，仅能靠屈膝屈髋去取，而腰部无法弯曲者为阳性，提示腰椎前屈受限。

2. 俯卧背伸试验

患儿俯卧，检查者将患儿双小腿提起，正常儿童腰部柔软，后伸自如，无疼痛反应。若有脊柱结核的患儿腰部呈僵硬状，并随臀部抬高离开床面，且有疼痛。

3. 腰骶关节试验（骨盆回旋试验）

患者仰卧，双腿并拢屈膝屈髋，检查者双手扶膝用力按压使其大腿贴近腹壁，腰骶部出现疼痛反应为阳性。提示腰骶部疾患。

4. 股神经紧张试验

患者俯卧，检查者一手固定患者骨盆，另一手握患肢小腿下端，将大腿强力后伸，如出现大腿前方放射样疼痛为阳性，提示腰 2、3 或腰 3、4 椎间盘突出。

5. 屈膝试验（跟臀试验）

患者俯卧，屈膝关节使足跟接近臀部，若出现腰部和大腿前侧放射性疼痛为阳性。提示腰 2、3 或腰 3、4 椎间盘突出。

6. 直腿抬高试验

患者仰卧，膝关节伸直，做直腿抬高，若在 60° 以下出现坐骨神经走行区域放射性疼痛为阳性，提示腰椎间盘突出。

加强试验：直腿抬高出现疼痛时将患肢降低 5° ~ 10° 至疼痛消失，突然将足背屈，引起患肢放射性疼痛加剧者，即为加强试验阳性。则进一步证明椎管内神经受压。

7. 健侧直腿抬高试验

当检查直腿抬高试验后，用同样方法检查健侧，如引出患肢坐骨神经放射性疼痛者为阳性。多见于腰椎间盘突出症。

8. 弓弦试验

患者端坐于椅上，上身挺直，小腿自然下垂，检查者将其患侧小腿逐渐抬高伸直，到患者感到下肢有放射性疼痛时即停止，然后另一手用手指挤压其腘窝正中（胫神经部位），如下肢放射性痛加剧者，则为阳性。见于腰椎间盘突出症。

9. 直腿抬高内收外展试验

直腿抬高 30° ~ 60° 出现下肢放射性疼痛，尤其内收、外展时疼痛，为阳性，超过 60° 疼痛反而减轻，提示梨状肌损伤综合征。

10. 内旋髋试验

患者仰卧位，嘱其患肢伸直抬高，当出现有坐骨神经痛时，检查者可用力做被动内旋髋关节的运动，此时坐骨神经痛加剧为阳性，见于梨状肌损伤综合征。

11. 梨状肌紧张试验

患者仰卧，患肢伸直，主动内收内旋，若出现臀部疼痛并沿坐骨神经放射为阳性。提示梨状肌损伤综合征。

12. 足踇指背伸、跖屈抗阻力试验

患者仰卧位，足踇指用力向下踩，向上翘，检查者给予阻力，两侧对比，如果向上翘无力，提示腰椎间盘突出在腰 4、5 节段；向下踩无力提示腰椎间盘突出在腰 5、骶 1 节段。

13. 仰卧屈颈试验

患者仰卧，主动屈颈，吸气的同时咳嗽一声，出现神经放射症状，提示腰椎间盘突出症。

14. 挺腹试验

患者仰卧，将腹部挺起，腰部及骨盆离开床面，同时咳嗽一声，引起腰伴腿放射性疼痛为阳性，提示腰椎间盘突出症。

15. 坐位屈颈试验

患者取坐位，两腿伸直，做被动或主动屈颈，如出现患肢放射性疼痛即为阳性。提示腰椎间盘突出症。

16. 骨盆分离及挤压试验

患者仰卧位，检查者用双手分别按压在双侧髂嵴上，并用力向外下方挤压，称为“骨盆分离试验”。反之，用双手将两髂骨翼向中心相对挤压，称为“骨盆挤压试验”。若能诱发出疼痛者，为阳性。见于骨盆环形骨折或骶髂关节病变。

17. 斜扳试验

患者仰卧，健腿伸直，患腿屈髋、屈膝并内收，检查者一手扶住膝部，一手按住同侧肩部，同时用力，如骶髂关节发生疼痛为阳性，提示骶髂关节病变。

18. 床边试验

患者仰卧，患侧臀部置于床边，患腿垂于床外，健腿屈膝屈髋，检查者双手扶其双膝用力做反向推按，如骶髂关节部位发生疼痛为阳性，提示骶髂关节病变。

19. 单髋后伸试验

患者俯卧位，检查者一手按住骶骨中央部，另一手肘部托住患侧大腿下部，用力向上抬起患肢，使之过度后伸，如有骶髂关节疼痛为阳性，提示骶髂关节病变。

20. “4”字试验

患者仰卧，健侧下肢伸直，患肢屈曲外旋，使足置于健侧膝上方，检查者一手压住患侧的膝上方，另一手压住健侧髂前上嵴，使患侧骶髂关节扭转，产生疼痛为阳性，提示髋关节病变、骶髂关节病变、耻骨联合分离症。

三、上肢部检查

（一）肩部

1. 望诊

肩关节周围肌肉丰富，望诊时必须两侧对比检查。检查时两肩一定要露出，对比两肩外形是否对称，高低是否一致，有无畸形、肿胀、窦道、肿块及静脉怒张、有无肌肉萎缩等情况。正常肩关节外形为浑圆形，若三角肌膨隆消失，呈“方肩”状，多提示有肩关节脱位或三角肌萎缩。若肩胛高耸，多为先天性肩胛骨高耸症。除静观外，还要视其动态情况，嘱患者做肩关节各方向的活动，观察有无活动障碍及其异常活动，如前锯肌瘫痪，向前平举上肢，可出现“翼状肩胛”。

2. 动诊

肩关节活动度检查要注意其运动方式、幅度，有无疼痛、受限，尤其注意其肩胛骨的动态；避免肩胛骨一起参与活动而造成的假象活动度。肩关节的中立位为上臂下垂，屈肘 90°，前臂指向前方。正常肩部运动度为：前屈 90°，后伸 45°，外展 90°，内收 45°，内旋 80°，外旋 30°，上举 180°，环转 360°。

3. 触诊

（1）骨性标志。肩部触诊要重点触摸其骨性标志：肩峰、大结节、喙突。在肩外侧最高点骨性突出是肩峰；其下方的骨性高突处是肱骨大结节；肩峰前方为锁骨外侧端；锁骨中、外 1/3 交界处的下方一横指为喙突。

（2）压痛点。触诊寻找压痛点时，注意关节结构是否正常，活动时有无异常状态及摩擦音，应注意排除骨折。肩关节周围常见的压痛点为：肱二头肌长头腱鞘炎，压痛点在结节间沟；冈上肌腱损伤，压痛点局限于大结节的尖顶部；肩峰下滑囊炎，压痛点局限在肩峰部；三角肌区广泛压痛多见于三角肌下滑囊炎。

4. 特殊检查

（1）搭肩试验。正常人手搭到对侧肩部的同时，肘部能贴近胸壁。若患者不能完成上述动作，或仅能完成两动作之一者为阳性，提示有肩关节脱位或粘连。

（2）骨性三角检查。肩峰、喙突和大结节三点组成三角形。脱位时，因大结节位置变动，故所组成三角形与对侧不同。

（3）落臂试验。患者站立，先将患肢被动外展 90°，然后令其缓慢地向下放，如果不能慢慢放下，出现突然直落到体侧则为阳性。说明有肩袖破裂存在。

（4）叶加森氏试验。又称肱二头肌抗阻力试验。患者屈肘 90°，检查者手握其腕部，对抗用力，使患者肘关节伸直，如结节间沟处产生疼痛为阳性，说明有肱二头肌长头肌腱炎。

（5）肩关节内旋试验。让患者主动做肩部极度内旋活动，即在屈肘位，前臂置于背后，引起肩痛者为阳性，提示肱二头肌长头肌腱炎。

（6）直尺试验。正常人肩峰位于肱骨外上髁与肱骨大结节连线之内侧。用直尺的边缘贴在上臂外侧，一端靠近肱骨外上髁，另一端如能与肩峰接触，则为阳性，表示肩关节脱位。

（7）疼痛弧试验。患肢做主动或被动外展，在 60° ~ 120° 范围时，肩部出现疼痛为阳性。提示冈上肌肌腱炎。

（8）肩关节外展试验。此试验对于肩部疾病能做大致的鉴别。

①肩关节功能丧失，并伴有剧痛时，提示肩关节脱位或骨折。

②肩关节炎时从外展到上举过程皆有疼痛。

③外展开始时不痛，越接近水平位时肩越痛，提示肩关节囊粘连。

④外展过程中疼痛，上举时反而不痛，提示三角肌下滑囊炎。

⑤在外展上举 60° ~ 120° 范围内时疼痛，超过此范围时反而不痛，提示冈上肌肌腱炎。

⑥外展动作小心翼翼，并有突然疼痛者，提示锁骨骨折。

（二）肘部

1. 望诊

肘部望诊需两肘暴露，两侧对比检查，首先观察肘关节的轮廓有无肿胀和变形。

（1）肿胀。轻度肿胀时，仅见鹰嘴突两侧的正常凹陷消失，变得饱满，严重肿胀时，可以波及整个肘部，甚至肘横纹消失。一侧肿胀常因肱骨内上髁或外上髁所致。

（2）肘部畸形

肘外翻：生理性外翻角（携带角），男性 5° ~ 10°，女性 10° ~ 15°，携带角大于 15° 为肘外翻畸形。

肘内翻：携带角小于 5° 者。

肘反张：肘关节过伸超过 10° 以上。

靴形肘：肘关节呈半屈曲位，肘后方隆起如靴形，见于伸直型肱骨髁上骨折或肘关节后脱位。

2. 动诊

肘关节中立位为前臂伸直，正常肘关节活动度为：屈肘 135° ~ 150°，伸肘 0° ~ 5°，旋前 80° ~ 90°，旋后 80° ~ 90°。

3. 触诊

肱骨内上髁、肱骨外上髁和尺骨鹰嘴是肘关节触诊的重要骨性标志。此三点的位置关系是否发生改变对鉴别肘关节脱位和骨折有重要的意义。肱骨外上髁压痛，多为肱骨外上髁炎；肱骨内上髁压痛，多为肱骨内上髁炎；尺骨鹰嘴压痛伴囊性肿物，多为鹰嘴滑囊炎；肘关节两侧压痛，多为侧副韧带损伤。

4. 特殊检查

（1）网球肘试验。前臂稍弯曲，手呈半握拳，腕关节尽量屈曲，然后将前臂完全旋前，再将肘伸直。如在肘伸直时，肱桡关节的外侧发生疼痛，即为阳性，提示肱骨外上髁炎。

（2）腕伸肌紧张（抗阻力）试验。患者握拳屈腕，检查者以手按压患肢手背，患者抗阻力伸腕，如肘外侧疼痛则为阳性，提示肱骨外上髁炎。

（3）腕屈肌紧张（抗阻力）试验。患者伸手指和背伸腕关节，检查者以手按压患者手掌，患者抗阻力屈腕，肘内侧痛为阳性，提示肱骨内上髁炎。

（4）肘三角。正常的肘关节于完全伸直时，肱骨外上髁、肱骨内上髁和尺骨鹰嘴三个骨性突起点在一条直线上；当肘关节完全屈曲时，这三个骨性突起点构成一个等腰三角形。若肘三角关系改变，表示有骨折、脱位。

（5）前臂（收展）试验。检查时患者与检查者对面坐，上肢向前伸直，检查者一手握住肘部，一手握腕部并使前臂内收，握肘部的手推肘关节向外，如有外侧副韧带断裂，则前臂可出现内收运动。若握腕部的手使前臂外展，而拉肘关节向内，出现前臂有外展运动，则为内侧副韧带损伤。

（三）腕掌指部

1. 望诊

手的自然休息姿势：腕轻度背伸（约 15°），拇指靠近食指旁边，其余四指屈曲，从第二指到第五指各指的屈曲度逐渐增大，而诸指尖端指向舟状骨。手的功能位是准备握物的位置：腕背伸（约 30°）并向尺侧倾斜 10°，拇指在外展对掌屈曲位，其余各指屈曲，犹如握茶杯姿势。

对比检查两腕关节与两手，观察有无畸形、肿胀和异常动等。常见畸形有桡骨远端骨折引起的银叉样畸形；正中神经损伤所致大鱼际肌萎缩，呈猿手畸形；桡神经损伤所致腕下垂；尺神经损伤所致小鱼际肌和骨间肌萎缩，呈爪形手。

腕关节肿胀以背侧指伸总肌腱两侧明显。“鼻烟窝”消失常提示有腕舟状骨骨折。两侧腕关节肿胀伴多发性、对称性近节指间关节棱形肿胀多为类风湿性关节炎。指骨棱形肿胀常见于指骨结核或内生软骨瘤。手指末节呈鼓槌样肿胀，则提示为肺性骨关节病变，也称槌状指。腕背或掌指关节的掌侧面有局限性肿块，与皮肤无粘连，但附着于深部组织，有囊性感，多为腱鞘囊肿。

手指震颤，多见于甲状腺功能亢进、震颤性麻痹、慢性酒精中毒等。双手呈搓泥丸的颤动，在运动时减轻，静止时加重，多为帕金森综合征。

2. 动诊

正常腕关节活动范围：背伸 35° ~ 60°，掌屈 50° ~ 60°，尺偏 30° ~ 40°，桡偏 25° ~ 30°。

3. 触诊

（1）腕和手部肿块。腕背侧触到形状大小不一，边界清楚的孤立性囊性肿物多为腱鞘囊肿。桡骨茎突狭窄性腱鞘炎急性炎症期，可触及局部明显高凸。

（2）腕和手部压痛。桡骨茎突部压痛多系拇长伸肌腱、拇短伸肌腱腱鞘炎；腕部损伤，若鼻烟窝部压痛，多为腕舟骨骨折；腕掌侧正中压痛，常见于月骨脱位或骨折；腕背侧正中压痛多是伸指肌腱鞘炎；下尺桡关节和尺骨小头下方，多是腕三角软骨损伤、下尺桡关节脱位；腕管综合征的压痛点，多在腕掌侧横纹正中部大小鱼际之间，且多伴有手指放射性疼痛和麻木感；若掌指关节掌侧面有压痛，多是屈指肌腱腱鞘炎。

4. 特殊检查

（1）腕三角软骨挤压试验。腕关节于中立位，使之向尺侧被动倾斜并挤压，下桡尺关节疼痛为阳性，提示有三角软骨损伤尺骨茎突骨折。

（2）握拳试验。患手握拳（拇指在里，四指在外），腕关节向尺侧屈腕，桡骨茎突部出现剧烈疼痛，即为阳性。提示桡骨茎突狭窄性腱鞘炎。

（3）屈腕试验。将患者腕关节极度屈曲，即引起手指麻木为阳性，为腕管综合征。

四、下肢部的检查

（一）髋关节

1. 望诊

（1）前面观察。两侧髂前上棘是否在同一水平线上、两侧髂部是否对称。腹股沟区是否对称，有无高凸饱满或空虚，前者多系髋关节肿胀，后者多提示股骨头有严重破坏。

（2）侧面观察。腰生理前凸增大，臀部明显后凸，髋部呈现屈曲位，则是髋关节后脱位；或系小儿先天性髋脱位和髋关节屈曲性强直。

（3）后面观察。应注意有无臀大肌萎缩，对比观察两侧臀横纹是否对称。慢性髋关节疾病可出现废用性肌萎缩；小儿麻痹后遗症则有神经性肌萎缩。单侧臀横纹皱褶增多、加深并有升高，为单侧先天性髋关节脱位。

2. 动诊

髋关节活动度检查：中立位为髋关节伸直，髌骨向前。屈曲：伸膝时 90°，屈膝时 135° ~ 145°；伸直时 0°，过伸时 15° ~ 30°；外展时 30° ~ 45°，内收时 20° ~ 30°；内旋时 30° ~ 40°，外旋时 40° ~ 50°。

3. 触诊

髋关节肿胀，可触及其周围皮肤张力增高。髋关节脱位，可在异常部位触到股骨头或扪及股动脉搏动减弱。臀肌挛缩可在臀部触及紧张的束带。弹响髋可在粗隆处触及肌腱的弹跳，并出现弹响声。大粗隆处浅压痛伴有囊性肿块，多为大粗隆滑囊炎。

4. 特殊检查

（1）单腿独立试验。嘱患者先用健侧下肢单腿独立，患侧下肢抬起，患侧骨盆向上提起，该侧臀皱襞上升为阴性。再用患肢独立，健肢抬起，则健侧骨盆及臀皱襞下降为阳性。提示髋关节不稳或臀中肌、臀小肌无力。

（2）望远镜试验。患者仰卧位，下肢伸直，检查者一手握住小腿，沿身体纵轴向上推；另一手摸着同侧大粗隆，此触及有活塞样活动感，为阳性。见于先天性髋关节脱位，尤以幼儿体征更为明显。

（3）屈膝屈髋分腿试验。患者仰卧，双下肢屈曲外旋，两足底相对，检查者两手分别置于膝做双膝分腿动作，出现股内侧疼痛，为阳性，提示内收肌痉挛。

（4）足跟叩击试验。患者仰卧，两下肢伸直，检查者以一手将患肢抬高，另一手沿体纵轴叩击其足跟，若髋关节处疼痛，为阳性，提示髋关节病变。

（5）掌跟试验。患者仰卧，下肢伸直，将伸直的手掌心托起患肢足跟，足呈外旋位，为阳性，多见于股骨颈骨折、髋关节脱位。

（6）髋关节屈曲试验（托马氏征）。患者仰卧，健侧髋膝关节尽量屈曲，使大腿贴紧躯干，双手抱住膝关节，并使腰部贴于床面，如患髋不能完全伸直，或虽伸直但腰部出现前突，则托马氏征阳性，说明髋关节有屈曲畸形。

（二）膝部

1. 望诊

两侧膝关节充分暴露，对比观察外形轮廓是否一致，异常情况如下：

（1）膝关节肿胀。轻度肿胀表现为两侧膝眼饱满，严重时波及髌上囊及整个膝周。

（2）膝部周围局限性肿块。髌上滑囊区的肿块可能是滑囊炎、关节积液。腘窝肿块多为腘窝囊肿。胫骨结节肿大多为骨软骨炎。膝部棱形肿胀多因膝关节结核或类风湿性关节炎所致。

（3）股四头肌萎缩。任何膝关节疾患，只要引起膝关节运动障碍，股四头肌即可出现萎缩，尤以内侧头萎缩明显。因此，股四头肌萎缩一般常可反映膝关节的病变。检查时要特别注意同健侧对比。

（4）膝关节畸形。正常膝关节有5° ~ 10°生理性外翻角，若此角度过大，超过15°为外翻畸形，表现双侧即“X”型腿；若此角度小于5°为内翻畸形，表现双侧则为“O”型腿。正常膝关节伸直为0°，部分青少年或女性可有5° ~ 10°过伸，若过伸超过15°即为膝反张畸形。

2. 动诊

膝关节活动度检查，中立位为膝关节伸直。

屈曲 120° ~ 150°，过伸 5° ~ 10°，旋转屈膝时内旋 10°，外旋 20°。

3. 触诊

确定压痛的部位，对诊断膝关节疾患十分重要，膝部常见压痛点如下：

（1）髌上滑囊炎时，在髌骨上方能触到囊性肿块，有波动和轻度压痛。

（2）髌骨横行骨折时，在髌骨前面能触到裂隙和明显沟状凹陷。

（3）髌骨软化症向下按压髌骨，使髌骨轻轻移动，可出现明显的疼痛反应。

（4）胫骨结节骨骺炎，局部能触到高凸坚硬的包块，压痛明显。

（5）髌下脂肪垫肥厚，在髌韧带两侧可触到饱满柔韧的硬性包块。

（6）膝关节间隙压痛，可能为半月板损伤。

（7）膝关节两侧疼痛，提示侧副韧带损伤。

4. 特殊检查

（1）浮髌试验。患者仰卧，患肢伸直，检查者一手压在髌上囊部，另一手食指按压髌骨，一压一放，反复数次。有漂浮感提示关节腔内有积液。

（2）髌骨摩擦试验。患者仰卧，患肢伸直放松，检查者用一手按压住髌骨，并使其在股骨髁关节面上做上、下及左、右的移动，如有摩擦音或患者感觉疼痛，则为阳性。提示髌骨软化症。

（3）麦氏试验。患者仰卧，检查者一手握住患肢足部，另一手拇指及其余四指分别摸住膝关节内、外侧关节间隙，先使膝关节极度屈曲，然后将小腿内收外旋，并逐渐伸直膝关节，此时内侧膝关节疼痛或有弹响，说明内侧半月板损伤。反之使小腿外展内旋，逐渐伸直膝关节，如有外侧膝关节疼痛或弹响，说明外侧半月板损伤。

（4）研磨提拉试验。研磨试验时，俯卧位，患膝屈曲 90°，检查者双手握住患足，按压并旋转小腿，引起疼痛者为阳性，提示半月板损伤；提拉试验时，检查者将其大腿固定，将小腿提起并旋转小腿，如引起疼痛，则为侧副韧带损伤。

此试验为鉴别侧副韧带损伤与半月板损伤的方法。

（5）侧向挤压试验。患者仰卧，伸直下肢，检查者一手握住踝关节向外侧施加压力，另一手在膝关节做向内侧加压，使膝关节内侧副韧带承受外翻张力，如有疼痛或有侧方活动，则为阳性，提示内侧副韧带损伤。如做相反方向施加压力，使膝关节外侧副韧带承受内翻张力，此时有疼痛或侧方活动，提示外侧副韧带损伤。

（6）过伸试验。患者仰卧，膝关节伸直，检查者一手抬起小腿，另一手按压住膝部，使膝关节出现被动过伸运动，如有疼痛为阳性。可见于半月板前角损伤、股骨髁软骨损伤或脂肪垫肥厚、损伤等。

（7）抽屉试验。患者仰卧，屈膝 90°，足平放于床上，检查者可坐在患者的足部，以稳定其足，双手握住小腿上端做前拉后推的动作，如小腿上端能向前拉动，说明前交叉韧带损伤；如小腿上端能向后推动，则说明后交叉韧带损伤。

（8）挺髌试验。患膝伸直，用拇、食二指将髌骨向远端推压，嘱患者用力收缩股四头肌，若引发髌骨部疼痛者为阳性，多提示髌骨劳损。

（三）踝关节与足

1. 望诊

正常踝关节两侧可见内、外踝的轮廓；在跟腱的两侧亦各有一凹陷区（肥胖者不甚明显），当踝关节背伸时可见伸肌腱在皮下的走行。

（1）踝关节肿胀。踝下凹陷消失，跟骨增宽，跟腱止点处疼痛，可能为跟骨骨折；内、外踝下方及跟腱两侧的正常凹陷消失，兼有波动感，可能为关节内积液或者血肿；肿胀局限于一侧，多见于侧副韧带损伤，足后部肿胀多属跟腱炎、滑囊炎、骨质增生。

（2）七种足部常见畸形。

①马蹄足（尖足）：踝关节跖屈畸形，跟腱挛缩，立位负重时足尖着地负重，足跟悬起不能着地。

②跟足（仰趾足）：踝关节背屈畸形，多因小腿三头肌麻痹引起，站立时足跟着地，足尖翘起，或足尖不能充分落地。

③内翻足：足内翻常伴足弓高度增加。

④外翻足：足外翻伴足弓变平。

⑤扁平足（平足）：足弓消失，立位足弓顶点舟状骨可以接近地面，前足增宽，前足跖面形成胼胝，多合并轻度外翻。

⑥高弓足：足弓过高。

⑦踇外翻：第一跖骨内收，趾外翻，跖趾关节内侧隆起，滑囊肿胀。

2. 动诊

踝关节活动范围如下：背屈 20° ~ 30°，跖屈 40° ~ 50°；内翻 30°，外翻 30° ~ 35°。

3. 触诊

踝与足部软组织较薄，当检查时局限性压痛点往往就是病灶的位置。压痛在跟腱上，可能是腱本身或腱旁膜的病变；在跟腱止点处压痛，可能是跟腱滑囊炎；在跟骨跖面正中偏后压痛，可能是跟骨骨刺或脂肪垫病变，靠前部可能是跖腱膜的疼痛。跟腱断裂时，可在皮下触及一横沟。压痛点在跟骨的内外侧，可能是跟骨本身的病变。腓骨长短肌腱滑脱可在外踝后方触及肌腱弹跳。

4. 特殊检查

（1）跟腱偏斜症。正常站立位，跟腱长轴应与下肢长轴平行。扁平足时跟腱长轴向外偏斜。

（2）足内、外翻试验。检查者一手固定小腿，另一手握足，将踝关节极度内翻或外翻，如同侧疼痛，提示有内或外踝骨折的可能，如对侧痛则多属副韧带损伤。

（3）捏小腿三头肌试验。患者俯卧，足垂床缘下，检查者用手捏患肢小腿三头肌肌腹，正常时可产生足跖屈，如无足跖屈，为阳性，提示跟腱断裂。

（4）足前横向挤压试验。患者仰卧，检查者用双手对患足前部两侧做横向用力挤压，如出现疼痛，为阳性，提示跖骨骨折、跖间肌损伤。

（5）踝阵挛。检查者一手托住腘窝，一手握足，用力使其踝关节突然背屈，可以产生踝关节连续交替的伸屈运动，则视为阳性，提示有锥体束损害。

（6）划跖试验（巴宾斯基氏症）。检查时用钝尖物轻划足底外侧缘，由后向前，引起踇指背屈，余趾呈扇形分开的反应，为阳性，提示锥体束损害。

第三节 八纲辨证

辨证就是在中医基础理论指导下，将四诊（望、闻、问、切）所收集的各种症状、体征等临床资料进行分析、综合，对疾病当前的病理本质做出判断，并概括为具体证名的诊断过程。

中医学的辨证方法有多种，都是在长期临床实践中总结而成的，包括八纲辨证、气血津液阴阳病辨证、脏腑病辨证、外感病辨证等方法。八纲辨证是各种辨证的纲领，适用于临床各种疾病的辨证。

八纲，即阴、阳、表、里、寒、热、虚、实八个辨证的纲领。八纲辨证是指在掌握四诊收集的资料基础上，根据病位的浅深、疾病性质的寒热、正邪斗争的盛衰、疾病类别的阴阳等，运用八纲理论进行分析的辨证方法。

八纲辨证的内容早在《内经》中就有诸多的论述，为八纲辨证的形成和发展奠定了牢固的基础。汉代张机在《伤寒杂病论》中将八纲与脏腑经络有机地结合起来，运用到伤寒病与杂病的诊治中。明代张介宾的《景岳全书·传忠录》对八纲做了较全面的论述，他以阴、阳为二纲，以表、里、寒、热、虚、实为六变，以二纲统六变，并将其作为辨证的纲领。明代王执中在《伤寒正脉》中亦说："治病八字，虚、实、阴、阳、表、里、寒、热。八字不分，杀人反掌。"首次运用"八纲"概念的是20世纪50年代出版的祝味菊的《伤寒质难》，书中云："所谓八纲者，阴、阳、表、里、寒、热、虚、实是也，古昔医工观察各种疾病之证候，就其性能之不同，归纳于八种纲要，执简驭繁，以应无穷之变。"此后"八纲"被中医界广为接受，成为中医辨证论治的纲领。

八纲辨证是从各种辨证方法的个性中概括出来的共性，是各种辨证的纲领。在诊断疾病的过程中，起着执简驭繁、提纲挈领的作用，适用于临床各科。尽管疾病的表现错综复杂，但可用八纲加以归纳和概括。如疾病的类别，可分为阴证与阳证；病位的浅深，可分为表证与里证；疾病的性质，可分为寒证与热证；邪正的盛衰，邪盛为实证，正虚为虚证。运用八纲辨证就能将各种复杂的临床表现归纳为阴阳、表里、寒热、虚实四对纲领性证候，从而找出疾病的关键，掌握其要领，确定其类型，预决其趋势，为治疗指出方向。其中阴、阳两纲又可以概括其他六纲，即表、热、实证为阳证；里、寒、虚证为阴证，故阴、阳又是八纲中的总纲。

八纲辨证是互相联系而又不可分割的，如辨表里，应与寒、热、虚、实相联系，辨寒热，应与表、里、虚、实相联系，辨虚实，又应与寒、热、表、里相联系。疾病的变化往往不是单纯的，常常是表里、寒热、虚实夹杂在一起，如表里同病、虚实夹杂、寒热错杂等。在一定的条件下，疾病的阴阳、表里、寒热、虚实证候之间还可以出现相互转化，如表邪入里、里邪透表、寒证转热、热证转寒、实证转虚、因虚致实等。当疾病发展到一定阶段，还可以出现一些与疾病性质相反的假象，如寒热真假、虚实真假等。阴证、阳证也是如此，阴中有阳，阳中有阴，疾病可以由阳入阴，由阴出阳，又可从阳转阴，从阴转阳。因此不仅要掌握各类证候的特点，还要注意其相互间的相兼、夹杂、转化、真假等关系。

一、表里辨证

表里辨证是辨别疾病病位和病势趋向的两个纲领。人体的皮毛、肌腠、经络在外属表；脏腑、气血阴阳、骨髓在内属里。从病势趋向论，病势由表入里是病渐加重，由里出表是病渐减轻。

表里辨证主要用于外感病，可以判断病位浅深及病理变化趋势。表证病轻而浅，里证病深而重；表邪入里为病进，里邪出表为病退。掌握疾病的轻重进退，为解表与治里等治疗提供依据。

（一）表证

表证是指六淫等外邪经皮毛、口鼻侵入时所产生的证候。多见于外感病的初期，具有起病急、病程短的特点。

【临床表现】恶寒（或恶风）发热，头身疼痛，鼻塞流涕，咽喉痒痛，咳嗽，舌苔薄白，脉浮。

【辨证要点】

（1）本证以外邪袭表，卫气被郁为主要病机。

（2）为外感病的初期阶段，有起病急、病程短的特征。

（3）以恶寒发热并见、苔薄白、脉浮为辨证依据。

（4）可见鼻塞流涕、咽喉痒痛、咳嗽，甚至喘促等肺气失宣的兼证。

（二）里证

里证是指病位深入于里（脏腑、气血、骨髓）的一类证候。它与表证相对而言，多见于外感病的中、后期阶段或内伤疾病。里证的成因，大致有四种情况：一是表邪内传入里，侵犯脏腑而成；二是外邪直接侵犯脏腑所致；三是情志内伤、饮食劳倦等因素损伤脏腑，使脏腑功能失调，气血阴阳逆乱而致病；

四是病理产物性病因所引起的疾病。

【临床表现】因病在里，或病起于里，故其基本特点是无新起之寒热并见，以脏腑气血阴阳等失调的症状为其主要表现，如高热、恶热，或微热、潮热，烦躁神昏、口渴引饮，或畏寒肢冷踡卧、身倦乏力、口淡多涎、腹痛、便秘，或泄泻、呕吐、尿少色黄或清长、苔厚、脉沉等。

【辨证要点】

（1）病位已不在表，病邪已深入于里。

（2）本证以脏腑气血阴阳等失调的症状为其辨证依据。

（3）表证里证的鉴别：主要审察其寒热、舌象和脉象变化。外感病中，发热恶寒同时并见的属表证，但寒不热或但热不寒或无寒热的属里证。表证的舌象少变化，里证的舌象多有变化。表证脉浮，里证脉不浮。

（三）表证里证的关系

人体的肌表与脏腑是通过经络的联系而表里相通。疾病发生过程中，在一定的条件下，可出现表里错杂和表里病位的变化。

1. 表里同病

表证和里证在同一时期出现，称为表里同病。大体见于初病既有表证又有里证；表证未解，又及于里；旧病未愈，又加新病，如本有内伤，又加外感，或先有外感，又内伤饮食劳倦等。

表里同病往往与寒热、虚实并见，常见的有表热里寒、表寒里热、表虚里实、表实里虚以及表里俱寒、表里俱热、表里俱虚、表里俱实等。具体内容详见寒热虚实辨证。

2. 表里出入

表里出入有表邪入里和里邪出表两种情况。

（1）表邪入里。凡病表证，表邪不解，内传入里，称为表邪入里。多因机体抗邪能力下降，或邪气过盛，或理疗不当，或误治、失治等因素所致。例如原病表证，本有恶寒发热，若恶寒消失，不恶寒而反恶热，并见口渴、便秘、尿少色黄、舌红苔黄等症，便是表邪入里的证候。

（2）里邪出表。某些里证，病邪从里透达于外，称为里邪出表。多是由于治疗与理疗得当，机体正气渐复，抗邪有力的结果，或因某些邪气的性质所致。例如内热烦躁，咳逆胸闷，继而热退、汗出、身凉；或麻疹、白瘖透发，都是病邪由里出表的证候。

表邪入里说明病势加重，里邪出表多反映邪气渐退，病势减轻。掌握表里出入的变化，对于推断疾病的发展及转归具有重要意义。

二、寒热辨证

寒热辨证是辨别疾病性质的两个纲领。寒证与热证反映机体阴阳的偏盛与偏衰。阴盛或阳虚者，表现为寒证；阳盛或阴虚者，表现为热证。寒热辨证是辨明疾病性质属寒或属热，为散寒或清热提供治疗依据。

（一）寒证

寒证是指感受寒邪，或机体阴盛、阳虚所表现的证候。多因外感寒邪，或因内伤久病，阳气耗伤，或过食寒凉生冷，阴寒内盛所致。寒证包括表寒、里寒、虚寒、实寒等。

【临床表现】各类寒证临床表现不尽一致，常见的有：恶寒喜暖，面色㿠白，肢冷蜷卧，口淡不渴，痰、涎、涕清稀，小便清长，大便稀溏，舌苔白而润滑，脉迟或紧等。

【辨证要点】

（1）本证以阴寒内盛或阳气不足为主要病机。

（2）以恶寒喜暖、肢冷蜷卧、面色㿠白、分泌物及排泄物清稀、舌苔白滑等症状为辨证依据。

（二）热证

热证是指感受热邪，或机体阴虚、阳亢所表现的证候。多因外感热邪，或寒邪入里化热；或七情过激，郁而化热；或饮食不节，积蓄为热；或房室劳伤，劫夺阴精，阴虚内热等所致。热证包括表热、里热、实热、虚热等。

【临床表现】各类热证表现不尽一致，常见的有：恶热喜冷，口渴喜冷饮，面红目赤，烦躁不宁，痰、涕黄稠，吐血，衄血，大便干结，尿少色黄，舌红苔黄而干，脉数等。

【辨证要点】

（1）本证以阳热亢盛或阴虚内热为主要病机。

（2）以发热、恶热喜凉、面红、舌红苔黄、脉数等症状为辨证依据。

（3）热伤津液，故渴喜冷饮、大便干结、尿少色黄、舌干少津等症状亦可作为辨证的参考依据。

（4）热伤血络，迫血妄行，故衄血、吐血等出血症状亦可见之。

（5）寒证热证的鉴别。辨别寒证与热证，不能孤立地根据某一症状做出判断，应对疾病的全部表现进行综合观察。若病人恶寒喜暖、口不渴、面色皖白、四肢逆冷、大便稀溏、小便清长、舌淡苔白滑、脉迟或紧，则属寒证。若病人恶热喜凉、渴喜冷饮、面色红赤、四肢灼热、大便干结、尿少色黄、舌红苔黄、脉数，则属热证。

（三）寒证热证的关系

寒证与热证虽有本质的不同，但又互相联系，既可在同一病人身上出现，表现为寒热错杂的证候，又可以在一定的条件下互相转化。在疾病发展过程中，特别是危重阶段，有时还会出现假寒或假热的现象。

1. 寒热错杂

在同一病人身上，既有寒证，又有热证，寒热交错同时出现者，称为“寒热错杂”。常见的有上热下寒、上寒下热、表寒里热、表热里寒等。

（1）上热下寒证。指病人在同一时间内，上部表现为热，下部表现为寒的证候。如既见胸中烦热、口臭、牙龈肿痛等上热证，同时又见腹痛喜暖喜按、大便溏泄之下寒证。此为上焦有热而中焦有寒的上热下寒证。

（2）上寒下热证。指病人在同一时间内，上部表现为寒，下部表现为热的证候。如既有胃脘冷痛、呕吐清涎之寒证，同时又出现尿少色黄、尿频尿痛之热证。此为胃中有寒、膀胱有热的上寒下热证。

（3）表寒里热证。指寒在表而热在里的证候。多见于素有内热，又外感风寒；或外寒入里化热而表寒未解的病证。由于里热所在部位不同，故各类表寒里热的临床表现不尽一致，常见的有恶寒发热、头身痛、无汗、烦躁、口渴、尿黄、脉浮紧。

（4）表热里寒证。指热在表而寒在里的证候。多见于素有里寒，又外感风热；或因表热证误下而脾阳耗伤。临床上既出现发热恶寒、头痛、咳嗽、咽喉肿痛的表热证，同时又出现大便溏泄、四肢不温、小便清长的里寒证。

上述寒热错杂证，除分清表里、上下、经络、脏腑之外，还必须分清寒热孰多孰少和主次先后。

2. 寒热转化

（1）寒证转化为热证。原本是寒证，后出现热证，热证出现时寒证特点消失的转化过程，即是寒证转化为热证。多因机体阳气偏盛，寒邪从阳化热所致；也可因治疗不当，过服温燥药物而致。例如外感寒邪，开始为表寒证，出现恶寒发热、头身痛、无汗、苔薄白、脉浮紧等临床表现，病情进一步发展，寒邪入里化热，恶寒症状消失，继而出现壮热、口渴心烦、舌红苔黄、脉洪大等症状，表明证候已由表寒证转化为里热证。

（2）热证转化为寒证。原本是热证，后出现寒证，寒证出现时热证特点消失的转化过程，即是热证转化为寒证。多因邪盛正虚，正不胜邪，机能衰败所致；也可因误治失治，损伤阳气而致。这种转化有缓有急，如热痢日久，阳气日耗，转化为虚寒痢，这是缓慢转化的过程。再如高热病人，大汗不止，气随汗泄，或吐下过度，阳随津脱，出现体温骤降、面色苍白、四肢厥冷、脉微欲绝的虚寒证（亡阳），此属急骤转化的过程。

寒热证的相互转化，说明疾病本质发生了变化。它能反映邪正盛衰情况，由寒证转化为热证，是机体正气尚盛，寒邪郁而化热；热证转化为寒证，多属邪盛正虚，正不胜邪。

3. 寒热真假

当寒证或热证发展到极点时，有时会出现与疾病本质相反的一些假象，即所谓“寒极似热”“热极似寒”的真寒假热、真热假寒。这些假象常见于病情危笃的严重关头。若不细察，易于误诊而危及生命。

（1）真寒假热证（寒极似热）。即内有真寒而外现假热的证候。病人的临床表现是身热、口渴、面赤、脉大等，似是热证，但仔细观察，身虽热而反欲近衣被取暖；口渴但不欲饮，或喜少量热饮；面虽赤但颧红如妆，嫩红带白，游移不定；脉虽大却按之无力；同时还有四肢厥冷、小便清长、大便稀溏、精神萎靡、舌淡苔白等一派寒象。此为阴寒内盛，格阳于外，又称“阴盛格阳”。

阴盛格阳证要与戴阳证加以区别。戴阳证是指体内阴寒过盛，阳气被拒于外，内真寒外假热的危重病证。主要因下元虚衰，真阳浮越所致。其临床表现是浮热、两颧色淡红如妆、游移不定，或口鼻作衄，或口燥齿浮、口渴但喜少量热饮、手足躁动不安、足胫逆冷、脉浮大、按之空虚无力，或微细欲绝。其辨证要点是：身虽热却喜盖衣被，口虽渴但饮水不多且喜热饮，或漱水不欲饮，手足躁动但神志清楚，脉虽大但按之无力。

（2）真热假寒证（热极似寒）。即内有真热而外现假寒的证候。病人的临床表现是四肢厥冷、脉沉等，似是寒证，但手足冷而身体灼热，不恶寒而反恶热；脉虽沉却数而有力；并见口渴喜冷饮、烦躁不安、大便干结、尿少色黄、舌红苔黄等一派热象。这种手足厥冷、脉沉为假寒象，是由于内热炽盛，阳气郁闭，不能外达所致。内热才是疾病的本质，即阳盛于内，格阴于外，又称“阳盛格阴”“阳厥”“热厥”。并且其内热愈盛，则肢冷愈严重，即所谓“热深厥亦深”。

（3）寒热真假的鉴别。辨别寒热之真假，除了解疾病的全过程外，主要从以下两方面来体察：首先，假象多出现在四肢、皮肤和面色等方面，而脏腑、气血阴阳等方面的内在表现则能如实反映疾病的本质。故辨证时应以里证、舌象、脉象等作为诊断的依据。如舌质的淡白与红绛、润与燥、口渴与否、脉之有力与否、小便清长与色黄量少等。其次，假象与真象的面赤和肢冷是有区别的。例如，假热的面赤仅在颧颊上，颜色浅红而娇嫩，浮露于皮肤，时隐时现；真热的面赤是满面通红。再如，肢冷，假寒之肢冷却反不欲近衣被，并伴有胸腹热炽，按之灼手；真寒的肢冷可并见身体踡卧，欲加衣被。

总之，假象是疾病的表面现象，真象是疾病的本质，辨证时应透过现象看本质，不要被假象所迷惑。

（四）寒证热证与表证里证的关系

寒证热证与表证里证的关系有表寒证、表热证、里寒证、里热证等多种证候。

1. 表寒证

指寒邪袭表所表现的证候。

【临床表现】恶寒重，发热轻，头身疼痛，无汗，舌淡苔薄白润，脉浮紧。

【辨证要点】

（1）本证以寒邪袭表，卫气被郁，腠理郁闭为主要病机。

（2）以恶寒重、发热轻、无汗、脉浮紧等症状为辨证依据。

2. 表热证

指风热病邪侵犯肌表所表现的证候。

【临床表现】发热，微恶风寒，头痛，或有汗，口干微渴，舌边尖红，脉浮数。

【辨证要点】

（1）本证以风热袭表，肺卫失宣为主要病机。

（2）以发热重，恶寒轻，或有汗，舌边尖红，脉浮数为辨证依据。

3. 里寒证与里热证

里寒证包括里实寒证和里虚寒证，里热证包括里实热证和里虚热证。详见“虚证实证与表证里证寒证热证的关系”中的有关内容。

三、虚实辨证

虚实辨证是辨别邪正盛衰的两个纲领。虚指正气不足，实指邪气盛实。通过虚实辨证，可以掌握患者邪正盛衰情况，为扶正和祛邪提供治疗依据。

（一）虚证

虚证是指人体正气不足所表现的证候。多因先天不足和后天失调所致，但以后天失调为主，如情志内伤，饮食失调，劳逸过度，房事不节，产育过多，久病失治等原因，损伤人体正气均可成为虚证。虚证包括精、气、血、阴、阳、津液不足，以及脏腑各种不同的虚损。

【临床表现】各种虚证的表现不尽一致，常见的有面色淡白或㿠白或萎黄，精神萎靡，身倦乏力，形寒肢冷，自汗，大便稀溏或滑脱，小便清长或失禁，舌淡胖嫩，脉虚，沉迟无力或弱，或形体消瘦，颧红，五心烦热，盗汗，潮热，舌红少苔或无苔，脉细数无力。

【辨证要点】

（1）本证以正气不足，机体功能衰退为其主要病机。

（2）临床表现以五脏气血阴阳亏虚为主。具有起病缓，病程长的特点，多见于慢性消耗性疾病。其具体辨证内容详见气血津液阴阳病辨证和脏腑病辨证。

（二）实证

实证是指邪气亢盛所表现的证候。实证形成的原因主要有二：一是六淫或疫疠之邪侵入人体，正邪剧争所致；二是脏腑功能失调，代谢障碍，气机阻滞，水湿痰饮内停，瘀血内阻，或宿食、虫积等停滞体内所致。由于外邪性质与致病的病理产物不同，故临床表现各异。

【临床表现】实证的临床表现各不相同，常见的有高热，胸闷烦躁，甚至神昏谵语，呼吸气粗，痰涎壅盛，腹胀痛拒按，大便秘结或下利里急后重，小便不利或涩痛、色黄量少，舌质苍老，舌苔厚腻，脉实有力等。

【辨证要点】

（1）本证具有邪实而正气未虚，正邪剧争的病机。

（2）具有起病急，病程短的特点。因病邪性质各异，临床表现复杂，具体辨证详见有关各章节。

（3）虚证实证的鉴别。虚证与实证，由于虚损之部位和邪气的性质各异，故症状极为复杂。同样的症状，可能是虚证，也可能是实证，如腹痛、腹胀、便秘、恶寒等在虚证和实证中均可出现。因此必须通过望形体、舌象、闻声息、问病史、按胸腹、脉象等诊察手段进行全面分析。若病人形体虚弱、精神萎靡不振、声低息微、痛处喜按、舌淡嫩无苔或少苔、脉象虚弱无力者属虚证。若病人形体壮实、精神亢奋、声高息粗、痛处拒按、舌质苍老、舌苔厚腻、脉实有力者属实证。

（三）虚证实证的关系

虚证与实证有虚实错杂、虚实转化、虚实真假等方面的关系。

1. 虚实错杂

病人同时存在着正虚和邪实两种病机的证候，称为虚实错杂。包括实证夹虚、虚证夹实、虚实并重。若结合病位则有表里虚实错杂以及上下虚实错杂。

（1）实证夹虚。指以邪实为主，正虚为次的证候。此证常发生于实证过程中正气受损的病人，亦可见于体虚而新感外邪者，或实证误治失治，邪气未除，正气已伤者。例如本来是壮热、口渴、大汗出、心烦、舌红苔黄的里热证，由于里热炽盛，耗伤气阴，又出现微恶寒、脉浮大无力等气阴两伤的症状，这是实热兼气阴两虚，属实中夹虚之证。

（2）虚证夹实。指以正虚为主，邪实为次的证候。此证多见于实证日久，正气大伤而余邪未尽的病人，亦可见于素体大虚而复感外邪者。例如温病的肝肾亏虚证，出现于温病后期，症见低热不退、手足心热、口干、舌干绛无苔。这是邪热灼烁肝肾之阴，而呈现邪少虚多的证候。

（3）虚实并重。指正虚和邪实均十分明显，病情比较严重的证候。此证多见于较严重的实证，迁延日久，正气大伤而实邪不减，亦可见于原本正气甚虚，又感受较重邪气的病人。例如臌胀之病，出现腹胀满如鼓、腹壁青筋暴露、二便不通等实邪盛于内，同时又出现形体羸瘦、不能食、精神萎靡等正气大伤症状，此属虚实并重证候。

2. 虚实转化

疾病的发展过程，就是邪正相争的过程。因而虚证和实证之间，可以出现相互转化，如实证转虚、因虚致实等。

（1）实证转虚。先患实证，后出现虚证，当虚证特点出现时实证特点消失的转化过程，称为实证转虚证。多因邪气久留，或失治或误治，损伤人体正气而转为虚证。例如高热、口渴、汗出、脉洪大之实热证，因治疗不当，日久不愈，津气耗伤，以致高热退却而见肌肉消瘦、面色枯白、不欲饮食、虚羸气少、舌苔光剥、脉细无力。

（2）因虚致实。病本虚证，由于正气亏虚，脏腑功能失调，而致痰、食、血、水等凝结阻滞，成为因虚致实。如心脉痹阻、肝阳化风等证。

3. 虚实真假

虚证与实证，有真假疑似之分。辨证时要从复杂的症状中辨别真假，以去伪存真。虚实真假与虚实错杂证不同，应注意审察鉴别。

（1）真实假虚证。指疾病本质属实证，大实之中反见虚羸的现象，称为真实假虚证。如热结肠胃、痰食壅滞、大聚大积之实证，却见神情默默、畏寒肢冷、脉沉或涩等症脉。若仔细辨认则可以发现，虽神情默默，但语出则声高气粗；脉虽沉或迟涩，但按之有力，虽然畏寒肢冷，但胸腹按之灼手。引起这种类似虚象的原因是实邪阻滞经脉，气血不能畅达之故，因此称这类症脉为假象。前人所说的“大实有羸状”，即指此而言。

（2）真虚假实证。指疾病本质属虚证，但又出现一些类似实证的现象，称为真虚假实证。如素体脾虚，运化乏力，因而出现腹部胀满、脉弦等类似实证现象。但腹满时有缓解，不似实证之腹满不减；腹痛而喜按，按之不痛或按之痛减，不似实证之拒按；脉虽弦，但按之无力。导致这种类似实的症状，其原因是机体正气虚弱，布化无力所致。前人说“至虚有盛候”，即指此而言。

对虚实真假的判断，首先要注意脉象的有力无力、有神无神、浮候沉候。疾病本质隐伏于内，假象常表现于外，故辨证时脉象应以沉候为据，重按有力有神为真实证，无力无神为真虚证。其次要注意舌象的苍老与嫩胖。舌质嫩胖淡白为真虚证，苍老坚敛为真实证。还要注意语言发声气息高亢与低怯。语声高亢气粗者多为实证，语声低怯息微者多为虚证。此外还必须了解疾病的全过程，如发病原因、诱因、疾病演变情况、治疗经过以及体质的强弱、病之新久等。

（四）虚证实证与表证里证寒证热证的关系

虚实证常通过表里寒热证表现出来，可以形成多种证候。临床上有表虚、表实、里虚、里实、虚热、实热、虚寒、实寒等证。

1. 表虚证

表虚证多指风邪袭表所表现的证候。也可因素体阳虚气虚，复感外邪所致。

【临床表现】发热，恶风，头项强痛，汗出，脉浮无力。

【辨证要点】

（1）本证以风邪袭表，营卫不和，腠理疏松，或素体虚亏为主要病机。

（2）以发热、恶风、汗出、脉浮无力为辨证依据。

2. 表实证

临床上多指外感寒邪的表寒证。

【临床表现】恶寒，发热，无汗，头身疼痛，无汗，脉浮有力。

【辨证要点】

（1）本证以外寒侵袭，正邪相争，腠理密闭为主要病机。

（2）以恶寒、发热、无汗、脉浮有力为辨证依据。

（3）表虚证与表实证鉴别。前者以汗出、脉浮无力为特点，后者以无汗、脉浮有力为特点。

3. 里虚证

里虚证所包括的内容广泛，各脏腑经络、气血阴阳亏损所表现的证候，都属里虚证的范畴。其具体辨证内容见脏腑病辨证。

4. 里实证

里实证是指邪气内盛所表现的证候。其包括的内容也较多，不但有各脏腑经络之分，而且还有各种不同病邪之别。其具体辨证内容见脏腑病辨证。

5. 虚热证

虚热证是指体内阴液不足所表现的证候。

【临床表现】形体消瘦，口燥咽干，颧红，午后潮热，五心烦热，或骨蒸，或劳热，盗汗，舌红绛少苔或无苔，脉细数。

【辨证要点】

（1）本证以阴液亏耗失其润养，阴不制阳，虚热内生为主要病机。

（2）以形体消瘦、口燥咽干、潮热盗汗、五心烦热、舌红少苔、脉细数等为辨证依据。

6. 实热证

实热证是指阳热炽盛所表现的证候。

【临床表现】恶热喜凉，面红目赤，口渴喜冷饮，烦躁不安，或神昏谵语，腹胀满痛拒按，大便秘结，尿少色黄，舌红苔黄燥，脉洪、滑、数、实等。

【辨证要点】

（1）本证以外邪入里化热，或热邪直接侵入脏腑以致里热炽盛为主要病机。

（2）以热象、伤阴、热扰心神的临床表现为辨证依据。

7. 虚寒证

虚寒证是指体内阳气虚衰所表现的证候。

【临床表现】精神不振，少气懒言，面色㿠白，畏寒肢冷，腹痛喜按，大便溏薄，小便清长，舌淡白，脉沉迟无力。

【辨证要点】

（1）本证以阳气虚衰，寒从内生，机能衰退为主要病机。

（2）以畏寒肢冷、腹痛喜暖喜按、便溏尿清的虚寒之象和机能衰退的精神不振、少气懒言等症共见为辨证依据。

8. 实寒证

实寒证是指感受寒邪，阳气被遏所表现的证候。

【临床表现】恶寒喜暖，面色苍白，四肢欠温，腹冷痛拒按，大便溏泄或冷秘，或咳喘痰鸣，口淡多涎，小便清长，脉迟有力或沉紧。

【辨证要点】

（1）本证以寒邪直中脏腑，阳气被遏为主要病机。

（2）以突出的寒象，以及冷痛拒按、脉迟有力或沉紧等邪盛特征为辨证依据。

四、阴阳辨证

阴阳是辨别证候类别的纲领，是八纲辨证的总纲。根据疾病症状、体征表现特点，可以将疾病归为阴、阳两大类，这样能起到提纲挈领和对比鉴别的作用。

（一）阳证

凡符合属阳性质的证候，称为阳证。表证、热证、实证均属阳证范围。

【临床表现】不同的疾病，表现出来的阳性证候不尽相同，常见的有恶寒发热，或壮热，面红目赤，心烦，躁动不安，或神昏谵语，呼吸气粗而快，语声高亢，喘促痰鸣，痰、涕黄稠，口渴喜冷饮，大便秘结或热结旁流，尿少色黄而涩痛，舌红绛起芒刺，苔黄、灰黑而干，脉实、洪、数、浮、滑等。

【辨证要点】

（1）本证以亢奋、躁动、功能亢进、红赤、分泌物黏稠等为主要特点。

（2）恶寒发热、脉浮是表证的表现；面红目赤、烦躁不安、壮热、渴饮、痰涕黄稠为热证的特征；语声高亢、喘促痰鸣、大便秘结或热结旁流是实证、热证特点；舌红绛，苔黄、灰黑，脉实、洪、数、滑为实热之体征。

（二）阴证

凡符合属阴性质的证候，称为阴证。里证、虚证、寒证均属阴证范围。

【临床表现】不同的疾病，所表现的阴性证候不尽相同，常见的有面色㿠白或晦暗，少气懒言，倦怠无力，精神萎靡，身重，踡卧，畏寒肢冷，语言低怯，呼吸微而缓，口淡不渴，大便溏而腥臭，痰、涕、涎清稀，小便清长，舌淡胖嫩苔白滑，脉沉迟或细涩或微弱等。

【辨证要点】

（1）本证以抑郁、静而不烦、功能衰退、清冷、面色晦暗等为主要特点。

（2）精神萎靡、体倦乏力、声低息微是虚证表现；畏寒肢冷踡卧，痰、涕、涎清稀，大便溏而微臭、小便清长是里寒的表现；脉虚、沉迟、弱、微，舌淡嫩苔白滑均为属虚、属寒的体征。

（3）阳证阴证的鉴别。一般来说，凡急性的，兴奋、功能亢进、明亮的均属阳证；凡慢性的，抑郁、静而不躁、清冷、功能衰退、晦暗的均属阴证。

中篇

传统康复理疗技术

第六章　灸　疗

第一节　艾　灸

用艾叶制成的艾灸材料或其他药物放置在体表的腧穴上烧灼、温熨等，借灸火的温和热力以及药物的作用，通过经络的传导，温通气血，扶正祛邪，达到治疗疾病和预防保健的目的。《灵枢·官能》中论述："针所不为，灸之所宜。"灸法具有温阳起陷、行气活血的作用，多用于阳气衰弱、沉寒痼冷等疾患，是针灸医学的主要组成部分，也是我国重要的传统非药物疗法之一。

一、艾灸

施灸材料主要为艾叶。《本草新说》言："艾叶苦辛，生温，熟热，纯阳之性，能回垂绝之阳，通十二经，走三阴，理气血，逐寒湿，暖子宫……以之灸火，能透诸经而除百病。"说明用艾叶做施灸材料，有通经活络、祛除阴寒、回阳救逆等作用。艾叶经加工制成艾绒，易于燃烧，热力温和，又产于各地，价格低廉，所以几千年来一直为灸法首选材料。

（一）艾炷灸

艾绒搓成锥形艾团施灸，称为"艾炷灸"。每燃烧一个艾炷，称为"一壮"。施灸时，以艾炷的大小和壮数来掌握刺激量的轻重。艾炷灸分为直接灸和间接灸两类。

1. 直接灸

直接灸又称"明灸""着肤灸"，即将艾炷直接放置于皮肤施灸的一种方法。若施灸时需将皮肤烧伤化脓，愈后留有瘢痕者，称为"瘢痕灸"。若不使皮肤烧伤化脓，不留瘢痕者，称为"无瘢痕灸"。

（1）瘢痕灸，又称“化脓灸”。施灸时先将所灸腧穴部位涂以少量的大蒜汁，以增加黏附和刺激作用，然后将大小适宜的艾炷置于腧穴上，用火点燃艾炷施灸。每壮艾炷必须燃尽，除去灰烬后，方可继续易炷再灸，待规定壮数灸完为止。施灸时由于火烧灼皮肤，因此可产生剧痛，此时可用手在施灸腧穴周围轻轻拍打，借以缓解疼痛。此法在施灸方法中效果最强，但是有后遗瘢痕，灸前须征求患者同意。

在诸灸法中，古人最重视化脓灸。《千金要方》载：“凡人吴蜀地游官，体上常须三两处灸之，勿令疮暂瘥，则瘴疠温疟毒气不能著人也，故吴蜀多行灸法。”《针灸资生经》载：“若要安，三里不曾干。”此处“勿令疮暂瘥”“不曾干”，均是脓水不断，灸疮不愈之意。

（2）无瘢痕灸。施灸时先在所灸腧穴部位涂以少量的凡士林，以使艾炷便于黏附，然后将大小适宜的艾炷置于腧穴上点燃施灸，当灸炷燃剩五分之二或四分之一而患者感到微有灼痛时，即可易炷再灸。若用麦粒大的艾炷施灸，当患者感到有灼痛时，医者可用镊子柄将艾炷熄灭，然后继续易位再灸，按规定壮数灸完为止。一般应灸至局部皮肤红晕而不起泡为度。因其皮肤无灼伤，故灸后不化脓，不留瘢痕。一般虚寒性疾患，均用此法。

2. 间接灸

间接灸又称“隔物灸”，是用药物将艾炷与腧穴部位的皮肤隔开进行施灸的方法。此法在治疗过程中既发挥了艾灸作用，又有药物功能。有特殊效果且较常应用的间接灸有以下几种：

（1）隔姜灸。用鲜姜切成直径 2 ～ 3 厘米、厚 0.2 ～ 0.3 厘米的薄片，中间以针刺数孔，然后将姜片置于应灸的腧穴部位或患处，再将艾炷放在姜片上点燃施灸。当艾炷燃尽，再易炷施灸。灸完所规定的壮数，以使皮肤红润而不起泡为度。常用于因寒而致的呕吐、腹痛、腹泻及风寒痹痛等。《针灸大成》即有记载：“灸法用生姜切片如钱厚，搭于舌上穴中，然后灸之。”明张景岳《类经图翼》中有提到治疗痔疾“单用生姜切薄片，放痔痛处，用艾炷于姜上灸三壮，黄水即出，自消散矣”。

（2）隔蒜灸。用鲜大蒜头，切成厚 0.2 ～ 0.3 厘米的薄片，中间以针刺数孔（捣成蒜泥亦可），置于应灸腧穴或患处，然后将艾炷放在蒜片上，点燃施灸。待艾炷燃尽，易炷再灸，直至灸完规定的壮数。此法多用于治疗瘰疬、肺结核及初起的肿疡等证。《三因极一病证方论》卷十四中有较详细的论述，痈疽初觉“肿痛，先以湿纸覆其上，其纸先干处即是结痈头也……大蒜切成片，安其头上，用大艾炷灸之，三壮即换一蒜，痛者灸至不痛，不痛者灸至痛时方住”。

（3）隔盐灸。用纯净的食盐填敷于脐部，或于盐上再置一薄姜片，上置大艾炷施灸。多用于治疗伤寒阴证或吐泻并作、中风脱证等。《本草纲目》卷十一有“霍乱转筋，欲死气绝，腹有暖气者，以盐填脐中，灸盐上七壮，即苏”、“小儿不尿，安盐于脐中，以艾灸之”的记载。

（4）隔附子饼灸。将附子研成粉末，用酒调和做成直径约3厘米、厚约0.8厘米的附子饼，中间以针刺数孔，放在应灸腧穴或患处，上面再放艾炷施灸，直到灸完所规定壮数为止。多用以治疗命门火衰而致的阳痿、早泄或疮疡久溃不敛等症。

（二）艾卷灸

艾卷灸，又称“艾条灸”，即将艾绒卷成圆筒形艾卷用纸或桑皮等物包裹，将其一端点燃，对准穴位或者患处施灸的方法（图6-1）。

1. 悬灸

悬灸分为温和灸、雀啄灸、回旋灸。

（1）温和灸。施灸时将艾条的一端点燃，对准应灸的腧穴部位或患处，约距皮肤2 ~ 3厘米，进行熏烤。熏烤使患者局部有温热感而无灼痛为宜，一般每处灸5 ~ 7分钟，至皮肤红晕为度。对于昏厥、局部知觉迟钝的患者，医者可将中、食二指分开，置于施灸部位的两侧，这样可以通过医者手指的感觉来测知患者局部的受热程度，以便随时调节施灸的距离和防止烫伤。

（2）雀啄灸。施灸时，将艾条点燃的一端与施灸部位的皮肤并不固定在一定距离，而是像鸟雀啄食一样，一上一下活动地施灸。另外，也可均匀地上、下或向左、向右方向移动或反复旋转地施灸。

（3）回旋灸。施灸时，艾条点燃的一端与施灸部位的皮肤并不固定在一定距离，而是向左、向右方向移动或反复旋转地施灸。

2. 实按灸

施灸时，先在施灸腧穴部位或患处垫上布或纸数层，然后将药物艾卷的一端点燃，趁热按到施术部位上，使热力透达深部。若艾火熄灭，再点再按；或以布层包裹艾火灸于穴位，若火熄灭，再点再灸。最常用的是太乙神针和雷火神针施灸。

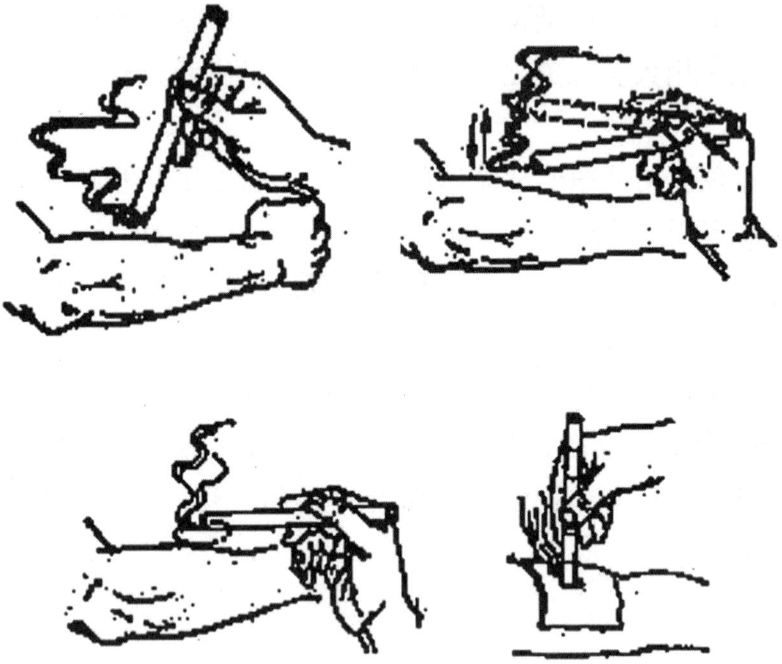

图 6-1　悬灸和实按灸

（三）温针灸

温针灸是针刺与艾灸结合应用的一种方法，适用于既需要留针又适宜用艾灸的病症（图 6-2）。操作时，将针刺入腧穴“得气”后，给予适当补泻手法而留针，再将纯净细软的艾绒捏在针尾上，或用艾条一段长约 2 厘米，插在针柄上，点燃施灸。待艾绒或艾条烧完后，除去灰烬，取出针。此法是一种简而易行的针、灸并用方法，其艾绒燃烧的热力通过针身传入体内，使其发挥针和灸的作用，达到治疗目的。

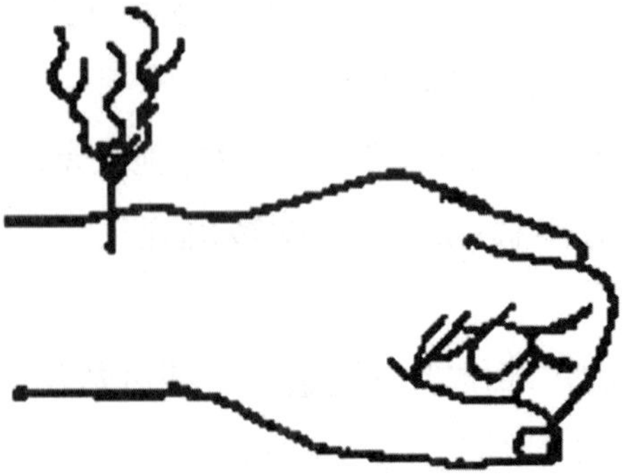

图 6-2　温针灸

二、其他灸法

其他灸法又称“非艾灸法”，是指以艾绒以外的物品作为材料的灸治方法。常有以下两种。

（一）灯火灸

取 10 ~ 15 厘米长的灯心草，一端蘸上少许植物油，点燃，对准穴位快速动作，猛一接触，发生火爆声时即迅速移开。如无声响，当重复进行。灸角孙穴，可治痄腮；灸少商、合谷、风池，治喉痹；灸足三里、内关、中脘、中枢、天枢，可治呕吐、泄泻。

（二）天灸

灸法中非火热灸法的方法，又称“发泡疗法”，是借助药物对穴位的刺激，使局部皮肤发红充血，甚至起泡，以激发经络、调整气血而防治疾病的一种方法。天灸是通过药物作用于穴位表面、调理脏腑经络来提高免疫力，达到防病治病的目的。这种传统疗法非一朝一夕之功，多于三伏天灸，利用三伏天炎热气候，敷以辛温、逐痰、走窜、通经平喘的药物，可以提高药物效能，从而温阳利气，驱散内伏寒邪，使肺气升降正常，温补脾肾，增强机体抗病能力，预防疾病的发生。所用药物多是单味，也有用复方者。常用天灸有蒜泥灸、细辛灸、天南星灸等。

1. 蒜泥灸

将大蒜（以紫皮蒜为优）捣烂如泥，取 3 ~ 5 克涂敷于穴位上，敷灸时间为 1 ~ 3 小时，以局部皮肤发痒、变红起泡为度。如敷灸涌泉穴可治疗咯血、衄血；敷灸合谷穴可治扁桃体炎；敷灸鱼际穴可治喉痹等。

2. 斑蝥灸

取斑蝥适量研为细末。使用时先取胶布一块，中间剪一小孔如黄豆大，贴在施灸穴位上，以暴露穴位并保护周围皮肤，将斑蝥粉少许置于孔中，上面再贴胶布固定，以局部发痒、变红、起泡为度，然后去除胶布与药粉。也可用适量斑蝥粉，以甘油调和外敷；或将斑蝥浸于醋或 95% 酒精中，10 天后擦涂患处。适用于牛皮癣、神经性皮炎、关节疼痛、黄疸、胃痛等病证。

3. 细辛灸

取细辛适量，研成细粉，加醋少许调成糊状，敷灸穴位不固定，如敷灸涌泉或神阙，可治疗小儿口腔炎等。

4. 白芥子灸

将白芥子研末，用醋调为糊膏状，取 5 ~ 10 克敷贴于穴位上，用油纸覆盖，胶布固定；或将白芥子末 1 克，放置于 5 厘米直径的圆形胶布中央，直接敷贴在穴位上，敷灸时间为 2 ~ 4 小时，以局部充血、潮红或皮肤起泡为度。适用于风寒湿痹痛、肺结核、哮喘、口眼㖞斜等病证。

第二节　火　灸

一、概念

将药酒点燃，作用于人体的某一个部位，通过酒的味与热渗透，最大限度地发挥药的作用，以畅通人体空间，推动能量运行，达到激活细胞的目的，调整细胞物质与能量之间的转化，恢复人体正常的生理功能。

二、火灸的作用原理

火灸疗法的基本原理是调整人体空间能量潜力、浓度变化，创造空间新动力点，推动空间能量流动，并沿“公转”路线统一运行，从而改变人体物质积聚或不足（图 6-3）。

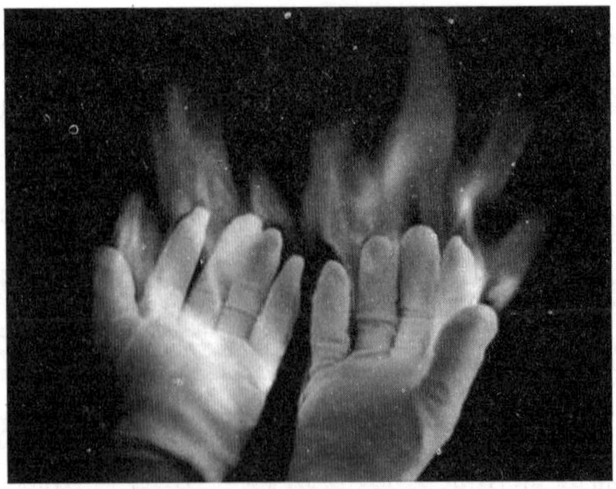

图 6–3　火灸

三、原则

“公转”畅通是火灸治疗疾病的总原则，为积聚的能量寻找出口：
肝病→肺→背部，治疗肝病可从背部入手。
肾病→肝→肺部，治疗肾病可从肺部入手。
脊背→肾→腹部，治疗脊椎病可从腹部入手。
头部→胸→大椎，治疗头部病症可从大椎入手。

四、火灸的操作部位及治疗作用

（一）火灸足部

能推动能量上行，增强人体原动力，促进静脉回流，减轻心脏负担，推动“公转”运行，是治疗全身疾病的重要部位之一（图 6-4）。

（二）火灸右肩胛

开通人体的背部通道，加速体内能量与外界的交换与更新，畅通人体上焦空间，有助于“公转”畅通，是治疗全身疾病的重要部位之一（图 6-5）。

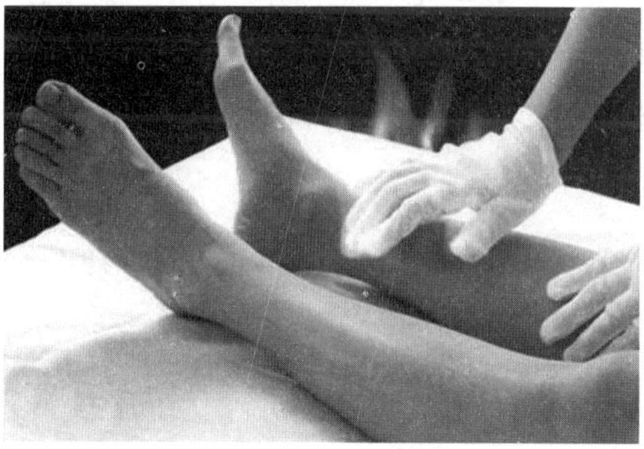
图 6–4　火灸足部

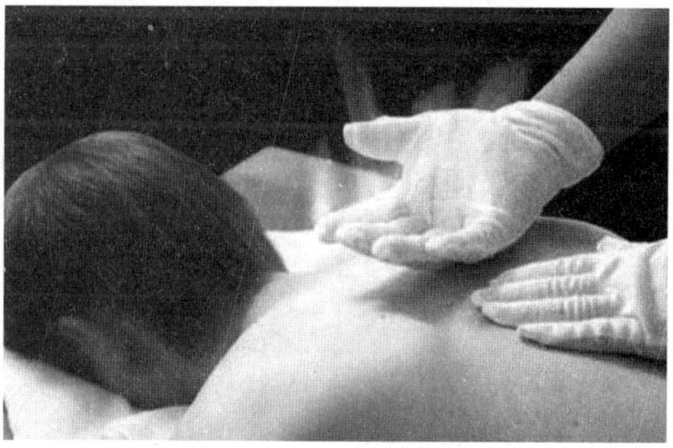
图 6–5　火灸右肩胛

（三）火灸尾闾

尾闾是任督二脉能量循环的交接口。火灸尾闾，能启动、增加人体的原动力，增强腹腔能量的推动力和撞击力，迅速恢复体力。同时，火灸尾闾，可以降低头部压力，疏散上焦特别是肺部的高能量，顺畅外焦空间，促进“金生水”的生理功能（图 6-6）。

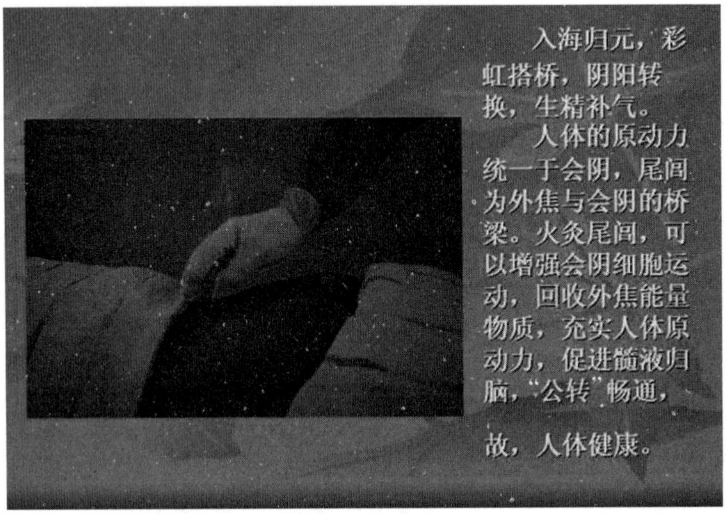

图 6–6　火灸尾闾

五、火灸的工具

（1）装药酒的容器（300 ~ 500 毫升）。

（2）药酒 500 毫升。药酒配方：杜仲 6g、地龙 5g、桑寄生 8g、丹参 6g、独活 6g、鸡血藤 7g、蜈蚣 3 条、白芍 5g、乌梢蛇 6g、木瓜 6g、当归 7g、红花 8g、三七 8g、生地 8g。以上药打成细粉，入 10 斤 60° 白酒中浸泡 20 天。

（3）红糖 50 克。

（4）毛巾。

（5）一盆温水。

（6）打火机。

（7）火灸手套。

六、注意事项

（1）妥善放置药酒，远离易燃物品，注意红糖加入量的控制。

（2）施术者的防护。操作时应专心致志，手眼并用，勿掉以轻心。首先，准备好毛巾，戴好施术手套，分别浸湿并挤掉多余的水分，将药酒燃烧的容器放在顺手的地方。其次，在施术过程中如感觉手指热得厉害，必须浸湿并挤掉多余的水分，继续操作。注意温度调节和安全。

（3）受术者的防护。首先，要消除对火灸的恐惧心理，积极正确对待火灸操作中的火和热的刺激。其次，操作过程中听到爆火声不要惊慌，用语言表达，不能用肢体的扭动来表达。

（4）火灸结束后，及时补充水分。

七、火灸的禁忌

严重的皮肤病患者、体力极度虚弱者及血压极高者禁用。

八、火灸后的反应

（1）火灸后皮肤可能会出现湿疹，说明体内湿热散发到皮肤。

（2）可能会出汗或发烧，是因为火灸加速人体“公转”运动，能量高速循环而导致的正常现象。

第七章　中医火疗

第一节　概　述

一、定义

火疗法是我国传统针灸医学的一个组成部分。现在我们所说的火疗是通过高于人体的温度或其他非机械刺激的作用，对机体进行扶正祛邪、平衡阴阳、防治疾病、保健康复的理疗方法。火疗是采用最古老的医术“熏蒸技术”与现代医学“透皮吸收技术”相结合形成的一种不经消化道，而是经皮肤直接吸收药液后，再经毛细血管把药液直接送达病灶的治疗技术。火疗是一种全新的中医理疗方法之一。该法运用灸疗的经络热效应原理，综合中医的贴敷法，即药

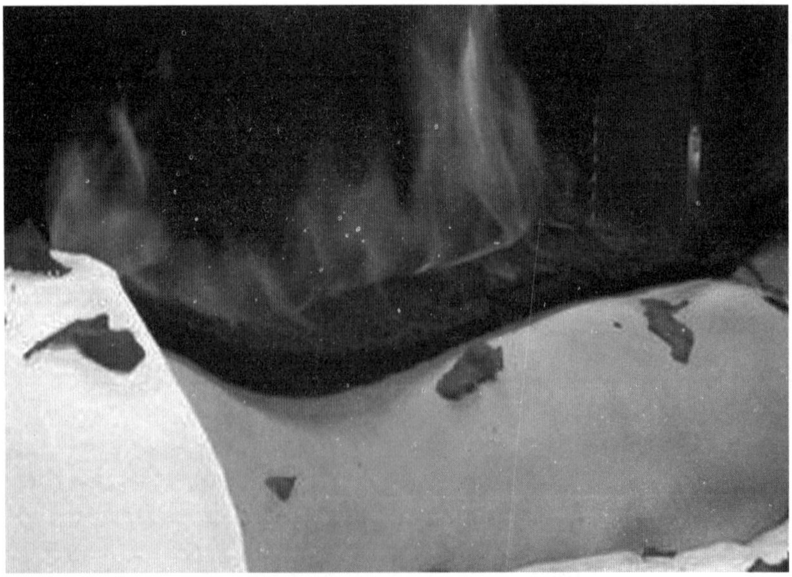

图 7–1　火疗图

气经过经络当中的穴位渗透于全身，达到保健、美容、减肥等作用。

据文献记载，火疗可追溯到春秋战国时期。1973 年湖南长沙马王堆三号汉墓出土的帛书《足臂十一脉灸经》《阴阳十一脉灸经》，即是已知最早的关于经脉的专著，也是首次记载火灸疗法的医学典籍。

二、治疗原理

经络火疗是一种灸疗的全新治疗方法，它不仅运用了灸疗的经络热效应的作用，又综合了贴敷法，即药物经过经络当中的穴位渗透于全身的原理。通过火疗，药液里的药物成分会通过皮肤的呼吸系统进入体内，从而达到改善局部血循环、疏通经络、调理阴阳平衡、扶正祛邪，激活人体各种组织细胞的免疫功能，以达到防病治病、强身健体、延年益寿的目的。

（1）调和阴阳。人体阴阳的偏盛偏衰是疾病发生发展的根本原因。运用火疗技术的补泻作用，泻其有余，补其不足，以达到调和阴阳的目的。

（2）温通经脉，驱散寒邪。《素问·调经论》云："喜温而寒，寒则泣而不流，温则消而去之。"火疗法通过逐渐加温，可使热力达到肌层，敷药后达到病灶，温气而行血。因此，火疗具有良好的温通经脉、散寒除湿的作用。

（3）行气活血，消瘀散结。气见热则行，见寒则凝，气温则血滑。火疗为温热刺激，可使气血协调，营卫和畅，行气活血，消瘀散结。

（4）温阳补差，补中益气。《灵枢·官能》云："上气不足，推而扬之。"火疗对气血运行能起到"推而扬之"的引导作用。如：温百会穴有补中益气、升阳举陷之功。

（5）回阳救逆。火疗法治疗疾病有回阳复脉之功。临床上，对阴寒内盛、阳气衰微的证候，用火疗术治疗，能达回阳救逆的功效。

（6）防病强身，延年益寿。人以阳气为本，得其所则体强而寿彰，失其所则体弱而寿夭。火疗能温阳，如温足三里、关元、大椎等穴位，能激发人体正气，提高抗病能力，起到保健养生、康复治病、延缓衰老之功效。

第二节　临床应用

一、火疗毛巾拧法

1. 三面干毛巾的拧法

毛巾对折泡入盆中，先将左右两边拧干，毛巾中间位置采用手掌兜水的方法将毛巾水分去掉一部分，再将上下两个边中的开口一边水分拧干，即成三面干毛巾。三面干毛巾一定要打开使用。

三面干毛巾应用部位：腹、背、胳膊、腿。

2. 四面干毛巾的拧法

毛巾对折泡入盆中，先将左右两边拧干，毛巾中间位置采用手掌兜水的方法将毛巾水分去掉一部分，再将上下两个边对折拧干，即成四面干毛巾，四面干毛巾一定不要打开使用。

四面干毛巾应用部位：头、眼、鼻、耳、手、脚、面。

3. 扑火毛巾的拧法

毛巾对折泡入盆中，对折拧干即可。

二、火疗应用部位

（一）头部火疗操作

（1）受术者端坐，将四面干毛巾盖于头部，并固定好；

（2）准备扑火毛巾、打火机、酒精；

（3）以百会穴为圆心，以百会穴到前发际线距离为半径，按照头部酒精喷洒图在头顶喷洒酒精；

（4）待受术者感觉有温热感时扑火即可。

头部火疗适应症：脑血栓、脑萎缩、脑供血不足、失眠、头痛、神经痛、神经衰弱、记忆力减退、脱发、秃头、白发、头部胀痛等症状。

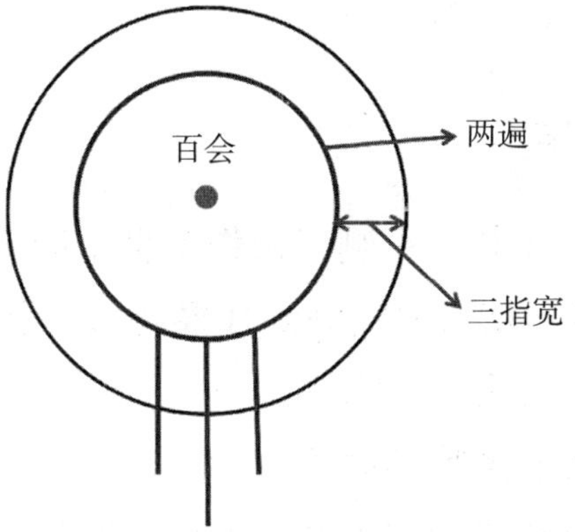

图 7-2　头部火疗酒精喷洒图

（二）眼睛、鼻子火疗操作

（1）受术者仰卧位，操作者坐于床头，先将纸巾打湿后，盖住眼，用四面干毛巾盖于面部，并勾勒出眼睛及鼻子的轮廓；

（2）准备扑火毛巾、打火机、酒精；

（3）按照眼睛、鼻子酒精喷洒图喷洒酒精；

（4）待受术者感觉有温热感时，用湿毛巾自上而下扑火。

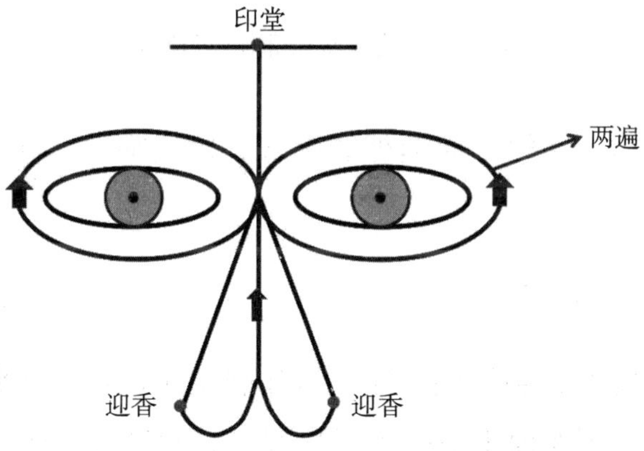

图 7-3　眼睛、鼻子火疗酒精喷洒图

眼睛、鼻子火疗适应症：眼部包括视物模糊、眼干、眼涩、迎风流泪、近视、远视、玻璃体浑浊等眼部疾病，鼻部包括鼻窦炎、过敏性鼻炎、鼻塞、流鼻涕。

（三）面部火疗操作

（1）受术者仰卧位，头转向一侧，操作者坐于床头，先将纸巾打湿后盖住眼、包住耳（耳后侧喷洒酒精时要喷洒到耳根处），用四面干毛巾盖于面部；

（2）准备扑火毛巾、打火机、酒精；

（3）按照面部酒精喷洒图喷洒酒精；

（4）待受术者感觉有热感时，用湿毛巾从后侧向前侧扑火。

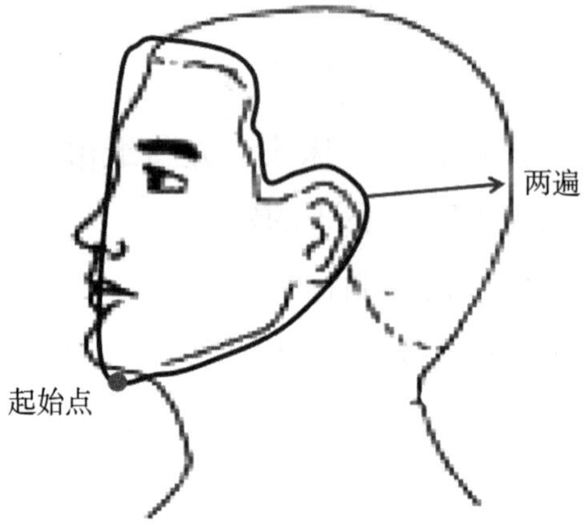

图 7–4　面部火疗酒精喷洒图

面部火疗适应症：面瘫、面部神经麻痹、口眼㖞斜、面部发紫、反应迟钝及各种面部疾病。

（四）耳部火疗操作

（1）受术者仰卧位，头转到一侧，操作者坐于床头，先将纸巾打湿后包住耳朵，漏出耳洞，再用四面干毛巾盖于耳部，并勾勒出耳部轮廓；

（2）准备扑火毛巾、打火机、酒精；

（3）按照耳部酒精喷洒图喷洒酒精（耳后侧喷洒酒精时要喷洒到耳根处）；

（4）待受术者感觉有热感时，用湿毛巾扑火。

耳部火疗适应症：耳聋、耳鸣、中耳炎、耳冻伤。

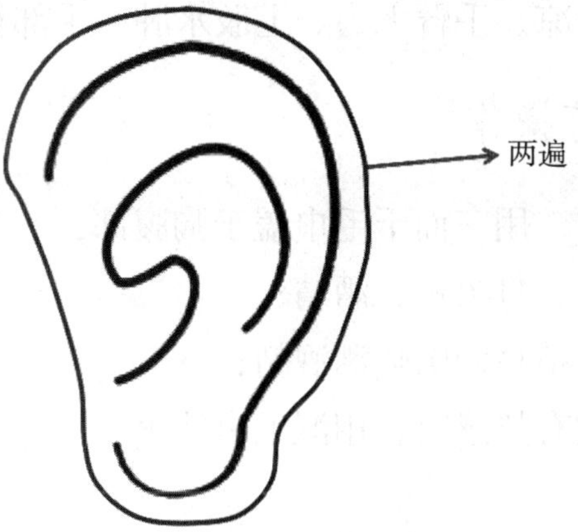

图 7–5　耳部火疗酒精喷洒图

（五）上肢部、手部火疗操作

（1）受术者端坐，上肢放于桌面上，宾客头部转向另一侧，用三面干毛巾盖于上肢部（单独火疗手部需要四面干毛巾）；

（2）准备扑火毛巾、打火机、酒精；

（3）按照上肢部、手部酒精喷洒图喷洒酒精（上肢部自上而下“画龙”，要喷洒到两侧）；

（4）待受术者感觉有温热感时，用湿毛巾扑火。

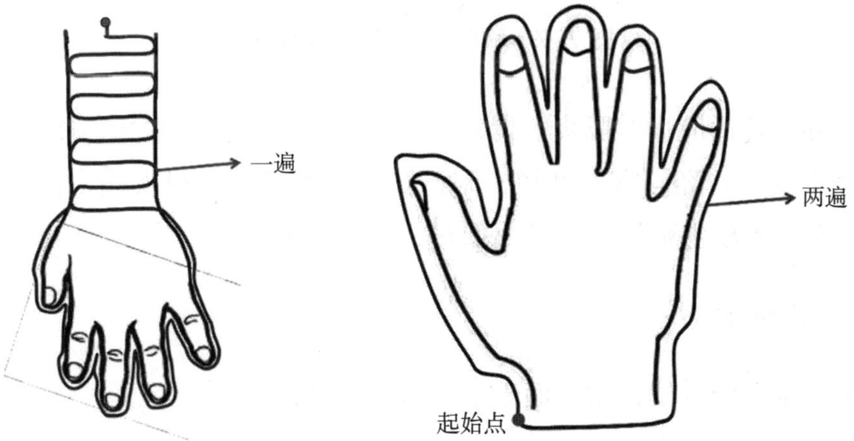

图 7–6　上肢部及手部火疗酒精喷洒图

上肢部、手部火疗适应症：胳膊包括受风、着凉、手臂无力、上肢浮肿、屈伸困难无力。手部包括麻木、手肿、萎缩、风湿、类风湿、屈伸困难无力、手指甲不长、冻疮、着凉、手臂无力、上肢水肿、手部祛寒。

（六）胸腹部火疗操作

（1）受术者仰卧位，用三面干毛巾盖于胸腹部；

（2）准备扑火毛巾、打火机、酒精；

（3）按照胸腹部酒精喷洒图喷洒酒精；

（4）待受术者感觉有热感时，用湿毛巾扑火。

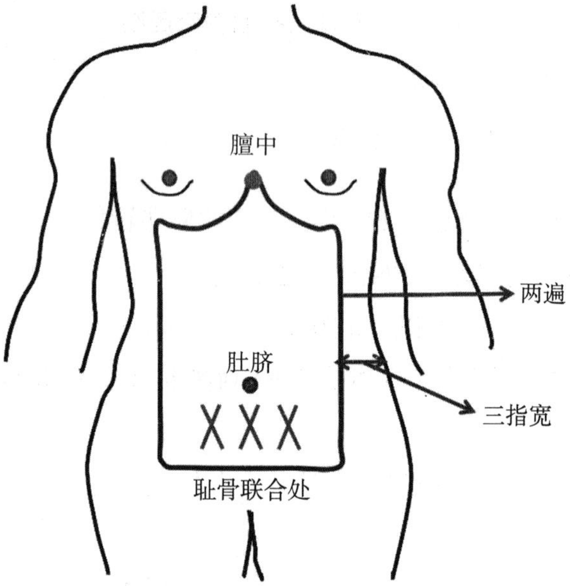

图 7–7　胸腹部火疗酒精喷洒图

胸腹部火疗适应症：肠炎、胃寒、腹胀、消化不良、呕吐、便秘等胃肠疾病，月经不调、痛经、宫颈糜烂、附件炎、宫颈炎等妇科疾病，阳痿、早泄、性冷淡等男性泌尿生殖疾病，长期低热，腹部减肥。

（七）背部火疗操作

（1）受术者俯卧位，用三面干毛巾盖于背部；

（2）准备扑火毛巾、打火机、酒精；

（3）按照背部火疗酒精喷洒图喷洒酒精（背部两个喷洒图各火疗一次称之为背部火疗一次，先火疗图一，后火疗图二）；

（4）待受术者感觉有热感时，用湿毛巾扑火。

背部火疗适应症：颈项强直、筋膜炎、腰背僵硬、浑身难受、腰椎间盘突出、腰椎管狭窄、肩周炎、肩酸痛、感冒、肾虚、腰肌劳损。

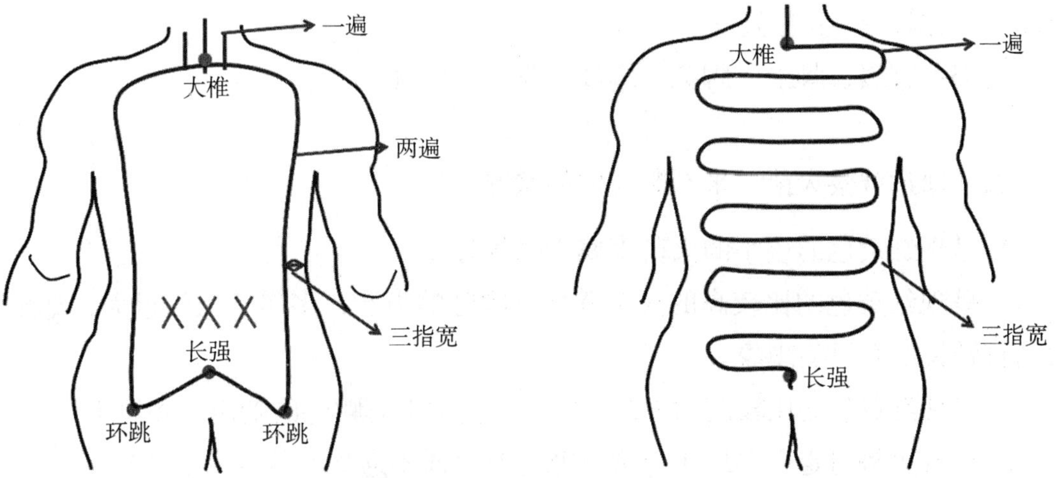

图 7–8　背部火疗酒精喷洒图一（左）、图二（右）

（八）下肢部、足部火疗操作

（1）根据需要，受术者俯卧位或仰卧位，用三面干毛巾盖于下肢部（单独火疗足部需要用四面干毛巾）；

（2）准备扑火毛巾、打火机、酒精；

（3）按照下肢部、足部火疗酒精喷洒图喷洒酒精（下肢部自上而下“画

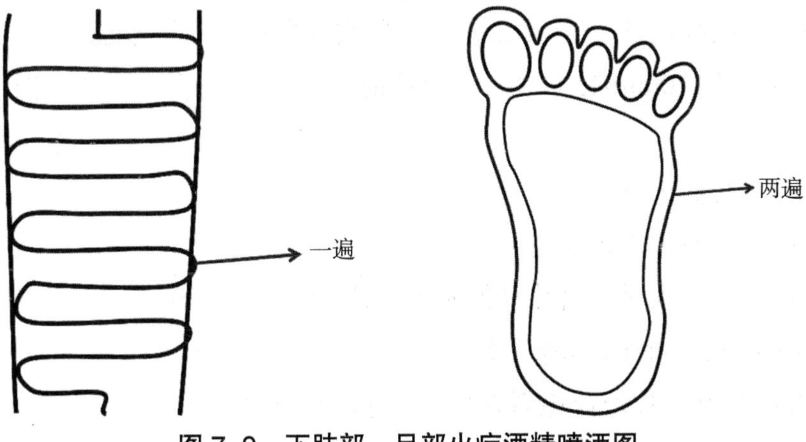

图 7–9　下肢部、足部火疗酒精喷洒图

龙”，要喷洒到两侧，起火时点下边）；

（4）待受术者感觉有热感时，用湿毛巾扑火。

下肢部、足部火疗适应症如下。

下肢部：风湿、类风湿、腿肿、腿胀、萎缩、麻痹、抽筋、经络不通、静脉曲张、脉管炎（变色）。

足部：脚裂、脚干、脚凉、脚汗、脚臭、脚气。

怎样通过观察火苗，来判断身体的状况呢？

1. 呈现红黄色的矮小的火苗多属于寒气过重。

2. 呈现红黄色的比较高的火苗并伴有呼呼的声音，多属于风气过大，如果火苗打转说明有风痛现象。

3. 呈现红黄色的比较高的火苗，并在火苗尖上有噼啪的响声，多属于风湿。

4. 呈现火势对走，多属于上火下寒、有气滞不通症状，为手足冰凉。

5. 呈现淡蓝色火苗比较高时，实属正常。

第三节　火疗的禁忌及注意事项

火疗的禁忌及注意事项有：

（1）阴天下雨不能做火疗。

（2）孕妇不能做火疗。

（3）女性月经期不能做火疗。

（4）癌症、精神恍惚、严重心脏病、严重糖尿病患者不能做火疗。

（5）高血压（170mmHg 以上）、肾功能不全及皮肤病（传染、创伤）患者不能做火疗。

（6）不能空腹做火疗。

（7）饭后 1 小时才能做火疗。

（8）火疗前后应大量喝温水（绝不允许吃冷饮或冷食）。

（9）火疗后 12 小时内不能洗澡。

（10）火疗结束后必须让患者在床上平躺 45 分钟。

（11）有内、外出血症状者不能做火疗。

（12）较大手术一年后方可做火疗。

（13）火疗前应取下患者身上所有的首饰和金属物。

（14）进行火疗时，身体各部位每次火疗需要 3 ～ 5 遍。

第八章　刮痧、拔罐

第一节　刮　痧

刮痧是在中医经络腧穴理论指导下，使用不同材质和形状的刮痧器械和介质，在体表进行相应的手法刮拭，以防治疾病的中医外治技术。刮痧技术具有疏通经络、改善血液循环、调整关节结构和功能等作用。常用于外感性疾病和骨关节疼痛性疾病等。

一、常用器具与介质

1. 器具

刮痧板，如玉石、水牛角、砭石等。

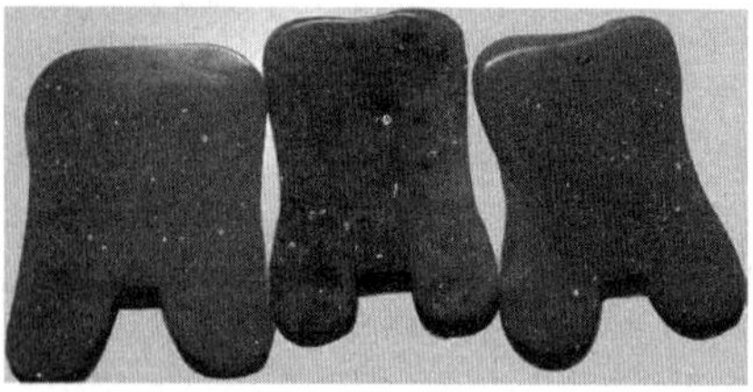
玉石

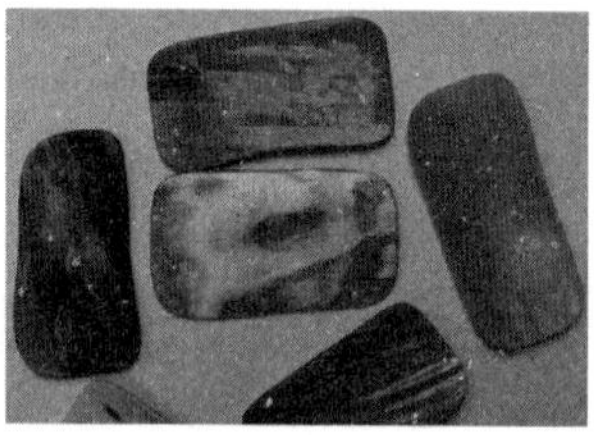
水牛角

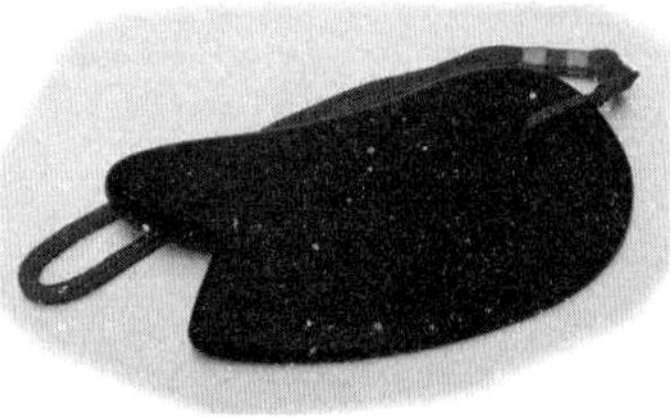
砭石

图 8–1　刮痧板

2. 介质

刮痧油、润肤乳、精油等。

二、握持及运板方法

单手握板，将刮痧板放置掌心，由拇指和食指、中指夹住刮痧板，无名指和小指紧贴刮痧板边角，从三个角度固定刮痧板（见图 8-2）。刮痧时利用指力和腕力调整刮痧板角度，使刮痧板与行走方向之间夹角约 45°，以肘关节为轴心，前臂做有规律的单方向移动。

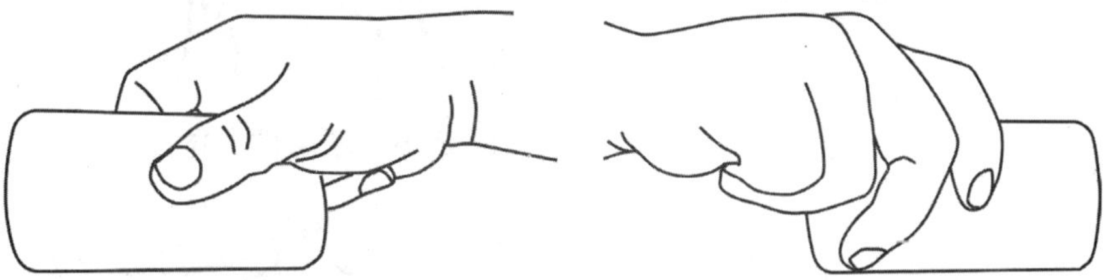

图 8–2　握板方法示意图

三、刮痧次序

选择刮痧部位顺序的总原则为先头面后手足，先背腰后胸腹，先上肢后下肢，逐步按顺序刮痧。全身刮痧者，顺序为：头、颈、肩、背腰、上肢、胸腹及下肢；局部刮痧者，如颈部刮痧顺序为头、颈、肩、上肢；肩部刮痧顺序为头、颈、肩上、肩前、肩后、上肢；背腰部刮痧顺序为背腰部正中、脊柱两侧、双下肢。

四、刮痧方向

总原则为由上向下、由内向外，单方向刮拭，尽可能拉长距离。头部一般采用梳头法，由前向后（见图 8-3）；面部一般由正中向两侧，下颌向外上刮拭（见图 8-4）；颈肩背部正中、两侧由上往下，肩上由内向外，肩前、肩外、肩后由上向下（见图 8-5）；胸部正中应由上向下，肋间则应由内向外（见图 8-6）；腹部则应由上向下，逐步由内向外扩展（见图 8-7）；四肢宜向远心端方向刮拭（见图 8-8、8-9）。

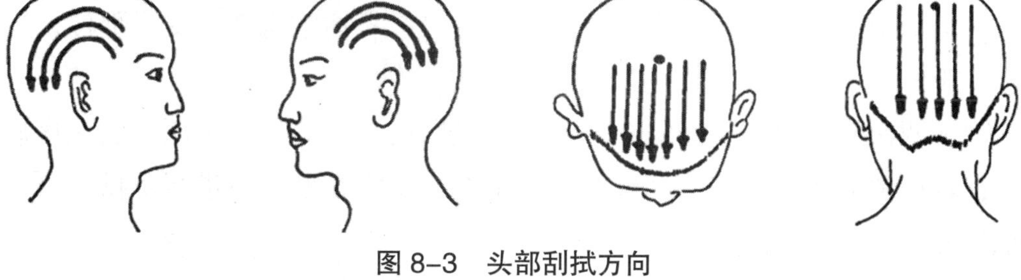

图 8–3　头部刮拭方向

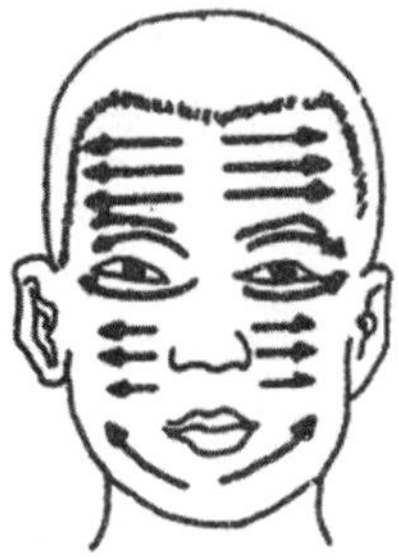

图 8-4　面部刮拭方向

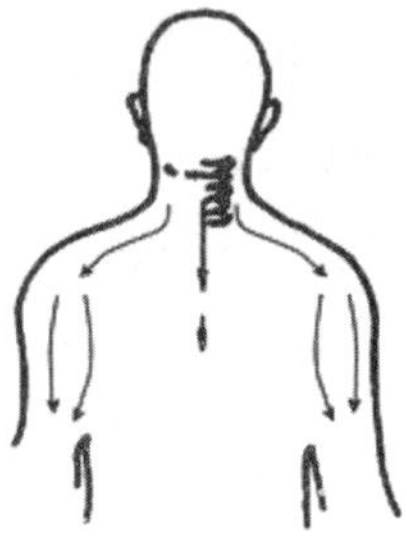

图 8-5　颈肩部刮拭方向

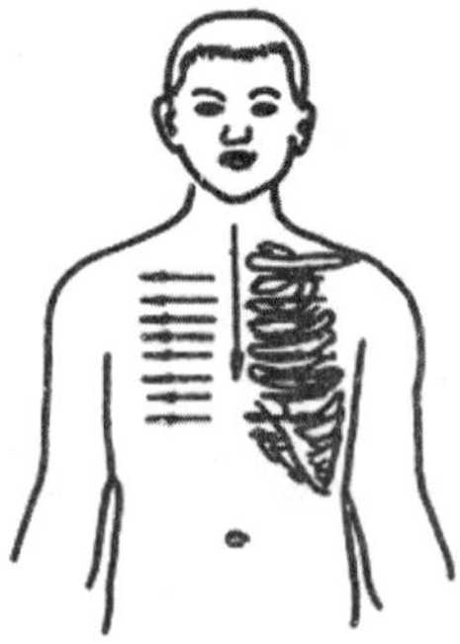

图 8-6　胸部刮拭方向

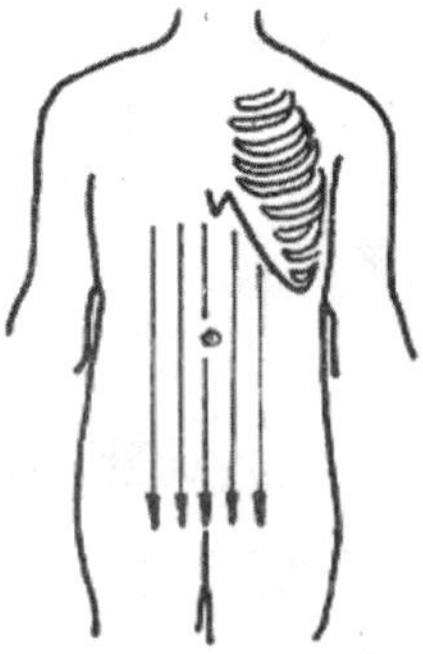

图 8-7　腹部刮拭方向

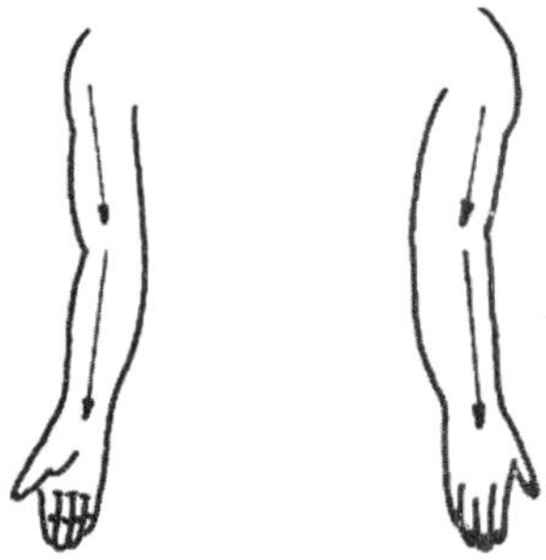

图 8-8　上肢刮拭方向

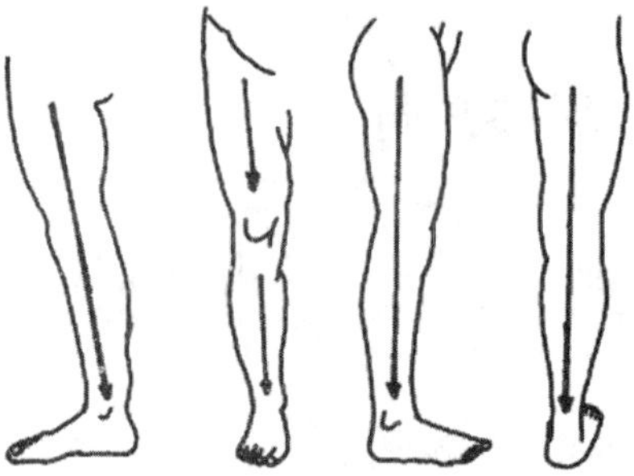

图 8-9　下肢刮拭方向

五、刮痧时间

刮痧的时间包括每次治疗时间、治疗间隔和疗程。

（1）每个部位一般刮拭 20 ～ 30 次，每位患者通常选 3 ～ 5 个部位；局部刮痧一般 5 ～ 10 分钟，全身刮痧宜 10 ～ 20 分钟。

（2）两次刮痧之间宜间隔 3 ～ 6 天，或以皮肤上痧退、手压皮肤无疼痛感为宜；若病情需要，或刮痧部位的痧斑未退，不宜在原部位进行刮拭，可另选其他相关部位进行刮痧。

（3）急性病疗程以痊愈为止，慢性疾病一般以 7 ～ 10 次为一疗程。

六、刮痧程度

刮痧的程度包括刮拭的力量强度和出痧程度。

（1）刮痧时用力要均匀，由轻到重，以患者能够承受为度。

（2）一般刮至皮肤出现潮红、紫红等颜色变化，或出现粟粒状、丘疹样斑点，或片状、条索状斑块等形态变化，并伴有局部热感或轻微疼痛。对一些不易出痧或出痧较少的患者，不可强求出痧。

七、刮痧手法

根据病情和刮痧部位的不同，刮痧操作的力量大小、速度快慢、刮拭方向、刮痧板边角接触的部位以及刮痧配合手法应有所不同。刮痧手法分类如下：

（一）按力量大小分类

1. 轻刮法

刮痧时刮痧板接触皮肤下压刮拭的力量小，被刮者无疼痛及其他不适感觉。轻刮后皮肤仅出现微红，无瘀斑。此法宜用于老年体弱者、疼痛敏感部位以及辨证属于虚证的患者。

2. 重刮法

刮痧时刮痧板接触皮肤下压刮拭的力量较大，以患者能承受为度。此法宜用于腰背部脊柱两侧、下肢软组织较丰富处、青壮年体质较强者以及辨证属于实证、热证、痛症患者。

（二）按移动速度分类

1. 快刮法

刮拭的频率在每分钟 30 次以上。此法宜用于体质强壮者，主要用于刮拭背部、四肢，以及辨证属于急性、外感病证的患者。

2. 慢刮法

刮拭的频率在每分钟 30 次以内。此法宜用于体质虚弱者，主要用于刮拭头面部、胸部、腹部、下肢内侧等部位，以及辨证属于内科、体虚的慢性病患者。

3. 颤刮法

用刮痧板的边角向下按压，并做快速有节奏的颤动，每分钟100次以上，或在颤动时逐渐移动刮痧板。此法宜用于痉挛性疼痛的病证，如胁痛、小腹痛和小腿抽筋等。

（三）按刮拭方向分类

1. 直线刮法

又称直板刮法。用刮痧板在人体体表进行有一定长度的直线刮拭。此法宜用于身体比较平坦的部位，如背部、胸腹部、四肢部位。

2. 弧线刮法

刮拭方向呈弧线形，刮拭后体表出现弧线形的痧痕，操作时刮痧方向多循肌肉走行或根据骨骼结构特点而定。此法宜用于胸背部肋间隙、肩关节和膝关节周围等部位。

3. 逆刮法

从远心端向近心端方向刮拭。宜用于下肢静脉曲张、下肢浮肿患者或按常规方向刮痧效果不理想的部位。

（四）按刮痧板接触体表方式分类

1. 摩擦法

将刮痧板与皮肤直接紧贴，或隔衣布进行有规律的旋转移动，或直线式往返移动，使皮肤产生热感。此法宜用于麻木、发凉或绵绵隐痛的部位，如肩胛内侧、腰部和腹部；也可用于刮痧前，使患者放松。

2. 梳刮法

使用刮痧板或刮痧梳从前额发际处及双侧太阳穴处向后发际处做有规律的单方向刮拭，如梳头状。此法宜用于头痛、头晕、疲劳、失眠和精神紧张等病症。

3. 点压法（点穴法）

用刮痧板的边角直接点压穴位，力量逐渐加重，以患者能承受为度，保持数秒后快速抬起，重复操作5 ~ 10次。此法宜用于肌肉丰满处的穴位，或刮痧力量不能深达，或不宜直接刮拭的骨骼关节凹陷部位，如环跳、委中、犊鼻、水沟和背部脊柱棘突之间等。

4. 按揉法

刮痧板在穴位处做点压按揉，点压后做往返或顺逆旋转。操作时刮痧板应紧贴皮肤不滑动，每分钟按揉 50 ～ 100 次。此法宜用于太阳、曲池、足三里、内关、太冲、涌泉、三阴交等穴位。

5. 角刮法

使用角形刮痧板或让刮痧板的棱角接触皮肤，与体表呈 45° 角，自上而下或由里向外刮拭。此法宜用于四肢关节、脊柱两侧、骨骼之间和肩关节周围，如风池、内关、合谷、中府等穴位。

6. 边刮法

用刮痧板的长条棱边进行刮拭。此法宜用于面积较大部位，如腹部、背部和下肢等。

八、刮痧的禁忌症

（1）严重心脑血管疾病、肝肾功能不全、全身浮肿等。

（2）有出血倾向的疾病，如严重贫血、血小板减少性紫癜、白血病、血友病、再生障碍性贫血等。

（3）感染性疾病，如急性骨髓炎、结核性关节炎、传染性皮肤病、皮肤疖肿包块等。

（4）急性扭挫伤、局部出现肿胀者。

（5）刮痧不配合者，如醉酒、精神分裂症、抽搐等。

（6）孕妇的腹部、腰骶部。

（7）体表有疖肿、破溃、疮痈、痣、斑疹和不明原因包块处禁刮。

（8）接触性皮肤传染病忌用或严格消毒后方可。

（9）过度饥饱、过度疲劳、醉酒者不可当时重力大面积刮痧，特殊情况下可用轻手法或点按刮拭。

九、刮痧适应症提示

（1）痧症。多发于夏秋两季，微热形寒，头昏、恶心、呕吐，胸腹或胀或痛，甚则上吐下泻，多起病突然。取背部脊柱两侧自上而下刮治，如头昏可加用眉心、太阳穴。

（2）中暑。取脊柱两旁自上而下轻轻顺刮，颈部痧筋（颈项双侧）刮治，逐渐加重。

（3）湿温初起（见感冒、厌食、倦怠、低热等症）。取背部自上而下顺刮，并配用苎麻蘸油在腘窝、后颈、肘窝部擦刮。

（4）感冒。取生姜、葱白各10克，切碎和匀布包，蘸热酒先刮擦前额、太阳穴，然后刮背部脊柱两侧，如有呕恶者加刮胸部。

（5）发热咳嗽。取颈部向下至第四腰椎处顺刮，同时刮治肘部、曲池穴，如咳嗽明显，再刮治胸部。

（6）风热喉痛。取第七颈椎至第七胸椎两旁（蘸盐水）刮治，并配用拧提颈部前两侧肌肉（胸锁乳突肌）约50次。

（7）呕吐。取脊柱两旁自上而下至腰部顺刮。

（8）伤食所致呕吐腹泻。取脊椎两侧顺刮，如胸闷、腹胀剧痛，可在胸腹部刮治。

（9）头昏脑胀。取颈背部顺刮，配合刮治或按揉太阳穴等。

（10）小腿痉挛疼痛。取脊椎两旁（第五胸椎至第七腰椎）刮治，同时配合刮治腘窝。

（11）汗出不畅。取背部、胸部顺刮，如手脚出汗不畅者，可在肘部、腘窝处刮治。

第二节　拔罐技术

拔罐技术是以罐为工具，利用燃烧、抽吸、蒸汽等方法造成罐内负压，使罐吸附于腧穴或相应体表部位，使局部皮肤充血或瘀血，以达到防治疾病的外治方法（图8-10）。古称“角法”，又称“吸筒法”。

一、常用器具及基本操作方法

（一）常用器具

常用器具有玻璃罐、竹罐、陶罐和抽气罐等。

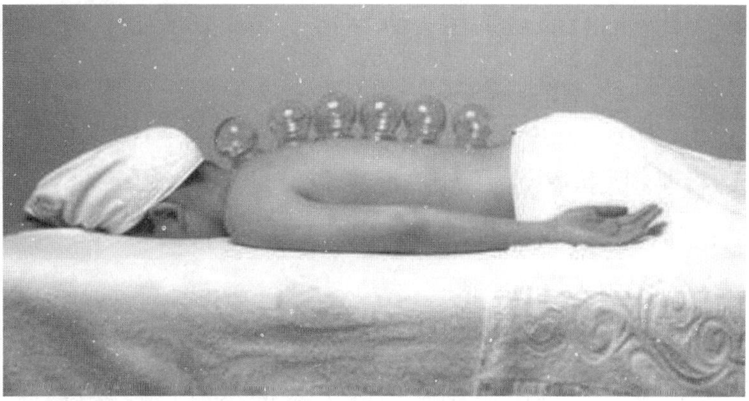

图 8–10　拔罐

（二）拔罐的方法

1. 火罐法（图 8-11）

（1）闪火法。以持针器或血管钳夹住 95% 的乙醇棉球，一手持点火工具，一手持罐，罐口朝下，点燃后迅速将火深入罐内旋转一周退出，迅速将罐扣在选定部位。

特别提示：嘱患者保持体位相对固定；保证罐口光滑无破损；拔罐时要防止点燃后乙醇下滴烫伤皮肤；点燃乙醇棉球后，切勿较长时间停留于罐口及罐内，以免将火罐烧热烫伤皮肤。

（2）投火法。用乙醇棉球或纸片，点燃后投入罐内，迅速将火罐吸拔在选定部位。

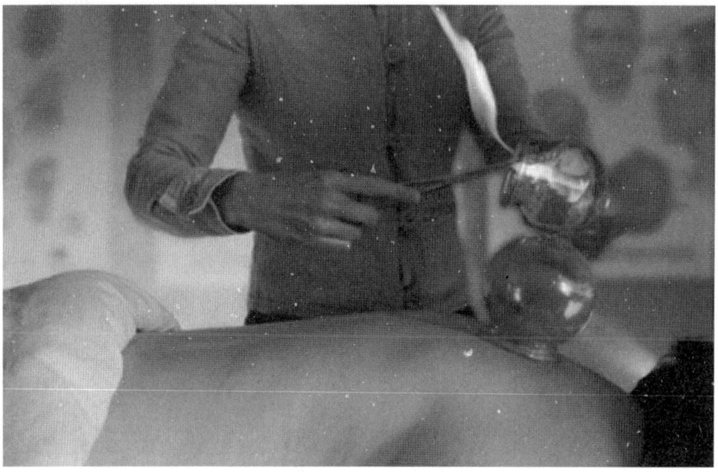

图 8–11　火罐法

特别提示：因罐内有燃烧物质，火球落下易烫伤皮肤，故只适宜身体侧面横拔。

（3）贴棉法。用 1 ~ 2 厘米大小乙醇棉片，贴在罐内壁的中下段或罐底，点燃后，将火罐迅速吸拔在选定部位上。

特别提示：棉花浸乙醇不宜过多，以免烫伤皮肤。

2. 煮罐法

此法（图 8-12）一般使用竹罐，将竹罐倒置在沸水或药液中，煮沸 1 ~ 2 分钟，用镊子夹住罐底，提出后用毛巾吸去表面水分，趁热按在皮肤上。所用药液，可根据病情决定。

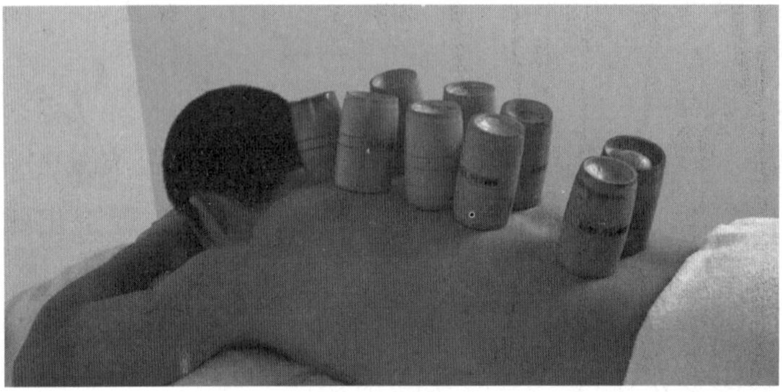

图 8–12　煮罐法

3. 抽气罐法

用抽气罐置于选定部位上（图 8-13），抽出空气，使其产生负压而被吸着于体表。

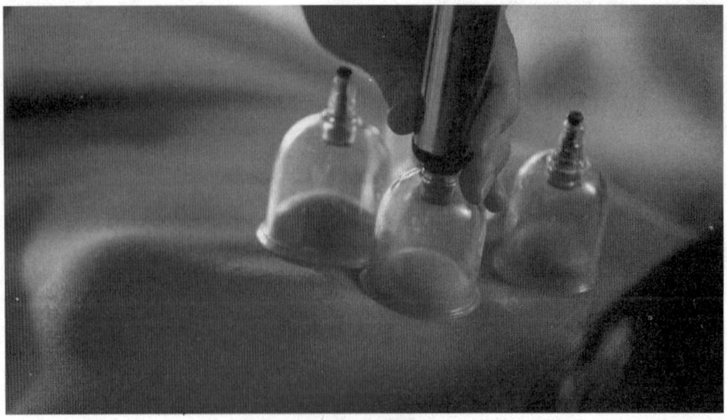

图 8–13　抽气罐法

（三）拔罐法的操作

1. 留罐

又称“坐罐”，即拔罐后将火罐吸拔留置于施术部位 10 ~ 15 分钟，然后将罐起下。

适应症：此法适用于临床大部分病症，是最常用的拔罐法。

特别提示：儿童拔罐力量不宜过大，时间不宜过长；在肌肉薄弱处拔罐或吸拔力较强时，则留罐时间不宜过长。

2. 走罐

又称“推罐”，先在罐口或吸拔部位涂上一层润滑剂，将罐吸拔于皮肤上，再以手握住罐底，稍倾斜罐体，向前后推拉，或做环形旋转运动，如此反复数次，至皮肤潮红、深红或起痧点为止。

适应症：急性热病或深部组织气血瘀滞之疼痛、外感风寒、神经痛、风湿痹痛及较大范围疼痛等。

特别提示：选用口径较大、罐壁较厚且光滑的玻璃罐；施术部位应面积宽大、肌肉丰厚，如胸背、腰部、腹部、大腿等。

3. 闪罐

以闪火法或抽气法使罐吸附于皮肤后，又立即取下，如此反复操作，直至皮肤潮红发热，以皮肤潮红、充血或瘀血为度。

适应症：感冒、皮肤麻木、面部病症、中风后遗症或虚弱病证。

特别提示：操作手法纯熟，动作轻、快、准；至少选择 3 个口径相同的火罐轮换使用，以免罐口烧热烫伤皮肤。

（四）起罐方法

起罐时，右手拇指或食指在罐口旁边轻轻按压，使空气进入罐内，顺势将罐取下，不可硬行上提或旋转提拔。

（五）拔罐的禁忌症

（1）全身抽搐、痉挛者禁用。

（2）肌肉瘦削或露骨不平及毛发多之处。

（3）有出血倾向的疾病，如血友病、血小板减少性紫癜、白血病等。

（4）中度或重度心脏病、心力衰竭者。

（5）全身重度水肿者（急性肾炎等）。

（6）孕妇腰骶部及腹部。

（7）皮肤高度过敏者；各种皮肤病及溃疡；施术部位皮肤破损溃烂者。

（8）外伤骨折者。

（9）较重的静脉曲张、癌症晚期、恶病质等。

第九章　敷熨熏浴类技术

第一节　穴位敷贴技术

穴位敷贴法是指在一定的穴位上敷贴药物，通过药物和穴位的共同作用以治疗疾病的一种外治方法（图 9-1）。其中某些带有刺激性的药物敷贴穴位可以引起局部发泡化脓形成“灸疮”，又称为“天灸”或“自灸”，现代也称“发泡疗法”。将药物放在脐部，使用胶布或纱布覆盖固定的方法，称为“敷脐疗法”（图 9-2）。

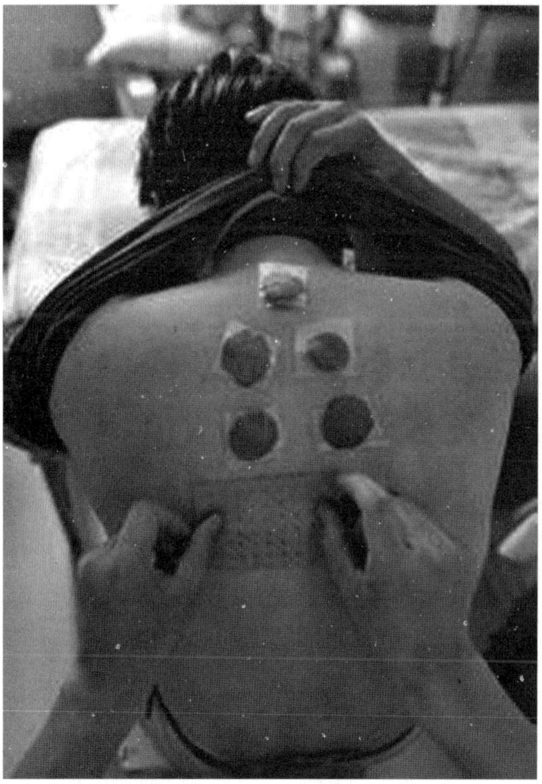

图 9–1　穴位敷贴疗法图

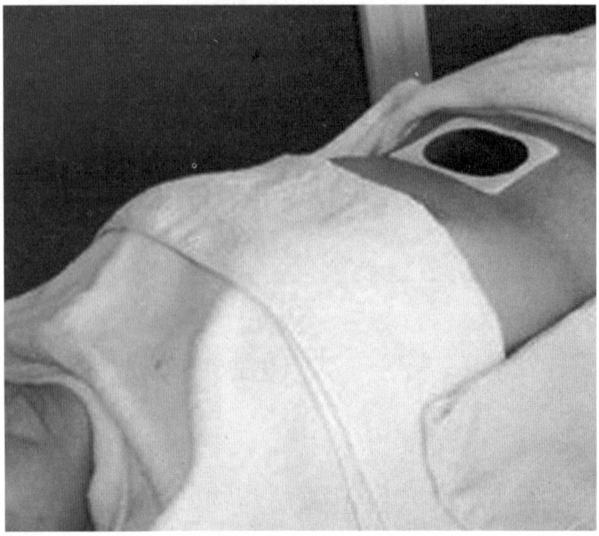

图 9-2　敷脐疗法图

穴位敷贴法是一种古老的中医外治法，早在《五十二病方》中就有“蚖……以蓟印其中颠”的记载，即用芥子泥敷贴于百会穴，使局部皮肤发红，治疗毒蛇咬伤。《灵枢·经筋》记载：“足阳明之筋……颊筋有寒，则急，引颊移口，有热则筋弛纵，缓不胜收，故僻。治之以马膏，膏其急者，以白酒和桂，以涂其缓者……”这是利用膏剂在患处敷贴进行治疗的早期记载。晋唐时期，穴位敷贴疗法已广泛地应用于临床。晋葛洪的《肘后备急方》中记载“治疟疾寒多热少，或但寒不热，临发时，以醋和附子末涂背上”，并收录了大量的外用膏药，如续断膏、丹参膏、雄黄膏、五毒神膏等，注明了具体的制用方法。唐孙思邈在《孙真人海上方》中记载：“小儿夜哭最堪怜，彻夜无眠苦通煎，朱甲末儿脐上贴，悄悄清清自然安”；在《千金要方》中，提出了“小儿虽无病，早起常以膏摩囟上及手足心，甚辟风寒”的未病先防的思想。宋明时期，中药外治法不断改进和创新，极大地丰富了穴位敷贴疗法的内容。宋代《太平圣惠方》中记载：“治疗腰腿脚风痹冷痛有风，川乌头三个去皮脐，为散，涂帛贴，须臾即止。”《圣济总录》中指出，“膏取其膏润，以祛邪毒，凡皮肤蕴蓄之气，膏能消之，又能摩之也”，初步探讨了膏能消除“皮肤蕴蓄之气”的中药敷贴治病的机理。其他如《普济方》《本草纲目》等著作中都收载了大量的敷贴方药，许多至今仍在沿用。清代是穴位敷贴疗法较为成熟的阶段，出现了不少中药外治的专著，其中以《理瀹骈文》《医宗金鉴》《急救广生集》最为著名。《理瀹骈文》是“外治之宗”吴师机结合自己的临床经验，对外治法进行系统的整理和理论探索的专著，依据中医基本理论，对内病外治的作用机理、制方遣药、具体运用等方面，做了较详细的论述。每病治疗都以膏药敷贴为主，选择性地配以点、敷、熨、洗、搐、擦等多种外治法，将穴位敷贴疗法治疗疾病的范围推及内、外、妇、儿、皮肤、五官等科，提出了“以膏统治百病”的论断。发展到今天，穴位敷贴疗法以其适应证广、安全、有效、简便等特点在临床上被广泛使用。

一、作用原理

（一）穴位的刺激与调节作用

吴师机在《理瀹骈文》中提出外治部位“当分十二经”，认为外治时所选取的经络穴位“与针灸之取穴同一理”。通过在一定穴位上施以敷贴疗法，可以刺激和作用于体表腧穴及相应皮部，通过经络的传导和调整，纠正脏腑阴阳的偏盛或偏衰，“以通郁闭之气……以散瘀结之肿”，改善经络气血的运行，从而对脏腑功能产生良好的治疗和调整作用。其中，神阙处于任脉之上，有“通百脉”的特点，与全身经络、五脏六腑关系密切，是敷脐疗法的应用部位，常常药、灸并用。

（二）药效作用

外敷的药物可经透皮吸收，敷贴时局部“气闭藏而不泄”，有利于局部血液循环加快，皮温升高，加之敷贴方中多用的芳香类药物具有较强的穿透性和走窜性，都有利于药物被吸收。清人徐大椿曾说：“汤药不足尽病……用膏药贴之，闭塞其气，使药性从毛孔而入其腠理，通经活络，或提而出之，或攻而散之，较服药尤为有力。”经皮肤吸收的药物不经过消化道，也极少通过肝脏代谢，避免了肝脏及消化道内的各种消化酶对药物成分的分解破坏，从而使药物保持更多的有效成分，在体内更好地发挥治疗作用；另一方面也避免了因药物对胃肠的刺激而产生的一些不良反应。

因此穴位敷贴法既有穴位刺激作用，又通过皮肤组织对药物有效成分的吸收发挥较强的药理效应，具有双重治疗作用，在临床中可以弥补药物内治的不足。除极少有毒药物外，穴位敷贴法一般无危险性和毒副作用，是一种较安全、简便易行的疗法。对于衰老稚弱、病药格拒、药入即吐者尤宜。

二、基本操作方法

（一）常用药物选择

临床有效的方剂，均可以熬膏或者研末作为穴位敷贴用药防治相应疾病。但与内服药物相比，穴位敷贴用药时还常选择性使用以下药物：

（1）通经走窜、开窍活络类药物。如冰片、麝香、丁香、薄荷、细辛、白芷等。此类药物芳香通络，能够率群药开结行滞，直达病所。但此类药物易耗伤人体气血，不宜过量使用。

（2）刺激发泡类药物。如白芥子、斑蝥、毛茛、蒜泥、生姜、甘遂等。此类药物对皮肤具有一定的刺激作用，可使局部皮肤充血、起泡，能够较好地发挥刺激腧穴的作用，起到拔病外出的效果。但使用时需密切观察使用者的皮肤情况。

（3）气味俱厚类药物。如生半夏、附子、川乌、草乌、巴豆、生南星等。此类药物气味俱厚，药力峻猛，甚至力猛有毒。这类药物在临床应用时，应注意掌握用量及敷贴时间，不宜用量过大，敷贴时间也不宜过长。

（4）现代透皮剂。透皮剂是近年来新兴的一种制剂，可增加皮肤通透性，促进药物透皮吸收，增强敷贴药物的作用。目前临床常用的透皮剂为氮酮，为无色至微黄透明油状液体，性质稳定、无毒、无味、无刺激性，促透效率较高，是理想的促透剂之一。

（二）赋形剂的选择

赋形剂不但能够帮助药物的附着，还能促进药物的渗透吸收。因此，赋形剂选用适当与否，直接关系到穴位敷贴保健和治疗的效果。现代穴位敷贴中常用赋形剂有水、盐水、酒、醋、生姜汁、蒜泥、蜂蜜、鸡蛋清、凡士林等。

水。可将药粉调为散剂、糊剂、饼剂等，既能使敷贴的药物保持一定的湿度，又有利于药物附着和渗透。

盐水。性味咸寒，能软坚散结、清热、凉血、解毒、防腐，并能矫味。

酒。性大热、味甘、辛，能活血通络，祛风散寒，行药势，矫味矫臭。用酒调和敷贴药，则可起到行气、通络、消肿、止痛等作用，促使药物更好地渗透吸收以发挥作用。通常使用的酒类为黄酒和白酒。

醋。性味酸苦、温，具有引药入肝、理气止血、行水消肿、解毒、散瘀止痛、矫味矫臭作用。用醋调和敷贴药，可起解毒、化瘀、敛疮等作用。

生姜汁。性味辛、温，升腾发散而走表，能发表，散寒，温中，止呕，开痰，解毒。

蒜汁。性温味辛，能行滞气，暖脾胃，消癥积，解毒，杀虫。

蜂蜜。性凉味甘，具有促进药物吸收的作用，有“天然吸收剂”之称，不易蒸发，能使药物保持一定湿度，对皮肤无刺激性，具有缓急止痛、解毒化瘀、收敛生肌之功效。

鸡蛋清。能清热解毒，含蛋白质和凝胶，能增强药物的黏附性，可使药物释放加快，但容易干缩和变质。

凡士林。医用凡士林，呈半透明状，主要用于医药上配制各种软膏的基质，还可用于皮肤保护。凡士林黏稠度适宜，穿透性较好，能促进药物的渗透，可与药粉调和为软膏外敷。

麻油或植物油。麻油调和敷贴药，能增强药物的黏附性，可润肤生肌。

（三）剂型的选择

目前临床常见的穴位敷贴剂型有散剂、糊剂、饼剂、丸剂、锭剂、软膏剂、硬膏剂、橡胶膏剂、涂膜剂、药袋、磁片等。

散剂。将药物研为极细粉末，过 80 ~ 100 目筛，混合均匀后用水或其他赋形剂调和成团，根据具体需要，涂在不同大小的胶布面上，直接敷贴于穴位上。此剂型制作简便，可根据病情变化随时增减药味和药量，储存方便，临床应用较广泛。

糊剂。将粉碎过筛的药末，加入酒、醋、姜汁、鸡蛋清、水等赋形剂调为糊状，敷贴于穴位上，外用纱布、胶布固定。糊剂可使药物缓慢释放，延长药物作用的时间，缓和药物毒性。

饼剂。将药物粉碎研细过筛后，加入适量面粉等黏合剂搅拌均匀，压制成小饼状，可入笼蒸熟，并敷贴于穴位上。有些药物本身具有黏稠性，也可直接捣成饼状敷贴。使用量应根据疾病轻重和穴位的部位而定。

丸剂。将药物粉碎过细筛后，拌和适当的黏糊剂制成，便于应用。

锭剂。将药物研碎过筛后，加水或面糊等赋形剂适量，制成锭形后晾干，临床使用时加水或醋磨糊，涂敷于穴位上。可减少配制过程的麻烦，方便储存，适应于慢性疾病的保健。

软膏剂。将药物粉碎过细筛或经提取浓缩后的浸膏，加入适宜的基质调匀并熬成膏状，使用时摊贴于穴位上。这种剂型渗透性较强，药物释放得慢，具有黏着性和扩展性。

硬膏剂。将药物放入麻油或豆油内浸泡 1 ~ 2 日，放锅内加热、炸枯后过滤，药油再熬至滴水成珠时，加入铅丹或广丹，摊涂于厚纸、布等材料中央做成固体膏剂。使用时加热后贴于穴位。本剂型作用持久，保存和使用方便。

橡胶膏剂。是以橡胶为基质的含药硬膏剂，黏着力好，成品稳定性高，使用方便。但制备工艺较复杂，成本也较高。

涂膜剂。利用现代工艺以高分子聚合物为成膜材料制成的含药涂膜剂，使用时涂于皮肤特定穴位上。

药袋。将应用药物粉碎过细筛后放入布袋，混以水、醋、酒或其他赋形剂，放笼上蒸热后，趁热放于敷贴穴位上，冷后更换。

磁片。将磁片制成不同大小，面积应根据保健目的和穴位的部位而定，使用时，根据需要敷贴于相应穴位。

（四）穴位选择

穴位敷贴的穴位选择与针灸技术基本一致，是以脏腑经络学说为基础，根据不同需求和病证、穴位的特性，合理选取相关穴位，组成处方进行应用。实际操作时，可单选，亦可合选，需要灵活掌握，力求少而精。

（1）局部取穴。采用临近病变器官、组织局部的穴位。如咳嗽、咽炎选择天突、大椎；膝关节骨性关节炎选用膝眼；背痛患者可在结节的阳性反应点（阿是穴）进行取穴。

（2）循经远取。根据中医经络循行线路选取远离病变部位的穴位，如牙痛选用合谷等。

（3）经验选穴。根据经验选取穴位，如吴茱萸敷贴涌泉穴调理小儿流涎；威灵仙敷贴身柱穴调治百日咳等。

（五）敷贴方法

（1）体位选择。应用穴位敷贴进行保健时，应根据所选穴位，采取适当体位，使药物能敷贴稳妥。

（2）局部准备。敷贴部位（穴位）要按照常规消毒。因为皮肤受药物刺激会产生发红、水疱和破损，被污染后容易发生感染。因此，贴药前定准穴位后，通常用温水将局部洗净，或用 75% 乙醇行局部消毒，然后敷药。

（3）敷贴药物的固定。为了保证药物疗效的发挥，对于所敷之药，无论是糊剂、膏剂或捣烂的鲜品，均应将其很好地固定，以防止药物移动或脱落。固定方法一般可直接用胶布固定，也可先将纱布或油纸覆盖其上，再用胶布固定。

（六）敷贴时间

敷贴时间依据选用的药物、体质情况而定，以敷贴者能够耐受为度。发疱类敷贴药物通常为 6 ~ 12 小时，对于老年、小儿、体质偏虚者敷贴时间可以适当缩短。敷贴期间出现皮肤过敏，或难以耐受的瘙痒、疼痛感觉者，应该立即终止敷贴。

（七）敷贴注意事项

（1）敷贴期间禁食生冷、海鲜、辛辣刺激性食物。

（2）敷贴药物后注意局部防水。

（3）凡用溶剂调敷药物时，需随调配随敷用，以防蒸发。

（4）若用膏药贴敷，在温化膏药时，应掌握好温度，以免烫伤。

（5）对刺激性强、毒性大的药物，贴敷穴位不宜过多，贴敷面积不宜过大，贴敷时间不宜过长，以免发泡过大或发生药物中毒。

（6）对久病体弱消瘦以及有严重心脏病、肝脏病等的患者，使用药量不宜过大，贴敷时间不宜过久，并在贴敷期间注意病情变化和有无不良反应。

（7）孕妇、幼儿，应避免贴敷刺激性强、毒性大的药物。

（8）对胶布过敏者，可选用低过敏胶带或用绷带固定敷贴药物。

三、穴位敷贴法的适应症

穴位敷贴法适应范围相当广泛，既可防病保健，也可治疗疾病；既可治疗外感表证，也可治疗各种内脏病；既可治疗慢性病，也可治疗急性病证。其适应证涵盖内、外、妇、儿及伤科疾病，如感冒、咳嗽、哮喘、自汗、盗汗、胸痹、不寐、胃脘痛、泄泻、呕吐、便秘、食积、黄疸、胁痛、头痛、眩晕、口眼㖞斜、消渴、遗精、阳痿、月经不调、痛经、子宫脱垂、乳痈、乳核、疮疡肿毒、喉痹、牙痛、口疮、疟疾、关节肿痛、跌打损伤、小儿夜啼、厌食、遗尿、流涎等。

四、穴位敷贴的禁忌症

（1）敷贴局部皮肤有创伤、溃疡、感染或有较严重的皮肤病者，应禁止敷贴。

（2）颜面五官部位慎用敷贴，不宜用刺激性太强的药物进行发疱，避免发疱遗留瘢痕，影响容貌。

（3）孕妇腹部、腰骶部以及某些可促进子宫收缩的穴位，如合谷、三阴交等，应禁止敷贴；有些药物如麝香等，孕妇禁用，以免引起流产。

（4）糖尿病、血液病、发热、严重心肝肾功能障碍者慎用。

（5）艾滋病、结核病或其他传染病者慎用。

五、穴位敷贴出现的异常情况及处理方法

（1）敷贴后局部皮肤出现潮红、轻微红肿、小水泡、微痒、烧灼感、色素沉着等情况，为药物的正常刺激作用，不需要特殊处理，但应注意保持局部干燥，不要搓、抓局部，也不要使用洗浴用品及涂抹其他止痒药品，防止对局部皮肤的进一步刺激。

（2）敷贴药物后，局部出现热、凉、麻、痒或轻度疼痛属正常现象，如敷贴处有烧灼或针刺样剧痛，难以忍受时，可提前揭去药物，终止敷贴。

（3）如皮肤出现过敏现象，可外涂抗过敏药膏；若出现范围较大、程度较重的皮肤红斑、水泡、瘙痒，立即停药对症处理；如出现全身性皮肤过敏现象，应及时到医院就诊处理。

六、常用穴位敷贴方

（一）白胡散

组成：白芥子 21g，延胡索 21g，细辛 12g，甘遂 12g。

制备：上药共研成细末，备用。

用法：用时将药粉用生姜汁调制成饼，在夏秋伏天贴于双侧肺俞、心俞、

膈俞上，外以胶布固定，贴 1 ~ 2 小时取下，每 10 天敷贴 1 次。

主治：支气管哮喘。

（二）哮喘膏

组成：麻黄、荜茇、石菖蒲、白芥子各等份。

制备：上药共研成细末，备用。

用法：用时将药粉用生姜汁调制成饼，在夏秋伏天贴于双侧肺俞、心俞、膈俞上，每次 40 克，外以胶布固定，贴 6 ~ 8 小时取下，每 10 天敷贴 1 次。

主治：支气管哮喘。

（三）菖蒲散

组成：石菖蒲 20g，皂角刺 20g。

制备：上药烘干，共研成细末，过 80 目细筛。

用法：每用药少许，以药棉薄裹如球状，塞入患侧鼻孔中，每日 3 次。

主治：过敏性鼻炎。

（四）温胃膏

组成：附子 20g，肉桂 20g，炮姜 20g，小茴香 20g，丁香 20g，木香 20g，香附 20g，吴茱萸 20g，麝香 0.3g。

制备：上药（除麝香外）共研细末，用生姜汁调和成软膏状备用。

用法：用时先将麝香（约 0.3 克）置于脐孔中，将铜钱大小的药丸敷于麝香上面，外加胶布固定。每日换药 1 次，10 天为 1 个疗程。

主治：胃痛。

（五）止痛散

组成：香附 15g，延胡索 15g，高良姜 15g，木香 9g，九香虫 9g，干姜 6g，冰片 1.5g。

制法：上药共研成细末。

用法：取本散 15 克，用黄酒少许调和成糊膏状，敷于神阙穴上，用胶布固定。每日换药 1 次，疼痛消失为止。

主治：胃痛。

（六）暖脐散

组成：吴茱萸、公丁香、肉桂、小茴香、栀子各10g，芒硝15g，胡椒3g，冰片1g。

制备：将芒硝、冰片共研，其余药物粉碎成粉。两者混合均匀，装入密封袋，每袋15克，备用。

用法：每次1袋，用醋调匀外敷脐部，用塑料薄膜覆盖，用纱布包扎固定，24小时换药1次，3次为1个疗程。

主治：小儿腹泻。

（七）十四痛经膏

组成：益母草30g，丹参30g，桃仁30g，红花30g，牡丹皮30g，木通30g，当归30g，川芎30g，木香30g，香附30g，小茴香30g，蒲公英30g，延胡索15g，冰片2g。

制备：上药共研成细末，装瓶备用。

用法：取药末6克，用米醋调为稀糊状，敷于肚脐与关元穴上，上盖纱布，用胶布固定。若寒气甚者，可加用热水袋熨之，每次15 ~ 30分钟，每日熨2次。每日换药1次，一个月经周期用5次。

主治：痛经。

（八）缩泉散

组成：五倍子、五味子、菟丝子。

制备：上药按2∶1∶3配置，研末装瓶。

用法：用时取适量的药粉，加醋调敷脐部，上盖纱布，用胶布固定，次日晨取下。

主治：小儿遗尿。

第二节　中药热熨技术

中药热熨技术是指根据所患疾病，在辨证论治的基础上，选用药证相符的中药和适当的辅料经过加热（通常是炒热或蒸热）后，以布包后趁热熨体表患处或腧穴，使药物透达治疗内病的一种方法（图 9-3）。

“熨”字最早见于距今 3000 余年的商代铜器，像手持器械以烧石头而熨人背部之状，此为文字记载之始。唐司马贞《索引》解释：“毒熨，谓毒病之处，以药物熨贴也。”关于熨法的记载首见于《五十二病方》，“燔小隋石，淬醯中以熨”。《内经》对熨法颇为重视，多处论及。如《灵枢 · 寿夭刚柔》的“刺有三变”中说明“刺寒痹内热……刺布衣者，以火淬之，刺大人者以药熨之”，并对药熨的制作和使用方法有详细的阐述，常强调“每刺必熨”，“以熨寒痹所刺之处”。随着中医学的不断发展，中药热熨这一种传统的中医疗法不断充实发展，展现出其特有的魅力。

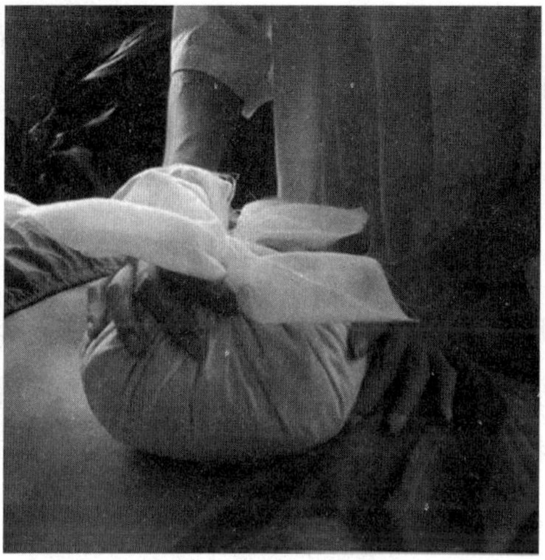

图 9–3　中药热熨

一、中药热熨的作用原理

中医学认为，中药热熨法借助药物和温热之力，将药性由表达里，起到疏通经络、温中散寒、镇痛消肿、软坚散结、祛风除湿、调整脏腑、协理阴阳的作用，从而治疗疾病，改善身体状况。

现代医学研究认为，在温热刺激的作用下，受熨部位的毛细血管充血，可以改善全身的血液循环，使体表受熨部位充血的同时，内脏的充血可随之减轻，因而有助于改善充血性病变器官的功能。

二、中药热熨的操作方法

（一）按中药热熨的方法分类

1. 中药干热熨法

使用热水袋或炒热的固体，如食盐、米或沙子等进行热敷的方法。一般每次热敷 20 ～ 30 分钟，每日 3 ～ 4 次。

2. 中药湿热熨法

将根据病情配伍的中草药置于布袋内，放入锅中蒸 20 分钟，拿出温度适当后放置于治疗部位上，上面覆盖棉垫。或将药袋加热煮沸 20 分钟后，将小毛巾或纱布垫趁热浸在药液内，轮流取出并拧至半干，温度适当后放在治疗的部位上，上面再盖以棉垫，以免热气散失，每 5 分钟更换 1 次，总计 20 ～ 30 分钟，每日可敷 3 ～ 4 次。

（二）按中药热熨的材料分类

1. 食熨法

食熨法是指热熨所采用的材料既为药物，又是日常生活中的食品。如：

盐熨法。将食盐放入锅中爆炒，在适宜温度时装进布袋，置于手心、足心、背部、脘腹等处进行熨烫。治疗腹泻、呕吐、腹痛、痛经、输卵管不通、手脚抽筋等病症。

蛋熨法。用一枚熟鸡蛋或鸭蛋在水里加热，温度适当时，置于病人腹部、背部、四肢等处，来回快速地滚动。治疗寒湿腹痛、四肢厥冷、伤风感冒、腹泻、虚脱等病症。

葱熨法。将锅炒热后，再放入适量大葱丝，炒两分钟后，一起放入布袋里，熨烫病人背部、颈部、前额等处。治疗风寒感冒、后背发凉、痰多气喘等病症。

醋熨法。将食盐炒热后，加入事先已研细成粉末状的香附 30 克，然后洒陈醋炒匀，加入布袋熨热手心、足心、腹部等处，治疗四肢厥冷、寒湿气痛、瘀血肿块、发热惊风等病症。

生姜熨法。生姜 500 克捣烂，装入布袋内，置病变部位，上放热水袋 1 ～ 2 小时，每日 2 ～ 3 次。治疗心胸痞满、胃气虚寒、痰饮积滞、消化不良、呕吐腹泻等病症。

麸皮熨。小麦麸 500 ～ 1000 克，置于锅内炒至极热，用适量酒或醋调，用布包好，熨胸胁或腹部，治疗胸胁痛、肠鸣腹泻等病症。

另外还有椒姜熨、茴香熨、肉桂熨等。

2. 药熨法

药熨法是指将根据病情配伍的中草药进行蒸、炒或微波加热后趁热拿出，温度合适时，在患处进行热熨的方法。

3. 中药药熨的注意事项

（1）药熨包温度以患者能耐受而又觉温热舒适且不烫伤皮肤为度，为了避免过热熨伤皮肤，热熨前操作者应先用手腕内侧部试试药熨包的热度。

（2）病人的身体位置，既要舒适，又要便于热熨。根据需要可采取仰卧、俯卧、侧卧等姿势。

（3）包裹热熨药品的布宜使用棉布，避免使用有孔或容易破损的材料，包扎时要扎紧，以免热熨时内容物漏出。

（4）药熨包应准备两个以上，以便轮流交替使用，使热熨能连续进行。

（5）最初药熨时熨包温度较高，应当熨得轻、快；热度降低后，则应熨得重、慢。

（6）若在热熨过程中出现头晕、头痛、恶心、心悸等不适反应，应立即停止治疗，使患者平卧休息。

（7）注意室内温度，熨后注意避风保暖，以防感冒。

（8）药袋使用之后，宜及时晾干，必要时可放入冰箱保存，以防霉变，一般药袋可保存 3 ～ 4 天。

三、中药热熨的适应症

中药热熨法可借助热力，将根据病情需要所配伍的中药的药效通过皮肤充分地传入人体内部，起到温阳散寒的作用，特别适合虚证、寒证引起的局部发凉、疼痛拘挛的患者。其次，中药热熨法可疏通经络气血、散结祛瘀，所以适合于发于四肢关节体表的、经外部敷药方便的增生、结块、肿胀等病证。

四、中药热熨的禁忌症

（1）局部皮肤有创伤、溃疡、感染，或有较严重的皮肤病者禁用。

（2）颜面五官部位慎用。

（3）孕妇腹部、腰骶部以及某些可促进子宫收缩的穴位，如合谷、三阴交等应禁止中药熨敷，有些药物如麝香等孕妇禁用。

（4）糖尿病、血液病、发热、严重心肝肾功能障碍者慎用。

（5）艾滋病、结核病或其他传染病者慎用。

（6）肢体感觉障碍，如部分糖尿病人患者慎用。

五、常见中药热熨方

（一）颀荆散方

组成：颀荆 90g，蔓荆子 60g，白芷 60g，细辛 60g，防风 60g，桂心 60g，川芎 60g，丁香皮 60g，羌活 60g。

用法：上药研成末，和匀备用。每次取药末 90 克，加葱白 7 根，煎水去渣。用毛巾浸泡药液熨敷痛处，冷即再换。

主治：骨折后关节活动不利。

（二）坐骨神经痛药熨方

组成：食盐 1000g，茴香、生川乌、生草乌各 100g。

用法：四药放锅内炒热，布包熨肾俞、白环俞、环跳、承扶、殷门、委中、阳陵泉，每穴熨 1 刻钟，冷后可再炒热用，每日 2 ～ 3 次，1 周为 1 个疗程，一般 3 ～ 7 天即可缓解或症状消失。

主治：坐骨神经痛。

（三）膝关节炎药熨方

组成：伸筋草 15g，透骨草 15g，威灵仙 15g，当归 15g，红花 15g，川芎 15g，赤芍、白芍各 15g，独活 10g，防风 10g，乳香、没药各 10g，续断 10g，戊盐 20g。

用法：混合上药，用白酒250毫升拌湿拌匀，装入缝制好的布袋，制成两个药袋。使用时，将上述两药袋放入蒸笼，蒸热后用毛巾包裹放于膝部，两个药袋交替使用。每日热熨两次，每次1小时左右，两个药袋可用3 ~ 4天，连续敷用15 ~ 20天。

主治：膝关节炎。

（四）坎离砂热熨

组成：麻黄、归尾、附子、透骨草、红花、干姜、桂枝、牛膝、白芷、荆芥、防风、木瓜、生艾绒、羌活、独活各等份，醋足量。

用法：醋、水各半，将药煎成浓汁，再将铁砂加热后搅拌而成，使用时加醋少许拌匀，置布袋中数分钟，自然发热，热熨颈部，每日1 ~ 2次。

主治：颈椎骨质增生。

（五）中药沙袋熨

组成：伸筋草、透骨草、红花、羌活、木瓜、姜黄、川椒、艾叶、细辛、防风、威灵仙各20g，干净细沙250g。

用法：上述药物一并放入纱布包中，缝好包口。将药包置于蒸笼上蒸约40分钟，患者仰卧床上后，将中药沙袋置于颈后部。开始时可垫几层软布，以免烫伤皮肤。颈项可在沙袋上移动以取得舒适的位置，一般热敷40 ~ 60分钟。沙袋冷却后可重新蒸热一次，每日睡觉前治疗1次。

主治：颈椎骨质增生。

（六）头痛药熨方

组成：川芎15g，白芷30g，荆芥、薄荷、葱白（切碎）各15g。

用法：上药共研成粗末，炒热后布包熨患处，每天1次，每次15分钟左右。凡风寒头痛用之效佳。若属风湿头痛则去荆芥，加羌活、川乌各15克，如上法用之。

主治：头痛。

（七）痛经药熨方

组成：肉桂10g，小茴香、吴茱萸各10g，干姜12g，艾叶、陈皮各20g，木香 15g。

用法：上药研成极细粉末，黄酒适量拌后炒热，装入纱布袋中，在温度适宜时，置患者脐部及小腹部熨敷。

主治：痛经。

（八）消化不良药熨方

组成：生姜、山楂、紫苏各 30g，厚朴 20g。

用法：上药共研粗末，炒热后以布包熨胃脘部。

主治：消化不良，饮食积滞。

第三节 中药冷敷技术

中药冷敷技术是将按一定处方配伍的中草药洗剂、散剂、酊剂冷敷于患处的治疗方法。

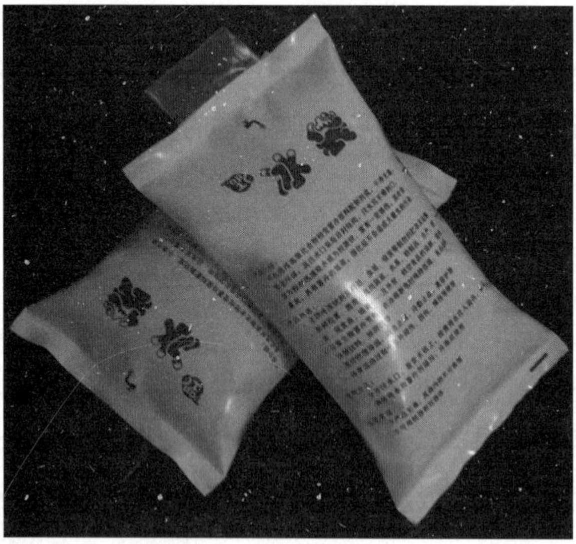

图 9-4 中药冷敷剂

一、中药冷敷的作用原理

中药冷敷技术可使中药透皮吸收后发挥药效，同时，应用低于皮温的物理因子刺激机体而达到降温、止痛、止血、消肿，减轻炎性渗出的作用。

（一）对皮肤及组织代谢的影响

冷刺激可以降低皮肤和局部组织温度，使局部组织代谢率下降，耗氧量减少，炎性介质活性降低，代谢性酸中毒减轻。低温冷水浴，可使基础代谢率增高，增加脂肪和蛋白质的代谢。

（二）对血液循环系统的影响

短时间的冷刺激，可以使受刺激部位的血液循环得到改善，出现反应性充血、皮肤发红、皮温升高，可防止局部组织因缺血而导致损伤。长时间的冷刺激则可导致外周血流量明显减少，皮肤发绀变冷。

（三）对炎症的影响

冷刺激可以促进局部组织血管收缩，降低组织代谢，抑制血管的炎性渗出和出血，缓解疼痛，对急性炎症有着较好的治疗作用。

（四）对肌肉的影响

短时间的冷刺激，对肌肉组织有兴奋作用，可促进骨骼肌收缩。长时间冷刺激，使骨骼肌的收缩期、舒张期及潜伏期延长，降低肌肉收缩、松弛的速度和兴奋性，可缓解肌肉痉挛。

二、中药冷敷的操作方法

（一）中药冷敷的分类

中药冷敷技术按操作方法可分为中药湿冷敷、中药冰敷、中药酊剂凉涂和中药散剂冷敷。

1. 中药湿冷敷

将根据需要辨证选用的中药常规煎煮后过滤去渣，冷却后放冰箱冷藏室保存，用时用消毒纱布 7 ~ 8 层或干净毛巾，浸取药液，微挤压至不滴水时为度，外敷患处，并及时更换，以保持患处的纱布层或毛巾保持 8℃ ~ 15℃的低温。

2. 中药冰敷

将根据需要辨证选用的中药进行粉碎，混合均匀制成外用散剂备用。使用时用凉开水将中药散剂调成糊状外敷于患处，厚度 0.5 ～ 1cm，面积稍大于病变部位，其上覆盖 3 ～ 5 层纱布，再用冷敷袋敷于纱布上以保持低温。温度控制在 –3℃ ～ –4℃，冰敷时间 30 分钟左右。

3. 中药酊剂凉涂

将根据需要辨证选用的中药放入密闭的玻璃容器内，加入 60% 乙醇适量进行浸泡，密闭静置 2 周，过滤去渣，将澄清的中药液灌入喷雾瓶内，放冰箱冷藏室保存。使用时喷涂于病变部位，喷 2 ～ 3 层，面积大于病变部位，其上覆盖 3 ～ 5 层纱布，再用冷敷袋敷于纱布上以保持低温。其温度控制在 –3℃ ～ –4℃，一次冰敷时间 30 分钟左右。

4. 中药散剂冷敷

将根据需要辨证选用的中药粉碎，过 80 ～ 100 目筛，混合均匀后，放冰箱冷藏室保存。使用时敷于患处，厚度约 1 ～ 2cm，之后用含有凉性物理介质的膏敷贴于患处，1 小时后去除膏贴。

（二）常用冰敷袋的制作

1. 盐水冰袋

选用一次性输液袋（100ml、250ml、500ml 等规格），灌装 20% 盐水，放入冰箱冷冻室冷冻 2 ～ 4 小时，取出后外观成霜状液体或冰水混合物，即可使用。该方法操作简单，冷冻后成霜状液体或冰水混合物，表面软硬适度，与患肢接触面积增大，患者舒适度强。

2. 简易乙醇冰袋

选用规格为 2000ml 的静脉营养输液袋，先用剪刀剪去输液袋活塞远端，保留活塞，再用注射器向袋内注入 50% 乙醇约 1000 ～ 1500ml，排尽空气，最后关闭活塞平放在冰箱里冷冻备用。因冰箱冷冻室的温度为 –6℃ ～ –24℃，而 50% 乙醇的冰点是 –30℃，故在冰箱内不会结成冰块，因此这种冰袋可以增加患者的舒适及安全，且可重复使用。

3. 医用彩色盐水冰袋

选择边缘圆钝的 250ml 软包装液体袋，称取 25g 食盐添加自来水 250ml 中，用搅拌棒搅拌使之完全溶解，成为 10% 盐水，滴入蓝色色素，使盐呈淡蓝色，再用注射器抽取淡蓝色盐水注入软包装液体袋，最后将该软包装盐水袋置于5℃冰箱内预冷1小时（可使盐水冰粒体积减小），再置–20℃（或–18℃）冰箱内24小时后即成冰袋。成品呈淡蓝色冰霜状。该方法冰袋呈冰霜状，在融化过程中其形态为冰水混合物，冰袋松软，能充分接触体表面积，易于固定，避免了给患者造成不适和压伤。

4. 芒硝冰袋

使用芒硝10g加清水100ml配制成10%芒硝溶液。根据患处大小分别采用3种规格的棉垫（大号为25cm×20cm×2cm，中号为20cm×15cm×2cm，小号为10cm×10cm×2cm）用50ml、30ml、20ml芒硝水分别将大、中、小棉垫浸润，装入透水无纺布袋中（按棉垫规格制成，一面为透水层，另一面为隔水层），放置于–18℃冰箱中12小时，即成芒硝冰袋。取出后呈冰霜状，松软且具有可塑形。该方法制作成的冰袋低温持续时间长，放在室温18℃～24℃时仍可持续3小时温度维持在–5℃，与传统冰袋相比，芒硝冰袋松软，能与体表接触充分，易于固定，患者感到舒适。

此外，目前市场上还有含有高分子材料的简易冰袋，放入冷冻室内冰冻数小时后即可拿出用于冷敷，使用方便，价格低廉。

（三）中药冷敷的注意事项

（1）冷敷时，要注意观察局部皮肤颜色，如出现发紫、麻木时要立即停用。

（2）冷敷时间不宜过长，以免影响血液循环。老、幼、衰弱病人，不宜做全身冷敷。

（3）冷敷时，时间一长，毛巾或敷布等会变热，就失去了治疗作用，因此要经常更换。

（4）冷敷完毕后，注意保持局部干燥，注意保温。

三、中药冷敷的适应症

（1）外伤、骨折、脱位、软组织损伤的初期，即损伤后的48小时以内。

（2）疼痛和痉挛性疾病。

（3）高热、中暑。

（4）烧伤烫伤的急救治疗。

（5）其他如急性结膜炎、衄血、蛰伤、感染性皮肤病和过敏性皮肤病等。

四、中药冷敷的禁忌证

（1）血栓闭塞性脉管炎，雷诺病，高血压病，心、肺、肾功能不全，动脉硬化等患者禁用。

（2）冷变态反应者，对冷过敏可导致冷血红蛋白尿患者禁用。

（3）局部血液循环障碍，皮肤感觉障碍，言语、认知功能障碍者慎用。

五、常用中药冷敷方

（一）解表清热方

组成：金银花、荆芥各 20g，板蓝根 30g，薄荷 15g，柴胡、紫苏叶、防风各 10g。

用法：应用中药湿冷敷法，将中药加入 1500ml ~ 2000ml 水煎煮约 10 ~ 15 分钟，过滤去渣放冰箱冷藏后，用时用消毒纱布 7 ~ 8 层或干净毛巾，浸取药液，微挤压至不滴水时为度，外敷大椎、风池、曲池等穴，或前额、颈部、肘窝等部位，并及时更换，以保持患处的纱布层或毛巾保持 8℃ ~ 15℃的低温，直至退热。

主治：外感发热。

（二）清热泻火方

组成：生石膏 25g，藿香、黄芩、羌活各 10g，连翘、葛根、大黄各 5g，蒲公英 20g。

用法：应用中药湿冷敷法或中药冰敷法，外敷大椎、曲池、委中等穴位，颈部、腋部、大腿根部、肘窝、腘窝等部位。

主治：内伤实热。

（三）活血消肿方

组成：黄柏、延胡索、木通、血竭、白芷、独活、木香、川芎、红花等药物各 15g，共研为末。

用法：应用中药冰敷法，在冷敷过程中注意局部温度变化和患者末梢血运情况，了解患者局部感受。如果伤者较年轻，损伤程度较重，可选择持续性冷敷法，1 ~ 2 小时不间断。每 6 小时 1 次，共 3 ~ 4 次。如果是年龄较大、体质较差者，尤其是老年人，应该选择间隔冷敷法，每隔 30 ~ 60 分钟敷 1 次，每次不少于 20 分钟。

主治：急性软组织损伤。

（四）凉血止衄方

组成：大黄、黄芩、黄连各 15g。

用法：应用中药酊剂凉涂法，病人仰卧位，将上述药物制成的酊剂喷涂于额头及鼻根部、鼻腔内，每个部位喷涂面积 1 厘米左右，取 2 ~ 3 个部位。然后将冰袋放置于前额、鼻根部及双侧鼻翼，约 10 ~ 15 分钟。

主治：鼻衄。

（五）解毒止痒方

组成：黄芩、黄柏各 15g，甘草 10g。

用法：应用中药湿冷敷法，将上述中药加入 1500 ~ 2000 毫升水煎煮约 10 ~ 15 分钟后，过滤冷却，经冰箱冷藏处理后，用数层清洁纱布湿敷皮损，每次 15 分钟，每日 3 ~ 4 次，每次药量可重复 2 ~ 3 次。

主治：急性皮肤病属实证者，表现为发病急骤，局部红、热、肿、痛，并伴有瘙痒、丘疹、疱疹、糜烂、脓疱等现象，包括急性皮炎、急性湿疹、感染性皮肤病初期及过敏性皮肤病等。

（六）清热止痛方

组成：丹参 30g，当归 15g，赤芍 15g，土茯苓 30g，金银花 20g，连翘 20g，桑寄生 15g，泽泻 15g，生苡仁 30g，白扁豆 30g，木瓜 12g，牛膝 12g。

用法：应用中药湿冷敷法，将上述药物加水煎煮，滤出药液，存于冰箱冷藏室中。使用时，将多层无菌纱布置于药液中充分浸泡，取出拧干，敷于患膝。每次 30 分钟，每日 2 次。

主治：膝关节热痹证，表现为膝关节红肿膨隆，胀痛，屈膝困难，局部皮温增高，浮髌试验阳性等症状。

（七）清热明目方

组成：黄连、板蓝根、双花、桑叶、薄荷、连翘各20g，菊花、大青叶各10g。

用法：应用中药湿冷敷法，将上述药加水煎煮滤出药液300ml，过滤后存于冰箱冷藏室内10℃环境中，使用时将多层无菌纱布置于药液中充分浸泡后，取出，敷于患眼。每次15分钟，每日3次。

主治：急性结膜炎。

第四节　中药湿热敷技术

中药湿热敷技术是将中药加工成煎剂，然后用纱布蘸药汤外敷患处来治疗疾病的一种方法（图9-5）。

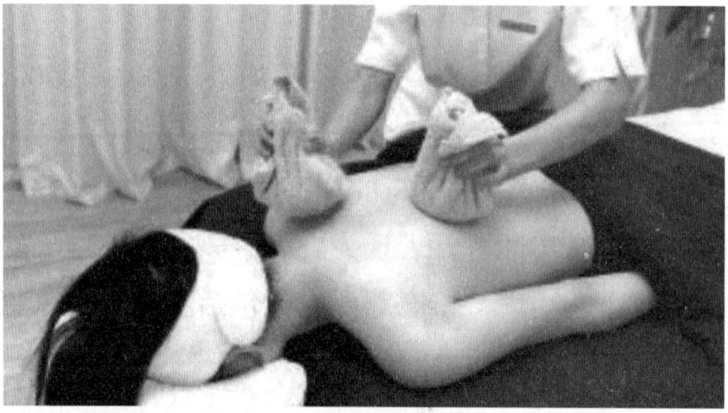

图9-5　中药湿热敷

一、中药湿热敷的作用原理

（一）湿热的作用

湿热可使局部血管扩张，血流量增加，增强代谢，改善营养；使毛细血管通透性增高，促进渗出液的吸收，消除局部肿胀；降低感觉神经兴奋性，使痛阈升高缓解疼痛；缓解肌肉组织痉挛，软化瘢痕。

（二）中药的作用

根据需要辨证选用的中药可通过皮肤进行吸收，起到抑制渗出、收敛止痒、消肿止痛、控制感染、促进皮肤愈合等作用。

二、中药湿热敷的操作方法

（一）湿热淋渍法

将根据需要辨证选用的中药用纱布包好，放入药锅内，加入适量的水，煎煮 40 分钟左右，将煎好的药汤过滤趁热倒入盆内，将消毒纱布 7 ~ 8 层或干净软布数层蘸药汤趁热摊放患处，另用 1 块消毒纱布不断地蘸药汤淋渍患处，使摊敷在患处的纱布层得以保持一定的湿热度，持续淋渍湿敷。根据病情，每次湿敷 20 ~ 30 分钟。

（二）湿热温敷法

将煎好的药汤趁热倒在盆内，用消毒纱布 7 ~ 8 层或软布蘸药汤，浸湿药液，轻轻绞干，以不滴水为度，再折叠数层，趁热敷在患处，两手轻轻旋按片刻，稍凉再换，如此连续操作。根据病情，每次湿敷 20 ~ 30 分钟。

（三）注意事项

1. 湿热敷垫的更换时间

注意掌握更换湿敷垫及湿敷液的时间，以保持一定的湿度、清洁度与温度。渗出伴浮肿较重者应持续湿敷，夜晚涂油膏，病轻者白天可湿敷多次，随着症状减轻而逐渐减少次数。

2. 部位和面积

湿敷垫必须与皮损密切贴附，方能达到湿敷的目的。颜面、耳后、肛周、外阴及指、趾间等部位，因形态不规则，应特别注意敷贴紧密。湿敷面积不可过大，应随着季节、室温而定，一般不超过全身面积的三分之一，以免过度的体表蒸发造成脱水。对老人、幼儿以及皮损在颈、胸等部位的患者应特别注意。

3. 消毒

用后的纱布应洗净消毒（煮沸消毒）后再用。湿敷液应新鲜配制，防止因溶液变质影响效果。

三、中药湿热敷的适应症

适用于软组织损伤恢复期，骨折临床愈合后肢体功能障碍者，也适用于疖、痈等急性化脓性感染疾病还未溃破者。

四、中药湿热敷的禁忌症

外伤后患处有伤口、皮肤急性传染病等忌用湿热敷技术。

五、常用湿热敷方

（一）解毒祛风方

组成：白鲜皮 15g，蛇床子 10g，川槿皮 10g，地肤子 30g，苦参 30g。

用法：上述药物煎煮待温后，去渣将药液倒出，在患处局部进行湿热温敷。每次 30 ～ 60 分钟，每日 3 次，5 天左右为 1 个疗程。

主治：慢性唇炎。临床表现为唇黏膜肿胀，色暗红，干燥，有广泛灰白色秕糠状鳞屑，或有皲裂，局部发痒、发干、灼痛、肿胀、液体渗出、结痂等症状。

（二）疏风清热方

组成：蝉蜕 50g，蛇床子 30g，苦参 20g，白矾 10g，川椒 10g，艾叶 10g，食盐 10g。

用法：上述中药加清水 1500ml，煎煮过滤去渣后，将药液倒入盆内，在皮损表面进行湿热温敷，每次 20 分钟，每日 3 次。

主治：接触性皮炎。临床表现为在某些外界物质接触部位发生边缘鲜明的损害，轻者为水肿性红斑，较重者有丘疹甚至大包等。

（三）带状疱疹方

组成：黄柏 30g，生地榆 30g，五倍子 30g，诃子 30g。

用法：上述中药加水 1000ml，煎煮后将药液倒入瓷盆，在皮损表面进行湿热温敷，每次 20 分钟，每日 3 次。

主治：带状疱疹。

（四）网球肘方

组成：海桐皮 10g，透骨草 10g，路路通 10g，乳香 10g，没药 10g，艾叶 10g，当归 10g，桑寄生 10g，牛膝 10g，刘寄奴 10g，独活 10g，川乌 10g，白附子 10g，伸筋草 10g。

用法：将药物装在纱布袋内，加水约 1500ml 煮开以后，再继续煮 15 ~ 20 分钟，在患处皮损表面进行湿热温敷，每次 20 分钟，每日 1 ~ 2 次，10 天为 1 个疗程。

主治：网球肘。

第五节　中药熏蒸技术

中药熏蒸技术是借用热力及中药药力作用通过皮肤而作用于机体的一种外治技术，是中医学最常用的传统外治方法。

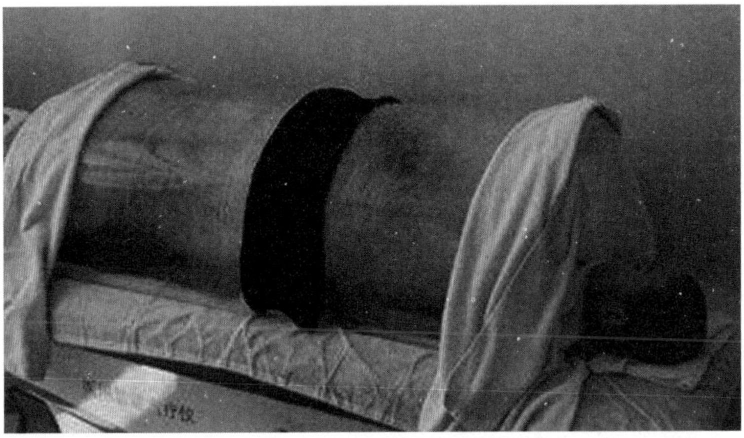

图 9-6　中药熏蒸

早在《五十二病方》中就有用韭和酒煮沸，以其热气熏蒸，治疗伤科疾病的记载。《史记·扁鹊仓公列传》中有淳于意用熏蒸法治疗济北王侍女韩氏腰背痛的记载。《金匮要略》治疗狐惑病，则使用了雄黄熏的方法。唐《千金翼方》《外台秘要》中熏蒸疗法不但广泛应用于痈疽、瘾疹、丹毒、烫伤、冻疮以及眼科疾病，还应用于一些危证、急证的治疗，如唐许胤宗曾用药物熏蒸法为陈国柳太后治疗中风失语证，唐代医籍中还有用熏蒸疗法治愈产后血晕闷绝症的记载。宋代，熏蒸疗法应用广泛，《太平圣惠方》中记载熏洗方共163首，其中眼科24首、阴疮阴部湿疹24首、扭伤骨折11首。金元时期四大名医之一的张子和，则把熏、蒸列为汗法之一种，指出“亦有熏渍而为汗者”。明李时珍在《本草纲目》中多处记载有用熏蒸法治疗各种疾，张景岳则用“嗽烟筒”吸药烟治疗寒嗽。其他如《外科正宗》《证治准绳》等书籍中都载有熏蒸疗法。清代被誉为“外治之宗”的吴师机《理瀹骈文》一书中，熏法达50多处。其他如赵学敏《串雅》中专门列有“熏法门”“蒸法门”，详细记录了多种疾病的熏蒸用药及操作方法。

一、中药熏蒸的作用原理

（1）药物的渗透作用。煎煮时产生的含药蒸汽，可以使中药有效成分呈现离子状态，通过皮肤渗透进入体内，产生治疗作用。

（2）皮肤的吸收作用。熏蒸时皮肤毛孔开放，表皮的微循环加快，有利于药物的吸收。

（3）改善局部微循环。熏蒸使局部血管扩张，血流加快，促进新陈代谢，减少炎症产物堆积，有利于炎症和水肿的消退，加速组织修复。

（4）蒸汽的温热刺激。温热刺激可降低神经兴奋性，缓解痉挛及僵直，提高痛阈；增强单核巨噬细胞功能，增强抵抗力，去除疲劳。

二、中药熏蒸的操作方法

（一）中药熏蒸操作法分类

1. 烟气熏法

将所取药物研为粗末，置于火盆或火桶中；或用纸片，将药末摊于纸上并卷成香烟状，利用其点燃熄灭后产生的烟气，对准某一特定部位进行反复熏疗，以达到治疗作用。也可用于室内的消毒灭菌，以预防疾病为目的。

2. 蒸汽熏法

利用所取药物加清水煎煮后所产生的蒸汽熏蒸某一特定部位的方法。可使用可持续加热容器，将所用药物置于其中加清水煎煮后，对准患处或治疗部位，在煎煮药物的同时进行熏蒸；或先煎煮药物，将药液倒入盆内，再趁热熏蒸，凉后可再进行加热，反复进行。

3. 现代“汽雾透皮”技术

应用现代电子技术生产出的汽雾透皮设备，可进行全身、四肢及局部的汽雾给药，具有操作简便，保证药物的浓度和温度的稳定等优点。

也可根据中药熏蒸的部位分为全身熏蒸和局部熏蒸。

（二）中药熏蒸的给药温度及时间

全身中药熏蒸时多使用熏蒸室、蒸汽房、熏蒸舱、简易的熏蒸包等设备，气温调控在37℃～42℃，每次熏蒸15～20分钟。局部熏蒸可使用熏蒸治疗仪、熏蒸床、熏蒸桶、熏蒸盆、熏蒸瓷杯等设备，温度调控在45℃～55℃，每次熏蒸20～30分钟。

熏蒸时可根据熏蒸部位的敏感程度适当调整温度，敏感部位（如眼、鼻）等处不耐受高温，此时可适当降低蒸汽温度，因此临床应用时，应视具体情况调节蒸汽温度，以患者能耐受为宜。

（三）中药熏蒸药物的选择

1. 根据不同部位选用祛风散寒除湿的药物

中药熏蒸法常用于骨伤科疾病的康复，多采用祛风散寒除湿的药物。可根据不同部位选择适当药物，如上肢及颈肩疾病可选用羌活、葛根、透骨草、防风、秦艽、伸筋草、透骨草、白芷等药物，下肢疾病可选用独活、桑寄生、五加皮、牛膝、海桐皮、木瓜、薏仁等，腰部疾病则选用千年健、鹿含草、杜仲、续断、牛膝、桑寄生、狗脊等药物。

2. 寒湿痹痛明显者选用温热散寒药物

寒湿入络，痹阻血脉而造成痹痛明显者可选用性热、可温经散寒的药物，如川乌、草乌、附子、桂枝、细辛、麻黄等。

3. 使用活血化瘀、藤类和辛味药物

中药熏蒸法中多使用川芎、红花、丹参、延胡索、刘寄奴、苏木、姜黄等药物活血化瘀；各种藤类药物如清风藤、海风藤、络石藤、雷公藤、鸡血藤等以舒筋活络；羌活、独活、防风、辛夷、鹅不食草、五加皮、透骨草、徐长卿、冰片等辛味走窜的药物增加药物的渗透力；久病疼痛明显的则可伍用虫类药物，如全蝎、蜈蚣、地龙、土鳖虫、蜂房、白花蛇、蝉蜕等。

（四）注意事项

（1）熏蒸温度要适宜，不可太热，以免烫伤皮肤。

（2）冬季熏蒸时应注意保暖，夏季则要避风，熏蒸后拭干身体，避免汗出当风，引起感冒。局部熏蒸时局部上面应覆盖毛巾。

（3）在全身熏蒸过程中，如患者感到头晕不适，应停止熏蒸，卧床休息。

（4）熏蒸前饮淡盐水 200ml，避免出汗过多引起脱水，熏蒸结束后应适当休息、饮水，待体力恢复后再离开。

（5）每次使用过的熏蒸器具和物品要注意清洁、消毒，可使用 500mg/l 的氯消毒溶液擦拭，熏蒸室每晚紫外线照射 1 小时，防止交叉感染。患者所用被单或毛巾被应独立使用，每天更换。

（6）如熏蒸无效或病情反而加重者，则应停止熏蒸，改用其他方法治疗。

三、中药熏蒸法的适应症

中药熏蒸法适用于内科、骨伤科、五官科、皮肤科、妇科、小儿科等多类疾病。

内科。神经衰弱、慢性肾炎、各种水肿、腹胀、消化不良、慢性肠炎、重症肌无力、面神经麻痹、流行性感冒等。

骨伤科。类风湿性关节炎、风湿性关节炎、腰椎间盘突出症、颈椎病、落枕、颈部软组织扭伤、肩周炎、腰肌劳损、骨性关节炎、各种骨折、关节脱位的康复期等。

妇科。月经不调、闭经、带下病、慢性盆腔炎、输卵管炎、痛经、乳腺炎等。

五官科。感冒鼻塞、过敏性鼻炎、鼻窦炎、龋齿疼痛等。

皮肤科。痤疮、慢性荨麻疹、湿疹等。

儿科。小儿感冒初期、消化不良、腺样体增生等。

其他。空气消毒等。

四、中药熏蒸法的禁忌症

（1）急性传染病、严重心脏病、严重高血压病等患者，均忌用全身熏蒸。

（2）危重外科疾病、严重化脓感染疾病、需要进行抢救者，忌用熏蒸。

（3）慢性肢体动脉闭塞性疾病，严重肢体缺血，发生肢体干性坏疽者，禁止使用中高温（超过 38℃）熏蒸。

（4）妇女妊娠和月经期间，均不宜进行熏蒸。

（5）饱食、饥饿以及过度疲劳时，均不宜熏蒸。

（6）饭前饭后半小时内，不宜蒸汽熏蒸。

（7）过敏性哮喘患者慎用熏蒸法熏蒸口、鼻、眼等处。

五、常用中药熏蒸方

（一）周围性面神经麻痹熏蒸方

组成：牙皂 20g，荆芥 15g，防风 15g，蝉蜕 12g，大黄 12g，建曲 12g。

用法：将中药装入药罐中，加清水 1000 ~ 1500ml，煎煮沸后 5 ~ 10 分钟，仍在原煎药容器上，趁热熏蒸患者面部，并以文火维持药液沸腾，使蒸汽持续而均匀，熏至面部微汗出为止。每次熏 30 ~ 40 分钟，每日 1 次，3 日为 1 个疗程。1 个疗程未愈，可以隔 3 天后，再进行下一个疗程。3 个疗程无效，可改用他法。

主治：周围性面神经麻痹。

（二）化痰止咳方

组成：荆芥 10g，陈皮 10g，紫菀 20g，百部 20g，白前 20g，桔梗 20g，甘草 6g。

用法：上述药物加水 1000 ~ 1500ml，煎煮 20 分钟左右，煮沸后将药液倒入小口径杯中，趁热将杯口对准患者口鼻熏蒸，并令患者深吸气，凉后可进行加热，反复重吸，每日 2 次。

主治：上呼吸道感染、支气管炎以咳嗽、咯痰为主要症状者。

（三）盆腔炎方

组成：鸡血藤 20g，三棱 20g，莪术 20g，川楝子 10g，荔枝核 10g，透骨草 10g，鱼腥草 10g，红花 10g，桂枝 10g，小茴香 10g，白芷 15g，香附 15g，延胡索 15g。

用法：上述中药加清水 4000ml 放入可持续加热容器中，煎煮沸后 5 ~ 10 分钟，趁热熏蒸腹部，并以文火维持药液沸腾，使蒸汽持续而均匀。每次熏 30 分钟，每日 2 次，1 个月为 1 个疗程。

主治：盆腔炎以下腹部坠胀疼痛，伴有白带量明显增多，有臭味，月经紊乱等为主要症状。

（四）慢性肾功能不全方

组成：麻黄 10g，细辛 10g，桂枝 10g，连翘 10g，木瓜 10g，白芷 10g，川芎 10g，红花 10g，当归 10g，地肤子 10g，仙灵脾 10g，苏叶 15g，艾叶 15g，羌活 15g，防风 15g。

用法：应用中药熏蒸舱，上述中药加清水 3000 ~ 3500ml，通电煎沸 20 ~ 30 分钟，待蒸汽舱内温度达 37℃时，患者进入舱内，中药蒸汽熏蒸全身各处。每日 1 次，每次 20 分钟。10 次为 1 个疗程，疗程间可间隔 3 天。

主治：慢性肾功能不全。

（五）湿疹方

组成：苍术 10g，黄柏 10g，苦参 10g，防风 10g，大风子 30g，白鲜皮 30g，松香 15g，五倍子 15g。

用法：将上述中药共研成粗末，备用，用时，取本散适量，用较厚草纸卷药末成纸卷，一端扎紧，点燃另一端烧烟熏患处。每次熏 15 ~ 30 分钟，每天熏 1 ~ 2 次，温度以病人能耐受为度。

主治：湿疹急性期或慢性期。

第六节 中药泡洗技术

中药泡洗技术是指用药物煎汤（或取药物浸液）泡洗全身或局部，以治疗疾病的一类外治方法。

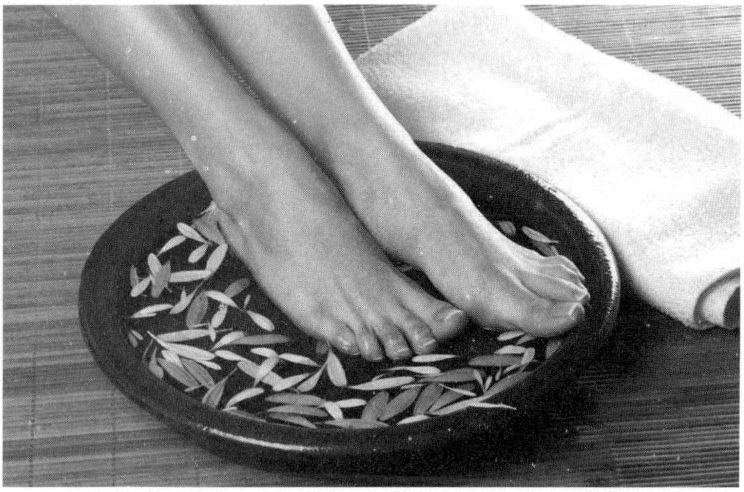

图 9–7 中药泡洗

早在 3000 多年前的殷商时期，宫廷中就盛行在浴水中放入药物进行沐浴，以防治疾病。《五十二病方》中收载了熏浴法，疮口清洗也有“谷酒”“沃”“娓”等法。《素问·阴阳应象大论》提出“其有邪者，渍形以为汗”的治法，即是使用热汤沐浴发汗的先例；《内经》中还记载了浸渍、热浴等疗法，虽无系统论述，但其治疗思想已经形成，为后世应用泡洗疗法防治疾病奠定了基础。《金匮要略》中详细记载了药浴方法，如苦参汤熏洗治疗狐惑病者、用矾石汤浸脚治疗脚气冲心、以狼牙汤洗阴中治阴中蚀疮烂等，其中涉及了熏洗、坐浴、浸渍、沐浴等方法。《肘后备急方》中记载了对不同原因引起的创伤及脓肿分别采用酒洗、醋水洗、“煮黄柏洗之”等不同清洗疮口的方法。宋明时期，泡洗疗法发展很快，不仅广泛应用于内、外、妇、儿、皮肤、五官等科，而且对其作用机理进行了初步的探讨。如《圣济总录》指出：“治外者，由外以通内，膏熨蒸浴……藉以气达是也”。清《理瀹骈文》一书中，记载的沐浴方就有 10 余首，治疗内、外、儿、皮肤等科的一些疾病；浸洗方 10 余首，治疗外、伤多种疾病。

一、中药泡洗的作用原理

（一）刺激作用

泡洗时的水对体表和穴位施加的温热或冷刺激、化学刺激和机械物理刺激等，这些刺激通过经络腧穴将信息传入内脏或病所，发挥调节或治疗效应。同时温热刺激可加速血液循环，促进药物渗透吸收和传播，以增强药物的治疗作用。

（二）药效作用

药物通过皮肤吸收，在体内产生一定的局部和（或）全身的血药浓度而起治疗作用。主要表现在抗感染作用（如清热解毒、消痈散结的黄连、黄芩、黄柏、金银花、连翘、蛇床子、苦参、百部、土槿皮等），祛腐生肌作用（如龙骨、没药、血竭、乳香、赤石脂等），增强循环系统功能（如活血化瘀的当归、桃仁、丹参、川芎等），发汗解热作用（如麻黄、紫苏等）。

二、中药泡洗的操作方法

（一）分类

中药泡洗技术按方法分类可分为沐浴法、浸洗法、熏洗法、坐浴法、溻渍法、淋洗法、冲洗法及擦洗法等。

1. 沐浴法

用药物煎汤来沐浴治疗疾病的方法，此法借助沐浴时浴水的温热之力及药物本身的功效，使周身腠理疏通，毛窍开放，起到发汗退热、祛风除湿、温经散寒、疏通经络、调和气血、消肿止痛、祛瘀生新等作用。洗浴的范围大，浸浴的时间长。

2. 浸洗法

用药物煎成汤汁，浸洗身体某一局部，以达到治疗目的的方法。这种方法可以使药液较长时间地作用于病变部位，借助药液的荡涤之力，发挥药物的直接作用，如清热解毒、祛风除湿、杀虫止痒、祛腐生肌等。可以根据病情需要采用冷浸或热浸法。

3. 熏洗法

用药物煎汤，趁热先熏蒸后淋洗患处的方法。熏洗法依靠其热力和药物的作用，使腠理疏通，气血流畅，改善局部营养和全身机能，达到解毒消肿、止痛、止痒、祛风等目的。

4. 坐浴法

用药物煮汤置于盆中，让病人坐于其中，使药液直接浸入肛门或阴道，以治疗疾病。这种方法可以使药液较长时间地直接作用于病变部位，并借助药力，促使皮肤黏膜吸收，从而发挥清热除湿、活血行气、收涩固脱等功效。坐浴时药液的温度应略高，40℃左右，但不能过热，防止烫伤。

5. 溻渍法

将四肢浸泡在药液中，以治疗疾病的方法。这种方法借助药物的荡涤之力，促进患处腠理疏通，气血流畅。具有消肿止痛、祛腐生肌、杀虫止痒、祛风除湿、清热解毒之功。

6. 淋洗法

淋洗法也称“淋射法”，是用药物煎成汤汁不断喷洒患处的一种治法。这种方法利用喷洒药液的刺激和冲洗作用，促使局部经络疏通、气血流畅。具有解毒消肿、散瘀止痛、清洁创口等作用。注意用于疮痈溃疡时的冲洗药水不能反复使用。

7. 冲洗法

用药物煎汤冲洗清洁创口，促进创口愈合的方法。此法借助药液的荡涤之力和药液本身的治疗作用，以清除脓汁，洁净疮口，达到生肌的目的。可根据具体病证选择适当的药物，将药物煎汤去渣，加入适量的凉开水，冲洗创口。每日冲洗数次，至脓水尽。

8. 擦洗法

用药物煎汁，擦洗患处的一种治疗方法。此法可借助药力和摩擦之力作用于患处，起到清热解毒、活血祛瘀通络等作用。

（二）中药泡洗的部位

1. 全身泡洗

是用较多的中草药煎汤制成水剂，然后将其注入浴缸、浴桶或专门器械中，待药液降温后，用来泡洗的方法。本法洗浴范围大，浸泡时间长。

2. 局部泡洗

是指用药液浸洗身体或身体的某一部位（多为患部），以达到治疗局部或全身疾患的目的。这种方法洗浴时间长，药液直接浸于体表，可使药液中的有效成分有足够的时间进入体内，以便发挥治疗作用，是临床中最常用的、疗效最确切、治疗范围最广的药浴技术之一。

（三）注意事项

（1）中药泡洗操作过程中，患者应适当饮用温开水 200 ~ 300ml，以补充体液及增加血容量以利于代谢废物的排出。

（2）中药泡洗时应注意浸泡温度，另外患者中药泡洗应微微出汗，不可大汗淋漓，以防病人虚脱，全身浴后不宜猛然起身，避免晕倒。

（3）局部浴时注意非泡洗部分的保暖，泡洗避风，以防感冒及继发风湿等疾病。虚寒性疾病，药浴时药汁温度不宜过低，以免影响疗效或使虚寒加重。

（4）妇女月经期间慎用活血通经类中药泡洗方，以防止血液循环加快，导致月经失调。

（5）内服药的药汁及药渣可用于泡洗，但外用药尤其有腐蚀、刺激性强的药物不可内服。

三、中药泡洗的适应症

中药泡洗技术的适应证很广，适用于内科、骨伤科、皮肤科、五官科、妇科等多种疾病，根据操作方法的不同，其适应证也有所侧重。

（1）全身沐浴法适用于伤风感冒、痹症、泄泻、咳喘、小儿麻疹等疾病，局部沐浴法适用于丹毒、痔、疮、肿毒、疥、癣、瘙痒、湿疹等疾病。

（2）浸洗法适用于痈、疮、肿毒、癣、痔、烫伤、烧伤等外、伤科局部病症，以及发热、中风、痹症、泄泻、脚气等疾患的治疗。

（3）熏洗法适用于外科、骨伤科、皮肤科、眼科、妇科的某些疾病的治疗。如痈疽疮疡初起或腐肉不脱，内外痔肿胀疼痛，皮肤病瘙痒，眼睑红肿，阴痒、阴挺等疾病。

（4）坐浴法适用于脱肛、痔疮、阴痒、阴蚀、阴挺等疾病治疗。

（5）溻渍法适用于四肢远端的痈疽疮疡初起肿痛或腐肉不脱、皮肤病瘙痒、脱屑等疾病。

（6）淋洗法适用于痈疽疮疖、跌打损伤所致的局部肿痛等。

（7）冲洗法适用于外科疮疡后期，脓肿已溃、脓水较多的时候。

（8）擦洗法适用于各种疣（如扁平疣、寻常疣）、头痛、风湿性关节炎、脱发等。

四、中药泡洗的禁忌症

（1）急性传染病、严重心衰、呼吸衰竭等患者，均忌用全身泡洗。

（2）危重外科疾病，患处有开放性伤口及严重化脓感染疾病，需要进行抢救者，严重骨性病变（如骨结核等），忌用泡洗。

（3）饱食、饥饿以及过度疲劳时，饭前饭后半小时内，均不宜泡洗。

（4）妊娠期的妇女禁用全身泡洗法。

五、常用中药泡洗方

（一）膝关节骨性关节炎方

组成：鸡血藤20g，伸筋草20g，络石藤20g，川芎15g，木瓜15g，川椒15g，路路通15g，海桐皮15g，秦艽15g。

用法：上述中药水煎去渣取液1000ml左右，再加温热的清水一起放入泡洗桶内，浸渍局部。每次泡洗30分钟左右，每天1 ~ 2次，每次泡洗可加入少量酒（10ml左右）及醋（50ml）。

主治：膝关节骨性关节炎。

（二）益气活血方

组成：黄芪30g，红花20g，蔓荆子10g，马钱子10g。如有手足肿胀，可加透骨草15g，防己15g，片姜黄15g，三棱15g，莪术15g，桂枝30g。

用法：将中药加清水1500ml，煎煮30分钟后，将药汁倒入盆中，待药液降温至40℃左右，进行泡洗及擦洗患者。每次30分钟左右，每天1次，20天为1个疗程。

主治：中风偏瘫。

（三）平肝息风方

组成：野蒺藜 20g，夏枯草 10g，络石藤 10g，生大黄 10g，赤芍 10g，丹参 10g，玄参 10g，生栀子 15g，罗布麻叶 15g，苦参 15g。

用法：将中药水煎去渣取液 1000ml 左右，再加适量清水，倒入泡洗桶，药液浸润至足三里附近。每次泡洗 30 分钟左右，每天 1 ～ 2 次，每次泡洗宜加入少量酒（10ml 左右）及醋（50ml）。

主治：高血压。

（四）银花外洗汤

组成：金银花 20g，马齿苋 20g，黄柏 20g，苦参 20g，川芎 15g，当归尾 15g，赤芍 15g，苏木 15g。

用法：将中药加约 1500ml 清水，煎煮后将药液倒入泡浴内加入适量温水使用，浸泡至足三里穴处，每次浸泡 30 分钟，浸后揩干。每日 1 ～ 2 次，10 天为 1 个疗程。泡洗时防止药温太高，药温不高于 38℃，以免血管过度扩张加重病情。

主治：下肢静脉曲张。

（五）止泻洗方

组成：白胡椒 10g，透骨草 10g，艾叶 15g，苍术 15g，吴茱萸 5g。

用法：上述药物加水 1000ml，加热 20 分钟左右煮沸后，将药液倒入盆内，待药液降温后（以不烫手为度），把患儿双足浸泡药液中，并用药水洗小腿。每次浸洗 15 ～ 20 分钟，每日 1 剂，每日泡洗 1 ～ 3 次，7 天为 1 个疗程。

主治：小儿消化不良所致腹泻。

第十章　按摩类技术

第一节　皮部经筋按摩

皮部经筋按摩是以按法、揉法、擦法、滚法等手法作用于体表，刺激皮部（包括皮肤、皮下组织）和经筋（包括筋膜、肌肉、韧带、关节囊等组织），使皮部受到良性刺激或使经筋张力发生改变的按摩医疗技术（图 10-1）。皮部经筋按摩手法作用于皮部，有舒缓放松、镇静安神，或有醒神兴奋、温通气血等功效，适应的病证包括内科、妇科、儿科疾病和运动前后；作用于经筋，有舒筋解痉、松解粘连、理筋活血等功效，适应的病证包括常见的骨伤科病证，也适用于运动按摩。

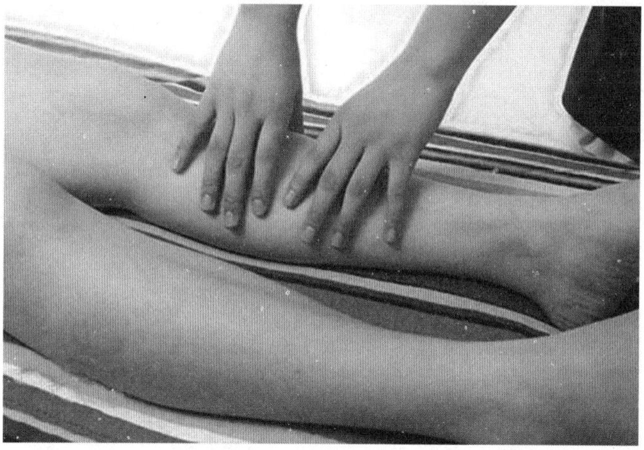

图 10-1　皮部经筋按摩

一、基本操作方法

（一）滚法

以手背面在施术部位进行不间断地往返滚动的手法。操作时，手指自然屈曲，小指、无名指的掌指关节屈曲约达90°，余指屈曲的角度则依次减小，如此则使手背沿掌横弓排列呈弧面，使之形成滚动的接触面。以第5掌指关节背侧附着于施术部位上，前臂主动做推旋运动，带动腕关节做较大幅度的屈伸和一定的旋转活动，使手背尺侧部在施术部位上进行不间断地往返滚动。每分钟操作120 ~ 160次。

（二）一指禅推法

以拇指端或罗纹面着力于施术部位，通过前臂的往返摆动带动拇指做屈伸运动的手法（图10-2）。肩、肘关节放松，拇指伸直，余指的掌指关节和指间关节自然屈曲，以拇指端或罗纹面着力于体表施术部位上，前臂做主动的横向摆动运动，带动拇指掌指关节或拇指指间关节做有节律的屈伸运动。每分钟操作120 ~ 160次。动作要求“沉肩、垂肘、悬腕、掌虚、指实”。一指禅推法操作时，往往边推边根据临床需要沿一定的方向移动，要求摆动的频率较快而移动的速度较慢，称为“紧推慢移”。如以指端操作，其接触面最小，易于施力，刺激相对较强；而如以罗纹面操作，则接触面相对较大，刺激亦相对较平和，两者多用于躯干部及四肢部的经络俞穴。一指禅偏锋推法接触面小而窄、轻快柔和，多用于颜面部。

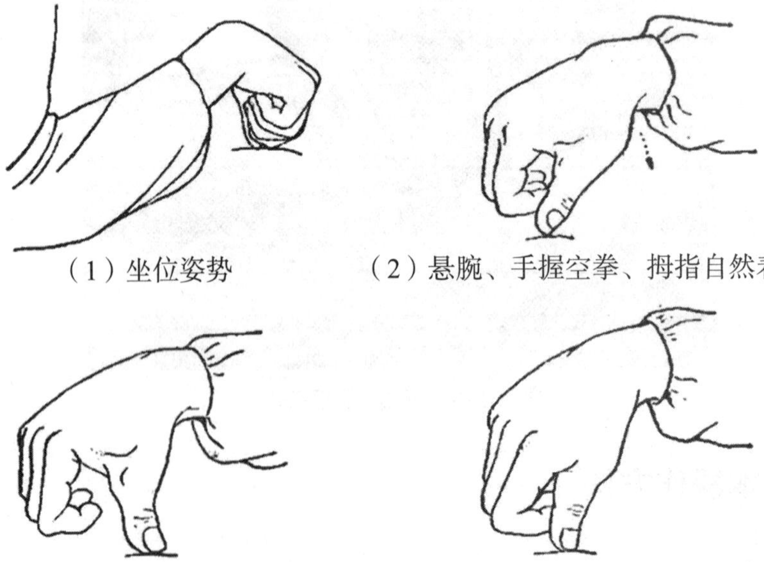

（1）坐位姿势　（2）悬腕、手握空拳、拇指自然着力

（3）腕部向外摆动　（4）腕部向内摆动

图10-2　一指禅推法

（三）摩法

用手指掌面或手掌在体表做环形运动的手法（图 10-3）。

1. 指摩法

手指自然伸直，食指、中指、无名指和小指并拢，腕关节略屈，以食指、中指、无名指及小指掌面着于施术部位，前臂做主动摆动，通过腕关节带动手指在体表做环形运动。顺时针和逆时针方向均可，每分钟操作 100 ~ 120 次。

2. 掌摩法

手掌自然伸直，腕关节略背伸，将手掌平置于施术部位上，前臂做主动摆动，通过腕关节，带动手掌在体表做环形运动。顺时针和逆时针方向均可，每分钟操作 100 ~ 120 次。

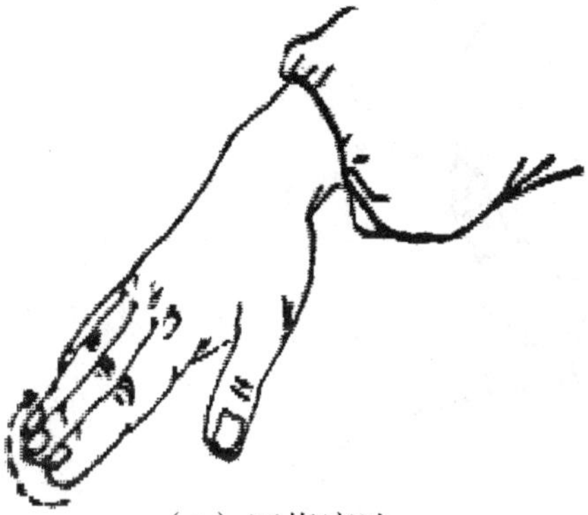

（1）四指摩法

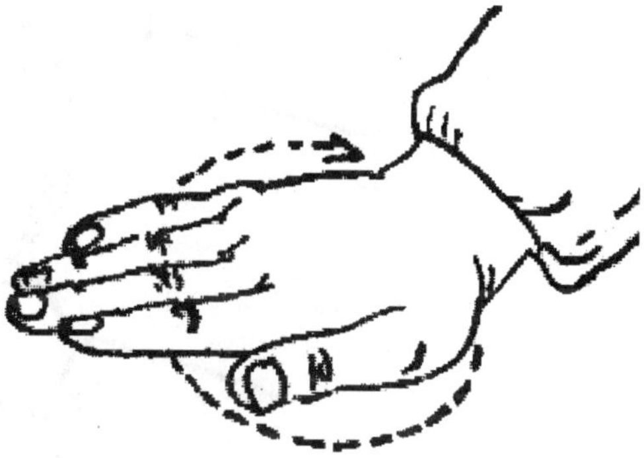

（2）掌摩法

图 10-3　摩法

（四）抹法

用拇指罗纹面或手掌掌面着力于施术部位，沿皮肤表面做任意方向移动的手法。

1. 指抹法

用拇指罗纹面着力于施术部位，沿皮肤表面做任意方向移动的手法。以单手或双手拇指罗纹面紧贴于施术部位上，余指置于相应的位置以固定助力，拇指主动运动，做上下或左右直线往返或弧形曲线的移动。即或做拇指平推然后拉回，或做分推、旋推及合推，可根据施术部位的不同而灵活运用，但用力较推法为轻。如果直接在皮肤上操作，需要涂抹介质，各种抹法均要遵循这一要求。

2. 掌抹法

用手掌掌面着力于施术部位，沿皮肤表面做任意方向移动的手法。以单手或双手掌面紧贴于施术部位上，以肘关节的屈伸运动带动掌面，做上下或左右直线往返或弧形曲线的移动。

（五）拿法

拇指与其余手指的掌面相对用力，捏住并提起皮肤和经筋等软组织的手法（图 10-4）。三指拿法常用于颈项部及四肢部，五指拿法还可用于头部。

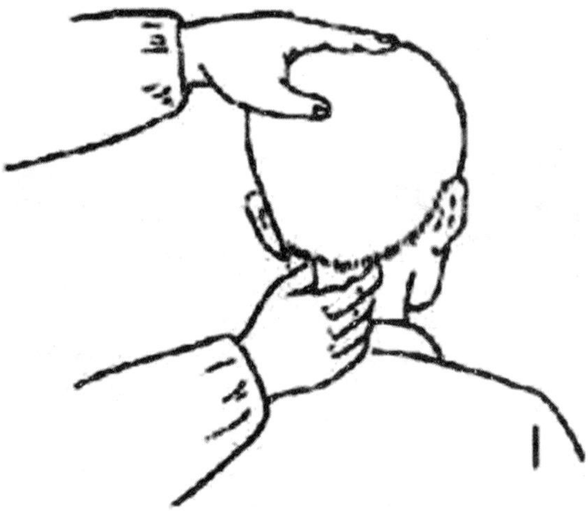

图 10-4 拿法

1. 三指拿法

拇指与食、中二指掌面相对用力，捏住并提起皮肤和经筋等软组织的手法。腕关节适度放松，以单手或双手的拇指与食、中二指掌面相对用力，捏住施术部位的皮肤等软组织，捏紧后将皮肤等软组织上提再慢慢放下，再捏紧、提起、放下，反复操作。操作时，所捏住的皮肤等软组织，在放下时不可完全放松，手要保持一定的紧张度捏住受术部位。

2. 五指拿法

拇指与其余四指掌面相对用力，捏住并提起皮肤和经筋等软组织的手法。腕关节适度放松，以单手或双手的拇指与其余四指掌面相对用力，捏住施术部位的皮肤等软组织，捏紧后将皮肤等软组织上提再慢慢放下，再捏紧、提起、放下，反复操作。操作时，所捏住的皮肤等软组织，在放下时不可完全放松，手要保持一定的紧张度捏住受术部位。

（六）搓法

用双手掌面置于肢体两侧做交替搓动的手法。以双手掌面置于施术部位两侧，令患者肢体放松，前臂与上臂部主动施力，做相反方向的较快速搓动，并同时做由上而下移动或上下往返运动。搓法具有明显的疏松肌筋、调和气血的作用。常用于四肢和胸胁部、背部，尤以上肢部应用较多，常作为按摩治疗的结束手法。

（七）拨法

以拇指或肢体其他部位深按于施术部位，垂直肌束、肌腱或韧带走行方向进行单向或往返的推动的手法。拇指伸直，以指端着力于施术部位，余四指置于相应的位置以助力，拇指下压至一定的深度，再做与肌纤维或肌腱、韧带成垂直方向的单向或来回推动。若单手指力不足时，亦可以双手拇指重叠进行操作。除拇指以外，也可用其他手指指端、指间关节或肘等部位施力。适用于全身各部位的肌肉、肌腱、韧带等组织。

在临床治疗的实际运用中，上述这些基本操作方法可以单独或复合运用，也可以选用属于皮部经筋按摩技术的其他手法，比如按法、揉法、擦法、推法、拍法、捏法、掐法、拧法、弹法、刮法、弹拨法、抖法等，视具体情况而定。

二、常见疾病的皮部经筋按摩

（一）项痹（颈型颈椎病）

枕项部痛，颈活动受限，颈肌僵硬，有相应压痛点。X 线片提示：颈椎生理弧度在病变节段改变。依据国家中医药管理局 1994 年颁布的《中医病证诊断疗效标准》进行诊断。

【治则治法】活血止痛，舒筋通络。

【操作步骤】

（1）患者俯卧位或坐位。

（2）㨰法操作于项背部及肩部。

（3）用一指禅推法或按法、揉法、弹拨法等手法操作于项背部及肩部手太阳经筋、足太阳经筋、足少阳经筋、手阳明经筋所行部位。

（4）拿法操作于颈肩部。

（二）腰痛（腰肌劳损）

有长期腰痛史，反复发作。一侧或两侧腰骶部酸痛不适，时轻时重，缠绵不愈。劳累后加重，休息后减轻。一侧或两侧骶棘肌轻度压痛，腰腿活动一般无明显障碍。依据国家中医药管理局1994年颁布的《中医病证诊断疗效标准》进行诊断。

【治则治法】舒筋通络，活血止痛。

【操作步骤】

（1）患者俯卧位。

（2）㨰法操作于腰部足太阳膀胱经筋所行部位。

（3）用按揉、弹拨手法施于腰部足太阳膀胱经筋所行部位。

（4）以擦法操作于腰部皮部，透热为度。

（三）肩凝（肩关节周围炎）

慢性劳损，外伤筋骨，气血不足复感受风寒湿邪所致。好发年龄在50岁左右，女性发病率高于男性，右肩多于左肩，多见于体力劳动者，多为慢性发病。肩周疼痛，以夜间为甚，常因天气变化及劳累而诱发，肩关节活动功能障碍。肩部肌肉萎缩，肩前、后、外侧均有压痛，外展功能受限明显，出现典型的“扛肩”现象。X线检查多为阴性，病程久者可见骨质疏松。急性期可以采用皮部经筋按摩技术治疗。依据国家中医药管理局1994年颁布的《中医病证诊断疗效标准》进行诊断。

【治则治法】活血通络止痛。

【操作步骤】

（1）患者坐位或卧位。

（2）以柔和的㨰法或按揉法操作于肩部。

（3）以弹拨法、推法等手法操作于肩部手少阳经筋、手太阴经筋、手阳明经筋、手太阳经筋、手厥阴经筋所行部位。

（4）以搓法、擦法操作于肩关节部位，透热为度。

（四）肌痹（背肌筋膜炎）

外伤后治疗不当、劳损或外感风寒等引起，多发于老年人，好发于两肩胛之间。背部酸痛，肌肉僵硬发板，有沉重感，阴雨天及劳累后可使症状加重。背部有固定压痛点或压痛较为广泛。背部肌肉僵硬，沿骶棘肌行走方向常可触到条索状的改变，腰背功能活动大多正常。X线检查无阳性征。依据国家中医药管理局1994年颁布的《中医病证诊断疗效标准》进行诊断。

【治则治法】理筋通络止痛。

【操作步骤】

（1）患者俯卧位。

（2）以柔和的㨰法或按揉法操作于胸背部。

（3）以弹拨法、推法等手法操作于背部足太阳经筋所行部位。

（4）以擦法操作于背部足太阳经筋所行部位，透热为度。

（五）坐臀风（臀上皮神经损伤）

有腰臀部闪挫扭伤史或慢性劳损史。多发生于中年以上患者。一侧腰臀部刺痛或酸痛，急性扭伤疼痛较剧，可有下肢牵扯样痛，但多不过膝，弯腰明显受限，在髂嵴最高点内侧2～3厘米处（即臀部外上象限中点）压痛明显，局部可触到条索样硬结。依据国家中医药管理局1994年颁布的《中医病证诊断疗效标准》进行诊断。

【治则治法】理筋活血止痛。

【操作步骤】

（1）患者俯卧位。

（2）以柔和的㨰法或按揉法操作于患侧臀部。

（3）以弹拨法、推法等手法操作于臀部足太阳经筋、足少阳经筋所行部位。

（4）以擦法操作于臀部足太阳经筋、足少阳经筋所行部位，透热为度。

三、禁忌症

（1）治疗部位皮肤有破损或有皮肤病。

（2）有出血倾向或有凝血功能障碍。

（3）有感染性疾病。

（4）有肌腱断裂、骨折或脱位。

四、注意事项

（1）注意手法力量的控制，不要对关节位置造成太大影响。

（2）如果直接在皮部操作，需要辅助以按摩介质，以保护皮肤。

（3）皮部经筋按摩技术主要适用于所治疗疾病的早期，如果不能改善症状，需要及时加用其他按摩技术。

第二节　经穴按摩

经穴按摩是以按法、点法、推法等手法作用于经络腧穴，起到推动经气、调节脏腑功能的按摩医疗技术。具有推动经气运行、调节脏腑功能的作用。适应的病证包括按摩科各种适应证，也用于保健按摩。

一、基本操作方法

（一）一指禅推法

见本章第一节皮部经筋按摩内容。

（二）揉法

以一定力按压在施术部位，带动皮下组织做环形运动的手法（图 10-5）。

1. 拇指揉法

以拇指罗纹面着力按压在施术部位，带动皮下组织做环形运动的手法。以拇指罗纹面置于施术部位上，余四指置于其相对或合适的位置以助力，腕关节微屈或伸直，拇指主动做环形运动，带动皮肤和皮下组织。每分钟操作 120 ~ 160 次。

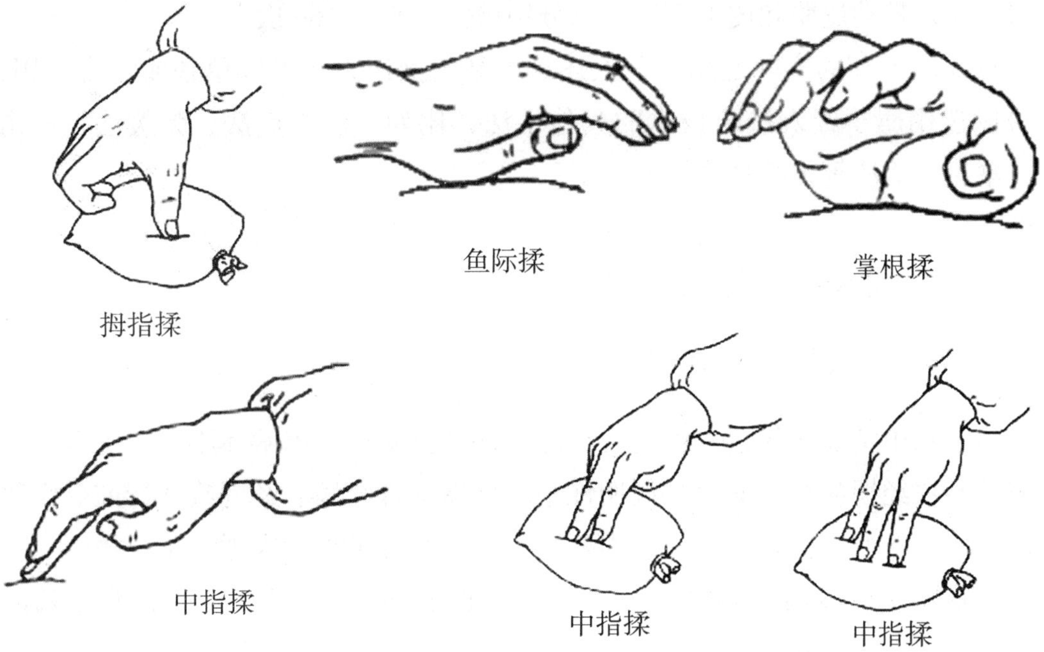

图 10–5　揉法

2. 中指揉法

以中指罗纹面着力按压在施术部位，带动皮下组织做环形运动的手法。中指指间关节伸直，掌指关节微屈，以中指罗纹面着力于施术部位上，前臂做主动运动，通过腕关节使中指罗纹面在施术部位上做轻柔灵活的小幅度的环形运动，带动皮肤和皮下组织。每分钟操作 120 ～ 160 次。为加强揉动的力量，可以食指罗纹面搭于中指远侧指间关节背侧进行操作，也可用无名指罗纹面搭于中指远侧指尖关节背侧进行操作。

3. 鱼际揉法

以鱼际着力按压在施术部位，带动皮下组织做环形运动的手法。肩部放松，屈肘成 120° ～ 140°，肘部外翘，腕关节放松，呈微屈或水平状，以手的鱼际部着力于施术部位上，前臂做主动的横向摆动，使鱼际部环形运动，带动皮肤和皮下组织。每分钟操作 120 ～ 160 次。

4. 掌根揉法

以手掌掌根部位着力按压在施术部位，带动皮下组织做环形运动的手法。肘关节微屈，腕关节放松并略背伸，手指自然弯曲，以掌根部附着于施术部位上，前臂做主动运动，带动腕掌做小幅度的环形运动，使掌根部在施术部位上环形运动，带动皮肤和皮下组织，每分钟操作 120 ~ 160 次。

在临床治疗的实际运用中，上述这些基本操作方法可以单独或复合运用，也可以选用属于经穴按摩技术的其他手法，比如按法、点法、弹拨法、叩击法、拿法、掐法等，视具体情况而定。

二、常见疾病的经穴按摩

（一）痛经（原发性痛经）

痛经系由情志所伤，六淫为害，导致冲任受阻；或因素体不足，胞宫失于濡养，导致经期或经行前后呈周期性小腹疼痛的月经病。经期或经行前后小腹疼痛，痛及腰骶，甚则昏厥，呈周期性发作。好发于青年未婚女子。排除盆腔器质性疾病所致腹痛。依据国家中医药管理局 1994 年颁布的《中医病证诊断疗效标准》进行诊断。

【治则治法】通调气血。

【操作步骤】

（1）患者仰卧位。一指禅推法或揉法操作于气海、关元穴。

（2）患者俯卧位。以一指禅推法、按法、揉法或点法操作于腰部肝俞、肾俞、命门、八髎穴诸穴。

（3）患者仰卧位。以一指禅推法、按法、揉法或点法操作于三阴交、足三里诸穴。

（4）可以辅助使用脏腑按摩。

（二）不寐（失眠）

不寐是因脏腑机能紊乱，气血亏虚，阴阳失调，导致不能获得正常睡眠。可见入寐困难或寐而易醒，醒后不寐，重者彻夜难眠，常伴有头痛、头昏、心悸、健忘、多梦等症。依据国家中医药管理局 1994 年颁布的《中医病证诊断疗效标准》进行诊断。

【治则治法】宁心安神。

【操作步骤】

（1）患者坐位或卧位。医者以一指禅推法或揉法操作于印堂、神庭、太阳、头维、百会。

（2）医者以一指禅推法或揉法操作于眼眶及睛明、鱼腰、攒竹诸穴。

（3）医者以拿法从头顶操作至枕部风池穴，反复 3 ～ 4 遍。

（三）头风（头痛）

由肝阳上亢、痰瘀互结而致清阳不升，或浊邪上犯，清窍失养，以头部疼痛为主要表现的病证。主要指血管神经性头痛，以及高血压病、脑动脉硬化等。头痛部位多在头部一侧额颞、前额、颠顶，或左或右辗转发作，或呈全头痛。头痛的性质多为跳痛、刺痛、胀痛、昏痛、隐痛，或头痛如裂等。头痛每次发作可持续数分钟、数小时、数天，也有持续数周者，隐袭起病，逐渐加重或反复发作。应查血常规，测血压，必要时做腰穿、骨穿、脑电图。有条件时做经颅多普勒、CT、磁共振等检查，以明确头痛的病因，排除器质性疾病。依据国家中医药管理局 1994 年颁布的《中医病证诊断疗效标准》进行诊断。

【治则治法】疏经通络止痛。

【操作步骤】

（1）患者坐位或卧位。

（2）以一指禅推法、揉法或按法操作于头面部的睛明、鱼腰、攒竹、印堂、神庭、太阳、头维、百会、四神聪等穴。

（3）以按揉法或拿法操作于风池穴。

三、禁忌症

（1）严重的心脑血管疾病。

（2）肿瘤或感染。

（3）女性经期或妊娠期。

四、注意事项

（1）注意辨证取穴。

（2）要求循经取穴，“宁离其穴，不离其经”。

（3）常与脏腑按摩组合应用。

第三节　关节运动按摩

关节运动按摩是以屈伸法、摇法等手法作用于关节，使关节在生理运动极限范围内做屈伸、旋转等运动的按摩医疗技术。关节运动按摩具有舒筋通络、滑利关节的功效，适用于全身各关节，适应的病证包括常见的骨伤科病证，如关节粘连、错缝、肌肉痉挛等。

一、基本操作方法

（一）摇法

以关节为轴，将肢体做被动环转运动的手法（图 10-6）。

1. 摇颈

患者坐位，颈项部放松，医者立于其背后或侧后方，以一手扶按其头顶后部，另一手扶托于下颌部，两手协调运动，做环形摇转运动。

2. 摇腰

（1）仰卧位摇腰法

患者仰卧位，两下肢并拢，屈髋屈膝，医者双手分按其两膝部；或一手按膝，另一手按于足踝部，两手臂协调用力，做环形摇转运动。

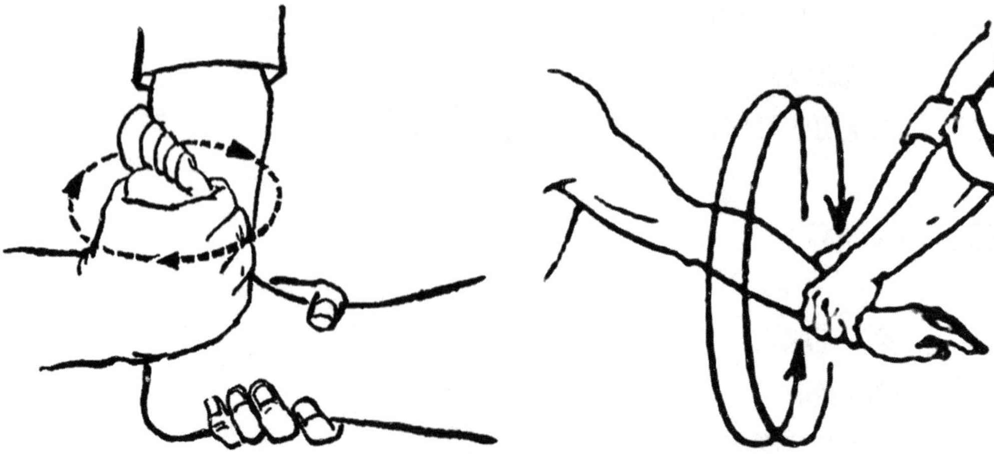

图 10-6　摇法

（2）俯卧位摇腰法

患者俯卧位，两下肢伸直。医者一手按压其腰部，另一手托抱住双下肢膝关节稍上方，两手臂协调施力，做环形摇转运动。

3. 摇肩

（1）托肘摇肩法

患者坐位，医者立于其侧方。以一手按压于其肩关节上方以固定，另一手托握肘部，使其前臂搭放于医者前臂上，手臂部协调施力，使肩关节做中等幅度的环形摇转运动。

（2）握腕摇肩法

患者坐位，医者立于其对面。以一手扶按肩部以固定，另一手握腕部，使上肢外展。两手协调施力，做肩关节中等幅度的环形摇转运动。

（3）大幅度摇肩法

患者坐位或站立位，两上肢自然下垂并放松。医者于其前外方，两足前后开立呈前弓步。令其一侧上肢向前外上方抬起，以一手反掌托于其腕部，另一手扶压其上呈挟持状。将其上肢慢慢向前外上方托起，位于下方一手应逐渐翻掌，当上举至 160° 左右时，即可虎口向下握住其腕部。另一手随上举之势由腕部沿前臂、上臂外侧滑移至肩关节上方。略停之后，两手协调用力，使按于肩部的一手将肩关节略向下方按压并予以固定，握腕一手则略上提，使肩关节伸展。随即一手握腕摇向后下方，经下方至其前外方 45° 位稍停，此时扶按肩部一手已随势沿其上臂、前臂滑落于腕部，呈两手挟持其腕部状。然后将其手臂上抬经医者胸前运转至初始位，此过程中握腕一手应逐渐变成手掌托腕，另一手则经其腕部的下方交叉滑移回返至其腕关节的上方。此为肩关节大幅度的摇转一周，可反复摇转数次。在大幅度摇转肩关节时，医者要配合脚步的移动，以调节身体重心。即当肩关节向上、向后外方摇转时，前足进一小步，身体重心在前；当向下、向前外下方摇转时，前足退一小步，身体重心后移。

4. 摇肘

患者坐位，屈肘约 45° 左右。医者以一手托住其肘后部，另一手握住腕部，两手协调施力，使肘关节做环转摇动。

5. 摇腕

患者坐位，掌心朝下。医者双手合握其手掌部，以两手拇指分按于腕背侧，余指端扣于手掌面两侧。两手臂协调用力，在稍牵引情况下做腕关节的环形摇转运动。亦可一手握其腕上部，另一手握其指掌部，在稍牵引的情况下做腕关节的摇转运动。

6. 摇髋

患者仰卧位，一侧下肢屈髋屈膝。医者一手扶按其膝部，另一手握其足踝部或足跟部。将髋、膝关节的屈曲角度均调整到 90° 左右，然后两手臂协调用力，使髋关节做环转摇动。

7. 摇膝

患者俯卧位，一侧下肢屈膝。医者一手扶按股后部以固定，另一手握住足踝部，做膝关节的环转摇动。本法亦可在仰卧位情况下操作，即使被操作下肢屈髋屈膝，以一手托扶其腘窝处，另一手握其足踝部，进行环转摇动。

8. 摇踝

患者仰卧位，下肢自然伸直。医者坐于其足端，用一手托握起足跟以固定，另一手握住足趾部，在稍用力拔伸的情况下，做踝关节的环转摇动。本法亦可在俯卧位情况下操作，即被操作下肢屈膝约 90°，一手扶按足跟，另一手握住足趾部，两手协调施力，做踝关节的环转摇动。

（二）屈伸法

屈伸关节的手法。

1. 伸肩法

医者半蹲做骑马势，站于患者侧方，将患肢放于医者颈后，使其肘部恰好搭于医者肩上。医者两手围抱患者肩部，稍用力下压肩关节，缓缓站起，根据患者肩关节可能外展和前屈的程度，保持在一定的高度，持续 2 ~ 3 分钟，再放松，然后逐渐增大幅度，反复进行，3 ~ 5 次即可。

2. 伸肘法

患者与医者相对而坐。医者用一手托住患肢肘部，并将患肢的手夹于医者腋下，另一手按住患者的肩部，然后做推肩、抬肘动作，使患肢肘关节伸直。

3. 伸膝法

患者取仰卧位，两下肢伸直放松。医者站于患侧，以一手托住患肢小腿，使其小腿搁在医者前臂上，另一手夹住其膝关节上方，使患肢做屈膝屈髋运动，然后医者两手协同用力抬肘做伸膝运动，即托扶小腿之手，做抬肘动作

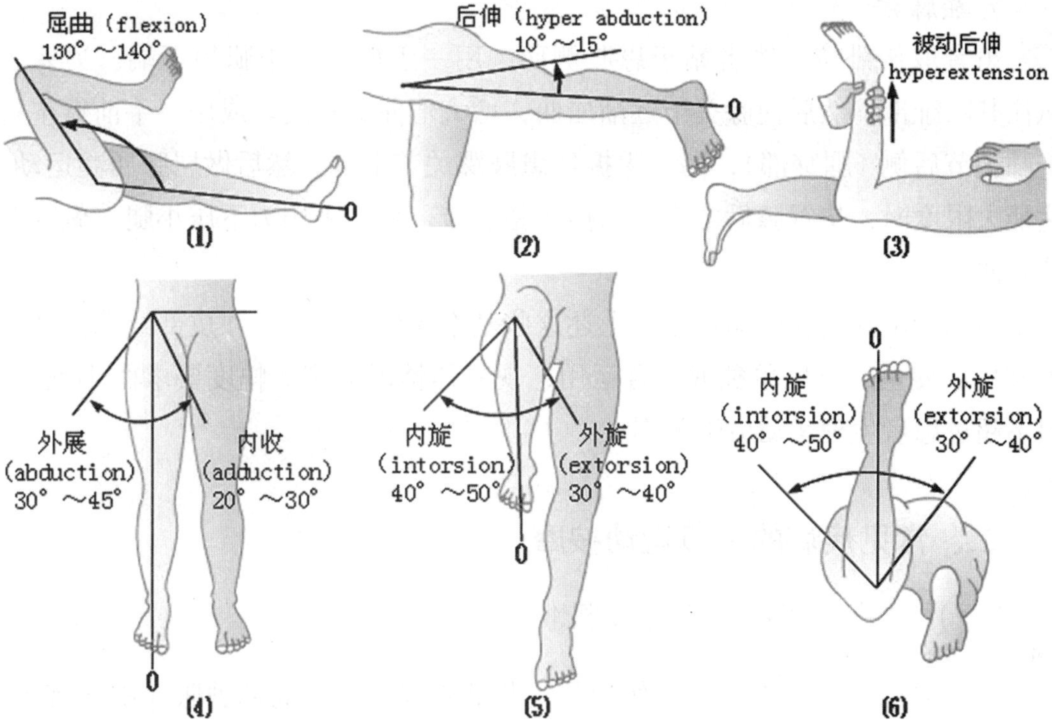

图 10-7　屈伸法

时，置于膝关节之手做向后推膝动作，使其膝关节伸直，并同时使患肢上举。患肢上举的幅度应根据病情以及患者能忍受的程度为度。

4. 伸髋法

患者侧卧位，患侧在上，医者站于其身后。一手握住患侧之踝部，另一手按于其腰部，然后两手协同用力，将患肢向后牵拉，置于腰部之手同时向前推按，似拉弓状，如此一拉一放，可重复操作数次。

5. 单屈髋法

患者仰卧位，医者站于患肢侧方，用一手握住患肢的下端（踝关节的上方），另一手捏住其足跟部，使患肢屈膝屈髋，然后医者两手同时用力，使其髋、膝、踝关节同时屈曲，并尽量使患肢大腿贴近其腹部。

6. 双屈髋法

患者仰卧位，医者一手托住其两足跟部，另一手扶住其膝关节前方，使两侧膝、髋关节做屈伸动作，达到一定限度后，医者可小幅度反复多次地推压膝部，逐渐加大屈髋的角度，使其大腿尽量贴近腹部。

7. 屈膝法

患者取俯卧位，医者站于患肢侧面，用一手握住其小腿的下端，另一手抓住其跖趾部，然后使膝关节逐渐屈曲，增大弯曲的角度。或用一手前臂垫置于膝关节后侧（腘窝部），另一手握住患肢踝关节上部，然后做屈膝屈髋运动，达最大限度时，垫置膝后之手向前推压膝关节，另一手用力下压小腿，做膝关节屈曲动作。

在临床治疗的实际运用中，上述这些基本操作方法常常在皮部经筋按摩技术施用后使用，可以单独或复合运用，视具体情况而定。幅度要求由小到大，但不超过患者生理运动极限范围。

二、常见疾病的关节运动按摩

（一）踝关节伤筋（踝关节扭伤）

有明确的踝部外伤史。损伤后踝关节即出现疼痛、局部肿胀、皮下瘀斑、伴跛行。局部压痛明显，若内翻扭伤者，将足做内翻动作时，外踝前下方剧痛；若外翻扭伤者，将足做外翻动作时，内踝前下方剧痛。X线检查未见骨折。损伤早期通过对症处理，减轻肿胀、缓解疼痛，后期需要通过相应治疗改善关节运动功能，一般采用关节运动按摩技术。依据国家中医药管理局1994年颁布的《中医病证诊断疗效标准》进行诊断。

【治则治法】理筋通络，滑利关节。

【操作步骤】

患者仰卧位，下肢自然伸直。医者坐于其足端，用一手托握起足跟以固定，另一手握住足趾部，在稍用力拔伸的情况下，做踝关节的环转摇动。

（二）桡骨远端骨折后康复

有外伤史，多为间接暴力所致。伤后腕关节周围肿胀、疼痛，前臂下端畸形，压痛明显，腕臂活动功能障碍。X线检查可明确诊断。桡骨远端骨折包括向背侧移位的Colles骨折、背侧移位的Barton骨折，向掌侧移位的Smith骨折、掌侧Barton骨折和Chauffeur骨折。去除固定后，在骨科相关治疗的同时，需要通过关节运动按摩技术促进腕关节恢复关节功用。桡骨远端骨折可依据国家中医药管理局1994年颁布的《中医病证诊断疗效标准》进行诊断。

【治则治法】理筋通络，滑利关节。

【操作步骤】

（1）摇腕。患者坐位，掌心朝下。医者双手合握其手掌部，以两手拇指分按于腕背侧，余指端扣于手掌面两侧。两手臂协调用力，在稍牵引情况下做腕关节的环形摇转运动。

（2）屈伸腕关节。患者坐位，掌心朝下。医者双手合握其手掌部，以两手拇指分按于腕背侧，余指端扣于手掌面两侧。两手臂协调用力，在稍牵引情况下做腕关节的屈伸运动。

三、禁忌症

（1）关节脱位或骨折。

（2）关节炎症、肿瘤、结核。

（3）软组织撕裂或断裂。

四、注意事项

（1）注意关节运动范围的控制，不要有超生理运动范围的运动。

（2）对于活动范围受限的关节，治疗时注意要逐步增加关节运动范围。

（3）皮部经筋按摩常在关节运动按摩之前使用，可以增加安全性和有效性。

第四节 关节调整按摩

关节调整按摩是以按压法、拔伸法、扳法等手法作用于关节，调整关节周围组织张力、关节位置、肢体力线，改善或恢复关节功能状态，或使关节位置恢复正常的按摩技术。具有舒筋通络、滑利关节、整复错位、松解粘连的功效。适用于全身各部关节，适应的病证包括常见的骨伤科病症和脊柱相关疾病等。

一、基本操作手法

（一）拔伸法

固定关节或肢体的一端，沿纵轴牵拉另一端的手法（图 10-8）。

1. 颈椎拔伸法

（1）颈椎掌托拔伸法

患者坐位，医者立于其后方。以双手拇指端及罗纹面分别顶抵住其枕骨下方的两侧风池穴处，两掌分置于两侧下颌部以托挟助力，两小臂置于其两侧肩上部的肩井穴内侧。两手臂部协调用力，即拇指上顶，双掌上托，同时前臂下压，缓慢地向上拔伸 1 ~ 2 分钟。

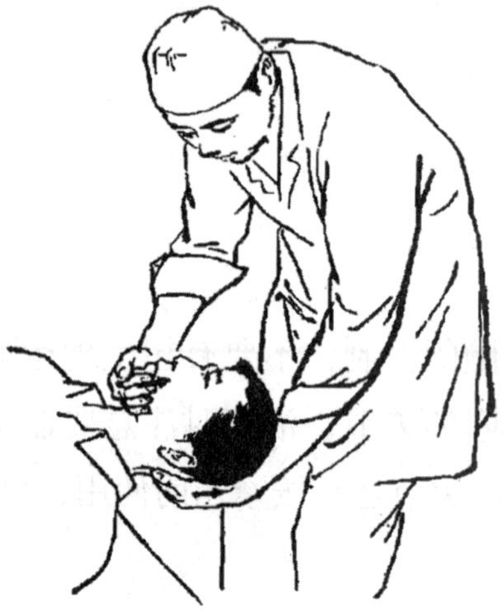

图 10-8 拔伸法

（2）颈椎肘托拔伸法

患者坐位，医者立于其侧方。以一手扶于其枕后部以固定助力，另一侧上肢的肘弯部托住其下颏部，手掌则扶住对侧头顶以加强固定。两手协同用力，向上缓慢地拔伸 1 ~ 2 分钟。

颈椎拔伸亦可在患者仰卧位时操作。医者置方凳坐患者头端，一手扶托其枕后部，另一手托于其下颏部，两手协调施力，水平方向向其头端拔伸。

2. 肩关节拔伸法

（1）肩关节对抗拔伸法

患者坐位，医者立于其侧方。以两手分别握住其腕部和前臂上段，将肩关节外展 45°～60° 位时逐渐用力牵拉，同时嘱受术者身体向对侧倾斜或有助手协助固定其身体上半部，以与牵拉之力相对抗，持续拔伸 1～2 分钟。

（2）肩关节手牵足蹬拔伸法

患者仰卧位，医者置方凳坐于其肩关节拔伸一侧的身侧。以近其身侧下肢的足跟部置于其腋窝下，双手分别握住其腕部和前臂部，将其上肢外展约 20° 左右，医者身体后倾，手足及身体协调相反施力，对肩关节作对抗牵引，持续一定时间后，再内收、内旋其肩关节。

3. 肘关节拔伸法

患者坐位，医者位于其侧方。将其上肢置于外展位，助手两手握住其上臂上段以固定，医者一手握其腕部、另一手握其前臂下段进行拔伸。

4. 腕关节拔伸法

患者坐位，医者位于其侧方。以一手握住其前臂中段，另一手握其手掌部，两手对抗施力进行拔伸。

5. 腰椎拔伸法

患者俯卧位，双手抓住床头或助手固定其肩部，医者立于其足端。以双手分别握住其两下肢足踝部，身体宜后倾，逐渐向其足端拔伸。

6. 髋关节拔伸法

患者仰卧位，医者立于其侧方，助手以双手按于其两髂前上棘以固定。将其一侧下肢屈髋屈膝，医者以一手扶于膝部，另一侧上肢屈肘以前臂部托住其腘窝部，胸胁部抵住其小腿。两手及身体协调施力，将其髋关节向上拔伸。

7. 膝关节拔伸法

患者仰卧位，医者立其足端，助手以双手合握住其一侧下肢股部中段以固定。医者以两手分别握住其足踝部和小腿下段，身体后倾，向其足端方向拔伸膝关节。

8. 踝关节拔伸法

患者仰卧位，医者立其足端。以一手握其小腿下段，另一手握住跖趾部，两手对抗用力，持续拔伸踝关节。

（二）扳法

医者用一手固定住施术关节的近端，另一手作用于关节的远端，然后双手做相反方向或同一方向用力，使关节慢慢被动活动至有阻力时，再做一短促的、稍增大幅度的、有控制的、突发性的扳动。

1. 胸背部扳法（需在执业医师指导下操作）

（1）扩胸牵引扳法

患者坐位，两手十指交叉扣住并抱于枕后部，医者立于其后方。以一侧膝部抵住其背部胸椎病变处，两手分别握扶住两肘部。先嘱其做前俯后仰运动，并配合深呼吸。即前俯时呼气，后仰时吸气。如此活动数遍后，待身体后仰至最大限度时，将两肘部向后方做一短促的拉动，同时膝部突然向前顶抵，常可听到“喀”的弹响声。

（2）胸椎对抗复位法

患者坐位，两手抱于枕后部并交叉扣住，医者立其后方，两手臂自患者腋下伸入并握住其两前臂下段，一侧膝部抵顶病变胸椎棘突处。然后握住前臂的两手用力下压，两前臂则用力上抬，使颈椎前屈并将其脊柱向上向后牵引，而抵顶病变胸椎的膝部也同时向前向下用力，与前臂的上抬形成对抗牵引。持续牵引片刻后，两手、两臂与膝部协同用力，做一短促的扳动，常可闻及“喀”的弹响声。

（3）扳肩式胸椎扳法

患者俯卧位，全身放松，医者立于其患侧。一手以掌根抵住病变胸椎的棘突旁，另一手扳住对侧肩前上部，将其肩部扳向后上方，两手协调，做相对抗作用力；当遇到阻力时，略停片刻，随即做一短促的扳动，常可闻及“喀”的弹响声。

2. 腰部斜扳法（需在执业医师指导下操作）

患者侧卧位，在上一侧的下肢屈髋屈膝，在下一侧的下肢自然伸直。医者站在其面向侧的床边，以位于患者头向侧的肘或手抵住其肩前部，另一肘部或手抵于其臀部，两肘或两手向相反方向协调施力。施术时，应先做数次腰部小幅度的扭转活动，即按于肩部的肘或手同按于臀部的肘或手同时施用较小的力使其肩部向后方、臀部向前方按压，一压一松，使腰部形成连续的小幅度扭转而放松。待腰部完全放松后，再使腰部扭转至有明显阻力位时，略停片刻，然

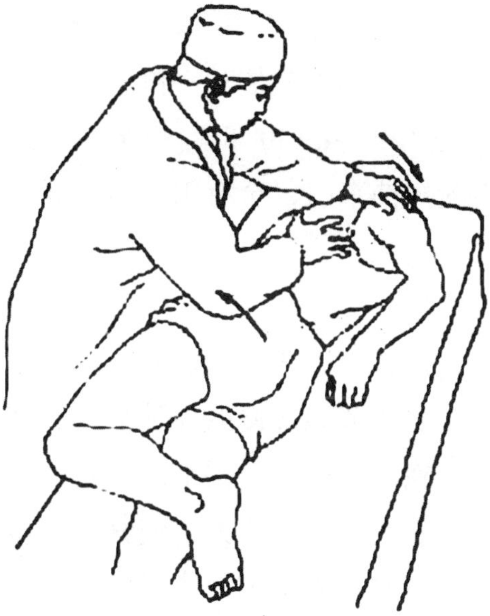

图 10–9　腰部斜扳法

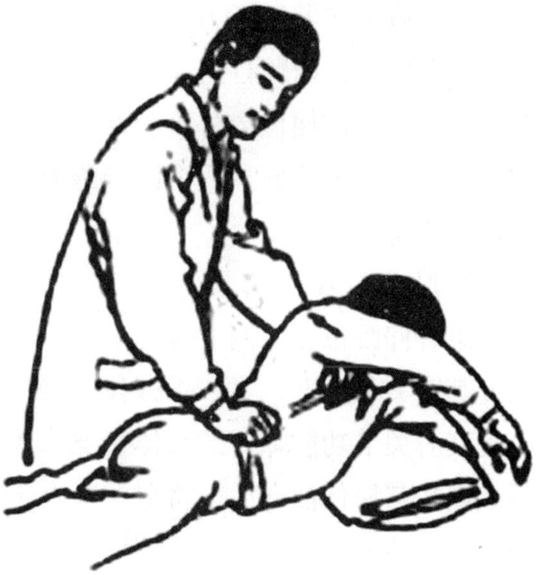

图 10–10　肩关节扳法

后做一短促的扳动，常可闻及“喀”的弹响声。

3. 肩关节扳法

（1）肩关节外展扳法

患者坐位，医者半蹲于侧。将患者手臂外展 45° 左右，然后将其肘关节上方处搁置于一侧肩上，以两手从其肩部两侧扣住锁紧。医者缓缓立起，使其肩关节外展，至有阻力时，略停片刻，医者双手与身体及肩部协同施力，做一肩关节外展位增大幅度的扳动。

（2）肩关节内收扳法

患者坐位，一侧手臂屈肘置于胸前，手搭扶于对侧肩部，医者立于其身体后侧。以一手扶按于其肩部以固定，另一手托握于肘部并缓慢地向对侧胸前上托，至有阻力时，做一增大幅度的内收位的扳动。

（3）肩关节旋内扳法

患者坐位，一侧上肢的手与前臂屈肘置于腰部后侧，医者立于其侧后方，以一手扶按其肩部以固定，另一手握住其腕部将其小臂沿其腰背部缓缓上抬，以使其肩关节逐渐内旋，至有阻力时，做有控制的上抬其小臂动作，以使其肩关节产生内旋位的扳动。

（4）肩关节上举扳法

患者坐位，两臂自然下垂，医者立于其后方，以一手握住其一侧上肢的前臂下段，并自前屈位或外展位缓缓向上抬起，至 120° ~ 140° 时，以另一手握住其前臂近腕关节处。两手协调施力，向上逐渐拔伸牵引，至有阻力时，做一有控制的向上方向扳动。

4. 肘关节扳法

患者仰卧位，一侧上肢的上臂平放于床面，医者置方凳坐于其侧。以一手托握其肘关节上部，另一手握住前臂远端，先使肘关节做缓慢的屈伸活动，然后视其肘关节功能障碍的具体情况来决定扳法的施用。如系肘关节屈曲功能受限，则在其屈伸活动后，将肘关节置于屈曲位，缓慢地施加压力，使其进一步屈曲，向功能位靠近。当遇到明显阻力时，以握前臂一手施加一个稳定而持续压力，达到一定时间后，两手协调用力，做一个短促的扳动。如为肘关节伸直功能受限，则向反方向依法扳动。

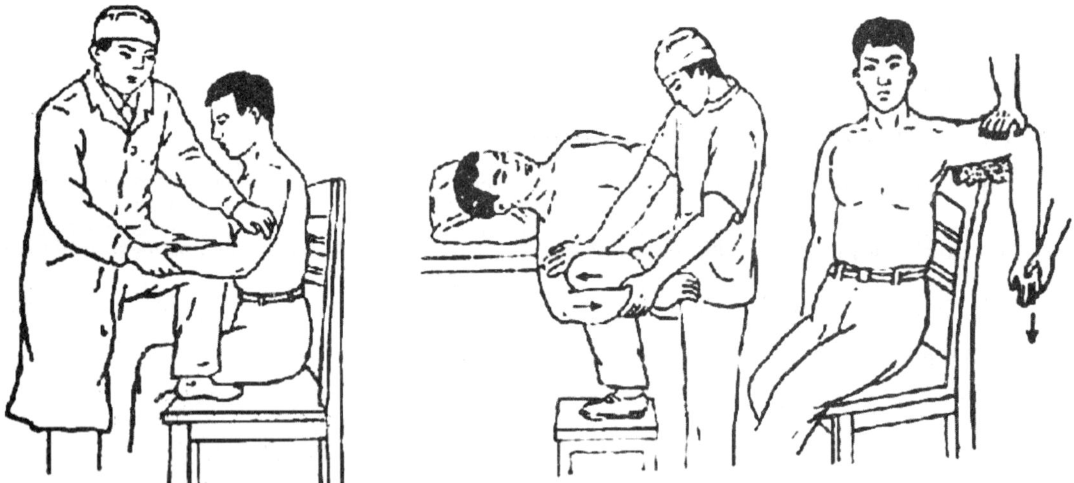

图 10-11　肘关节扳法

5. 腕关节扳法

（1）屈腕扳法

患者坐位，医者立于其对面。以一手握住前臂下端以固定，另一手握住指掌部，先反复做腕关节的屈伸活动，然后将腕关节置于屈曲位加压，至有阻力时，做一短促的扳动，可反复为之。

（2）伸腕扳法

患者坐位，医者立其对面。以两手握住指掌部，两拇指按于腕关节背侧，先做拔伸摇转数次，然后将腕关节置于背伸位，不断加压背伸，至有阻力时，做一稍增大幅度的扳动，可反复为之。

6. 髋关节扳法

（1）屈髋屈膝扳法

患者仰卧位，一侧下肢屈髋屈膝，另一侧下肢自然伸直，医者立于其侧。以一手按压伸直侧下肢的膝部以固定，另一手扶按屈曲侧的膝部，前胸部贴近其小腿部以助力。两手臂及身体协调施力，将屈曲侧下肢向前下方施压，使其股前侧靠近胸腹部，至最大限度时，可略停片刻，然后做一稍增大幅度的加压扳动。

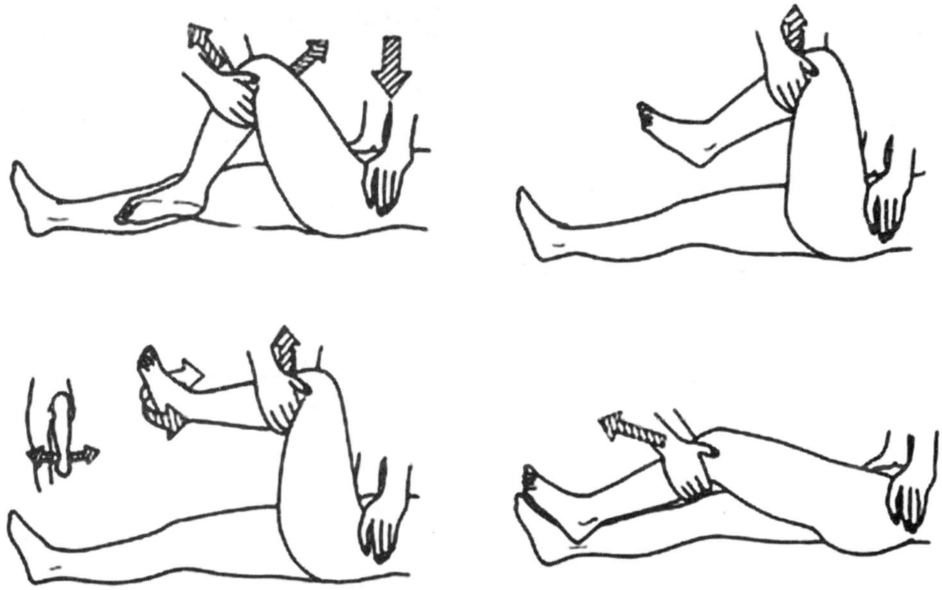

图 10-12　髋关节后伸扳法

（2）髋关节后伸扳法

患者俯卧位，医者立于其侧，以一手按于其一侧臀部以固定，另一手托住其同侧下肢的膝上部，两手协调用力，使其髋关节尽力过伸，至最大阻力位时，做一增大幅度的快速过伸扳动。

（3）“4”字扳法

患者仰卧位，将其一侧下肢屈膝，外踝稍上方的小腿下段置于对侧下肢的股前部，摆成“4”字形。医者立于其侧，以一手按于屈曲侧的膝部，另一手按于对侧的髂前上棘处，两手协调用力，缓慢下压，至有明显阻力时，做一稍增大幅度的快速的下压扳动。

（4）髋关节外展扳法

患者仰卧位，医者立于其侧方，以一手按于其对侧下肢的膝部以固定，另一手握住其靠医者侧的下肢小腿部或足踝部，两手及身体协调用力，使其该侧下肢外展，至有明显阻力时，做一稍增大幅度的快速扳动。

（5）直腿抬高扳法

患者仰卧位，双下肢伸直，医者立于其侧方。助手站在其对侧方，以双手按于其一侧膝部固定。医者将其近身一侧的下肢缓缓抬起，待其小腿抬高至医者肩部时，用肩将其膝部抵住，两手将其膝关节上部锁紧、扣住。肩部与两手臂协调用力，再将其逐渐上抬，使其在膝关节伸直位的状态下屈髋，当遇到明显阻力时，略停片刻，然后做一稍增大幅度的快速扳动。为加强对腰部神经根的牵拉，可在其下肢上抬到最大阻力位时，以一手握足掌前部，突然向下拉扳，使其踝关节尽量背伸。对于患侧下肢直腿抬高受限较轻者，可以一手下拉前足掌，使其踝关节持续背伸，另一手扶按膝部以保证患肢的伸直，然后进行增大幅度的上抬。坐骨神经痛急性期疼痛明显者慎用。

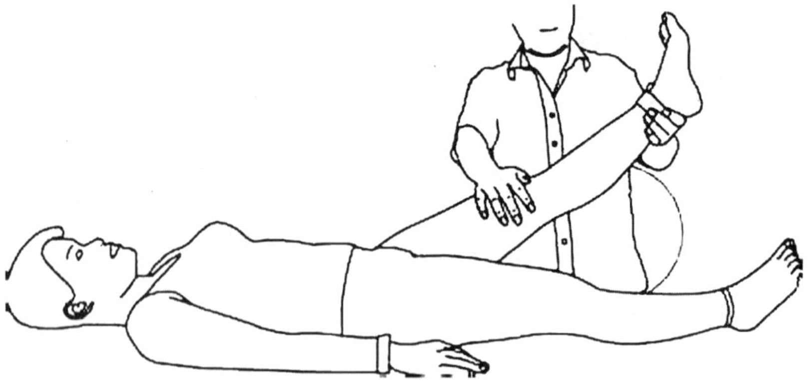

图 10–13　直腿抬高扳法

7. 膝关节扳法

（1）膝关节伸膝扳法

患者仰卧位，医者立于其侧方。一手按于其一侧下肢膝部，一手置于其小腿下端后侧，两手相对协调用力，至有阻力时，做一稍增大幅度的伸膝扳动。

（2）膝关节屈膝扳法

患者俯卧位，医者立于其侧方。一手扶于股后部以固定，另一手握住足踝部，使其膝关节屈曲，至阻力位时，做一增大幅度的快速下压。膝关节扳法亦可一手抵按膝关节内侧或外侧，另一手拉足踝部，向其内侧或外侧进行扳动。

8. 踝关节扳法

（1）踝关节背伸扳法

患者仰卧位，两下肢伸直，医者置方凳坐于其足端。医者以一手托住其足跟部，另一手握住其跖趾部，两手协调用力，尽量使踝关节背伸，至有明显阻力时，做一增大幅度的背伸扳动。

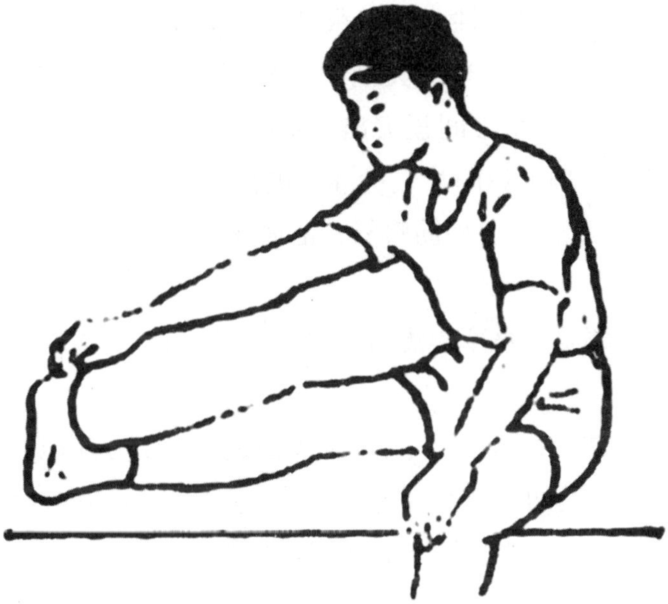

图 10-14　踝关节扳法

（2）踝关节跖屈扳法

患者仰卧位，两下肢伸直，医者置方凳坐于其足端。医者以一手托足跟部，另一手握住跖趾部，两手协调用力，尽量使踝关节跖屈，至有明显阻力时，做一增大幅度的跖屈扳动。踝关节扳法还可一手握足跟，另一手握足跗部，进行内翻或外翻扳动。

关节调整按摩技术种类繁多，在临床治疗的实际运用中，上述这些基本操作方法常常在皮部经筋按摩技术施用后使用，可以单独或组合运用，也可以选用属于关节调整按摩技术的其他手法，比如按压法（含交叉按压、冲击按压等）、脊柱微调手法、端提法、旋提法、背法、牵扳法等，视具体情况而定。

二、常见疾病的关节调整按摩

（一）腰痛病（腰椎间盘突出症）

有腰部外伤、慢性劳损或受寒湿史。大部分患者在发病前有慢性腰痛史。常发生于青壮年。腰痛向臀部及下肢放射，腹压增加（如咳嗽、喷嚏）时疼痛加重。脊柱侧弯，腰生理弧度消失，病变部位椎旁有压痛，并向下肢放射，腰活动受限。下肢受累神经支配区有感觉过敏或迟钝，病程长者可出现肌肉萎缩。直腿抬高或加强试验阳性，膝、跟腱反射减弱或消失，踇趾背伸力减弱。X 线检查：脊柱侧弯，腰生理前突消失，病变椎间盘可能变窄，相邻边缘有骨质增生。CT 检查可显示椎间盘突出的部位及程度。依据国家中医药管理局 1994 年颁布的《中医病证诊断疗效标准》进行诊断。

【治则治法】舒筋通络，理筋整复，活血化瘀。

【操作步骤】

（1）解除腰臀部肌肉痉挛。患者俯卧位，医者以轻柔的㨰法、按法操作于患侧腰臀及下肢。

（2）腰椎拔伸法。患者双手抓住床头或助手固定其肩部，医者立于其足端，以双手分别握住其两下肢足踝部，身体宜后倾，逐渐向其足端拔伸。

（3）腰部斜扳法。患者侧卧位，医者施以腰部斜扳法。

（4）促使损伤的神经恢复功能。医者沿受损伤神经支配区域施用㨰法、按法、点法、揉法、拿法等手法。

治疗期间，患者宜卧硬板床休息，并注意腰部保暖；腰椎间盘突出症中央型，按摩治疗操作时宜慎重；治疗前，腰椎间盘突出症诊断要明确。

（二）肩凝症（肩关节周围炎）

慢性劳损，外伤筋骨，气血不足复感受风寒湿邪所致。好发年龄在 50 岁左右，女性发病率高于男性，右肩多于左肩，多见于体力劳动者，多为慢性发病。肩周疼痛，以夜间为甚，常因天气变化及劳累而诱发，肩关节活动功能障碍。肩部肌肉萎缩，肩前、后、外侧均有压痛，外展功能受限明显，出现典型的“扛肩”现象。X 线检查多为阴性，病程久者可见骨质疏松。依据国家中医药管理局 1994 年颁布的《中医病证诊断疗效标准》进行诊断。

【治则治法】松解粘连，滑利关节，活血通络，化瘀止痛。

【操作步骤】

（1）患者坐位。先施以皮部经筋按摩。

（2）患者坐位。施以肩关节对抗拔伸法。

（3）患者仰卧位。施以肩关节手牵足蹬拔伸法。

（4）患者坐位。施以肩关节外展扳法。

（5）患者坐位。施以肩关节内收扳法。

（6）患者坐位。施以肩关节旋内扳法。

三、禁忌症

（1）关节炎症、肿瘤、结核。

（2）关节骨折、脱位。

（3）关节周围软组织出血、水肿，韧带、肌肉撕裂或断裂。

（4）严重的骨质疏松。

四、注意事项

（1）关节调整按摩有一定的难度，在临床应用时应优先考虑手法的安全性。手法操作前的诊断应以影像学资料作为参考。

（2）关节调整一定顺势而为，不要暴力拉伸及推扳。

（3）患者同时应该配合功能锻炼，以保持关节稳定。

（4）皮部经筋按摩常与关节调整按摩配合使用。

第五节　脏腑经络按摩

一、定义

脏腑经络按摩是以揉腹、振腹等手法，作用于胸腹部及脏腑相应的经络，使脏腑经络受到手法直接刺激，从而达到调理脏腑、疏通经络的目的。

二、五脏六腑及其主要功能

（一）五脏：心、肝、脾、肺、肾

（1）心：主血脉、神志。

（2）肺：主气，司呼吸，宣发肃降，通调水道，朝百脉，主治节。

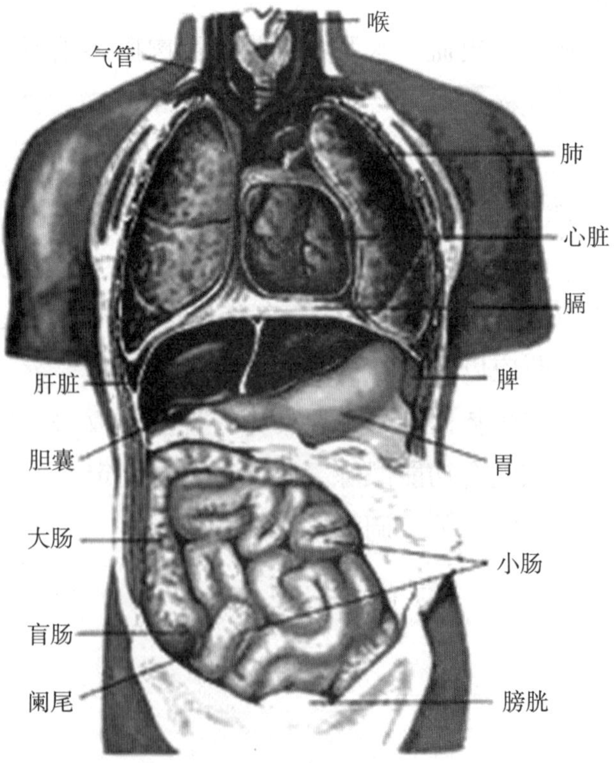

图 10-15　五脏六腑解剖图

（3）脾：主运化、统血。
（4）肝：主疏泄、藏血。
（5）肾：主精、水、纳气。

（二）六腑：胆、胃、小肠、大肠、膀胱、三焦

（1）胆：贮藏和排泄胆汁，主决断。
（2）胃：主受纳水谷、腐熟水谷，主通降。
（3）小肠：主受盛化物、泌别清浊。
（4）大肠：主传化糟粕，主津。
（5）膀胱：主贮存尿液、排泄尿液。
（6）三焦：通行元气，运行水液。

三、经络

经络是经脉和络脉的总称，是人体运行气血、联络脏腑、沟通内外、贯穿上下的通路。人体通过经络昼夜不停地运行气血，使整个机体保持相对的协调和平衡。经络中的气血来源于脏腑之气，所以经气的虚实又决定于脏腑之气的虚实。因此，脏腑经络按摩是调整人体气血盛衰和阴阳平衡的措施之一。《灵枢·海论》说："夫十二经脉者，内属于脏府，外络于枝节。"人的五脏六腑、四肢百骸、五官九窍、皮肉筋骨等组织器官，虽有各自不同的生理功能，但又互相联系，互相配合，进行有机的整体活动，使人体内外、上下、前后、左右构成一个整体，保持协调统一。人体这种整体联系和整体活动主要是通过经络系统的联络和沟通来实现的。十二经络重在沟通人体体表与脏腑以及脏腑之间的联系。

（一）十四经脉系统图

- 经络系统
  - 经脉
    - 十二经脉（正经）
      - 手三阴经
        - 手太阴肺经
        - 手厥阴心包经
        - 手少阴心经
      - 手三阳经
        - 手阳明大肠经
        - 手少阳三焦经
        - 手太阳小肠经
      - 足三阴经
        - 足太阴脾经
        - 足厥阴肝经
        - 足少阴肾经
      - 足三阳经
        - 足阳明胃经
        - 足少阳胆经
        - 足太阳膀胱经
      - （以上十二经脉）气血运行的主要通道；与脏腑有直接的络属关系。
    - 奇经八脉——十二经脉以外的重要经脉，包括督脉、任脉、冲脉、带脉、阴维脉、阳维脉、阴跷脉、阳跷脉，有统率、联络和调节十二经脉的作用。
    - 十经经别——从十二经脉别出的经脉，有加强十二经脉中相为表里的两经之间联系的作用。
  - 络脉
    - 别络——十二经脉及任、督各分出一支别络，加脾之大络，共十五支，有加强十二经脉表里两经在体表的联系和渗灌气血的作用。
    - 浮络——浮现于体表的络脉。
    - 孙络——最细小的络脉。
  - 连属部分
    - 外连
      - 十二经筋：十二经脉之气结、聚、散、络于筋肉、关节的体系。有连缀四肢百骸，主司关节运动的作用。
      - 十二皮部：十二经脉的功能活动反映于体表的部位。
    - 内属——五脏六腑：十二经脉所属络者。

（二）十二正经循行方向及流注

1. 循行方向

手三阴经从胸走手，手三阳经从手走头。足三阳经从头走足，足三阴经从足走腹胸。

2. 十四经脉流注

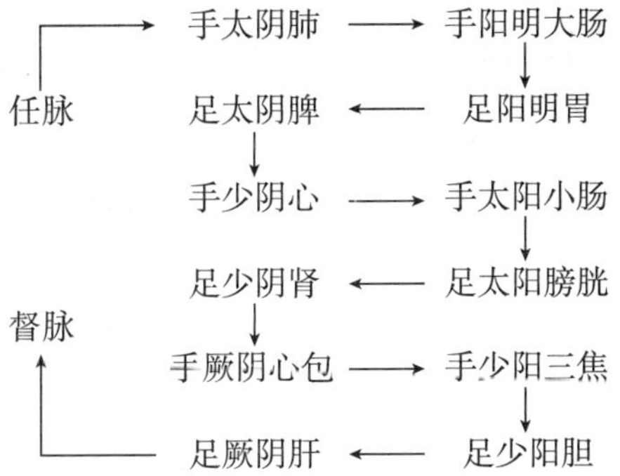

（三）十四经脉不通的证候群

（1）手太阴肺经不通。怕风，易咽干咳嗽；过敏性鼻炎、皮肤干燥易过敏；动则气短胸翳，面色无华。

（2）手阳明大肠经不通。牙痛，头痛，口干，皮肤过敏；青筋、斑点，肠胃功能减弱；慢性咽炎。

（3）足阳明胃经不通。喉咙痛，胃痛怕热，消化不良；倦怠，膝关节痛；便秘，唇干舌燥，身体消瘦。

（4）足太阴脾经不通。脘腹胀气，吸收不良，口淡；容易呕吐作闷，易倦怠虚胖；头痛、头脑不清，湿重、脚肿便溏；关节酸胀、糖尿病。

（5）手少阴心经不通。心烦、心惊、心悸、心闷、心痛；气短，上气有压力感，忧郁易怒；口腔溃疡，口干口臭。

（6）手太阳小肠经不通。小腹绕脐而痛，心悸、心闷、头顶痛；容易腹泻，手脚寒冷，吸收不良，虚肥。

（7）足太阳膀胱经不通。恶风怕冷；颈项不适，腰背肌肉胀痛，腰膝酸软，静脉曲张，尿频尿多；尿黄，前列腺肥大。

（8）足少阴肾经不通。手足怕冷，口干舌燥，腰膝酸痛，咽喉炎，月经不调，性欲减退，前列腺肥大，足跟痛，尿频、尿少、尿黄。

（9）手厥阴心包经不通。失眠多梦；易醒、难入睡，心烦健忘，胸悸、心闷，口干，神经衰弱。

（10）手少阳三焦经不通。偏头痛、头晕；耳鸣，上热下寒；手足怕冷，倦怠易怒；皮肤易过敏，肌肉关节酸痛无力，食欲不振。

（11）足少阳胆经不通。口干口苦；偏头痛，容易惊悸，善叹息，便溏便秘；皮肤萎黄；消化不良，关节痛，脂肪瘤，疾湿积聚。

（12）足厥阴肝经不通。口干口苦；情志抑郁，胸胁胀痛；眩晕，血压不稳，易怒冲动；皮肤萎黄，易倦乏力，前列腺肥大；月经不调，乳房疾病，小便黄。

（13）任脉不通。怕热、汗多；阴阳失调，月经不调；阳痿、性冷淡；消化不良，胸闷气喘。

（14）督脉不通。虚寒怕冷，手足不温，疲劳乏力；颈椎痛、腰椎痛，痔疮便秘；阴阳失调。

四、脏腑经络按摩基本手法

（一）揉腹

四指与掌根交替用力，带动腹腔内容物随着手而交替运动起来，并相互摩擦而生热，使脏腑血管扩张，循环加快，改善营养吸收功能，从而达到疏通经络、调理脏腑的功效。

要领：用腕关节发力，带动大小鱼际、四指、掌根做顺时针旋转。

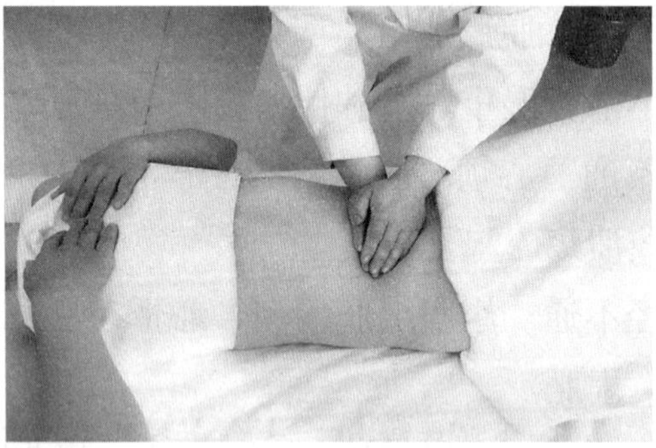

图 10-16　揉腹

（二）振腹

按摩师一手劳宫穴对准患者肚脐，以腕关节静止性发力，带动全手掌做上下快速摆动的手法，称振法。

要领：快速不间断地颤动，使力尽快传导至目标（腰部）处，以腰部发热为宜。

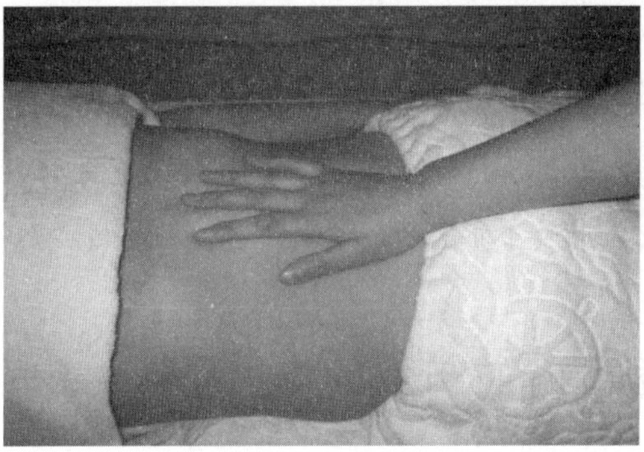

图 10–17　振腹

五、腹部按摩常用穴位及功效

（1）主穴。劳宫穴、神厥穴、天枢穴。

（2）配穴。百会、足三里、溃疡点、中极、血压点、肾系等穴。

（3）功效。疏通三焦，行气活血，温通经络，平衡阴阳。

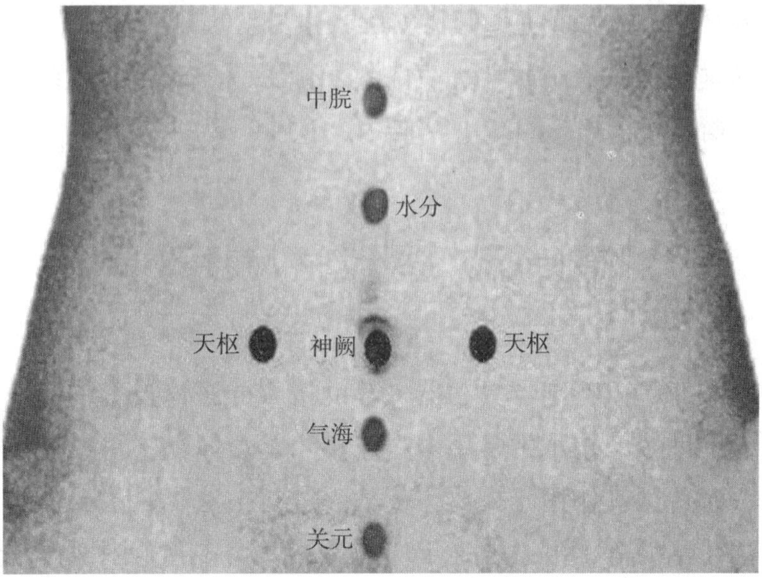

图 10–18　腹部常用穴位

六、揉腹、振腹适应症

（1）消化系统。脾胃虚弱，食欲不振，消化不良，腹痛，腹泻，胃及十二指肠溃疡，胃下垂，肥胖，失眠，便秘，下肢浮肿，手脚冰凉，等等。

（2）循环系统。心烦、心悸、心闷、心痛，气短、忧郁易怒，高血压、冠心病、淋巴引流，等等。

（3）内分泌系统。糖尿病，青春痘，乳腺增生，子宫肌瘤，前列腺增生，阳痿、早射、性冷淡，月经不调、宫寒、痛经，肩周炎，椎间盘突出，等等。

七、揉腹、振腹调节内分泌的作用原理

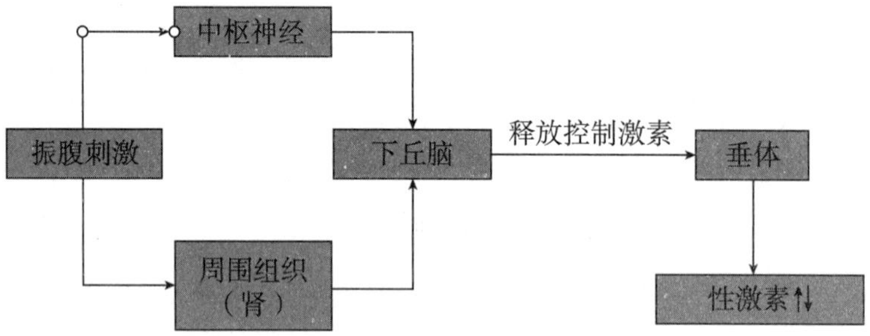

以肾上腺皮质激素为例，振腹可刺激腹内神经丛和脏腑血液循环（尤其是改善肾脏血液循环），从而使肾上腺皮质激素分泌增加，肾上腺皮质激素刺激脑垂体，使脑垂体释放控制激素，使性激素分泌减少或增加，直至机体内激素趋于或保持平衡。

第六节　器械辅助按摩

器械辅助按摩是以特定器具、器械辅助按摩的医疗技术，可发挥两者的协同作用。器械辅助按摩技术中常用木料、牛角、金属、塑料或其他材料等加工成一定形状，医者用其作用于人体，代替手进行按法、点法、揉法、推法、拍击法、弹拨法、刮法等，可以增强手法力量、增大作用范围，作用到手法不能达到的部位或深度，减轻医生的劳动强度。也可利用机械或电动的按摩器械，将患者摆放于一定的体位，易于特定手法的操作。适应病证包括按摩科各种适应病证。

一、基本操作方法

（一）揉法

手持特定器具置于施术部位或穴位上，沉肩，屈肘成 120° ~ 140°，腕关节放松，呈微屈或水平状，以肘关节为支点，前臂做主动运动，带动腕关节进行左右摆动，使特定器具在体表施术部位上做轻柔灵活的上下、左右或环旋揉动。手法频率为每分钟 120 ~ 160 次。

（二）点法

手持特定器具置于施术部位或穴位上，腕关节悬屈。前臂主动发力，进行持续点压。

（三）压法

手持特定器具置于施术部位或穴位上，腕关节悬屈。以腕关节为支点，做与施术部位相垂直的按压。当按压力达到所需的力量后，要稍停片刻，即所谓的“按而留之”，然后松劲撤力，再做重复按压，使按压动作既平稳又有节奏性。

（四）拨法

手持特定器具置于施术部位或穴位上，腕关节悬屈。以特定器具深按于治疗部位，下压至一定的深度，待有酸胀感时，再做与肌纤维或肌腱、韧带成垂直方向的单向或来回拨动，进行单向或往返的拨动。

（五）拍击法

手持特定器具，以其前 1/3 为击打着力面，腕关节适度放松，前臂为动力源而主动运动，上下挥臂，平稳而有节律性地拍击施术部位。

在临床治疗的实际运用中，上述这些基本操作方法可以单独或复合运用。临床上，器物辅助按摩技术还常常与其他按摩技术配合使用，视具体情况而定。

二、常见疾病的器械辅助按摩

（一）项痹病（神经根型颈椎病）

颈痛伴上肢放射痛，颈后伸时加重，受压神经根皮肤节段分布区感觉减弱，腱反射异常，肌萎缩，肌力减退，颈活动受限，牵拉试验、压头试验阳性。颈椎X线提示：椎体增生，钩椎关节增生明显，椎间隙变窄，椎间孔变小。CT可见椎体后赘生物及神经根管变窄。依据国家中医药管理局1994年颁布的《中医病证诊断疗效标准》进行诊断。

【治则治法】舒筋通络，活血镇痛。

【操作步骤】患者坐位或卧位。医者手持特定器具点、揉风池穴、颈夹脊、肩井穴、曲池穴及阿是穴等部位，每穴1 ~ 2分钟。

（二）腰痛病（腰肌劳损）

有长期腰痛史，反复发作。一侧或两侧腰骶部酸痛不适。时轻时重，缠绵不愈。劳累后加重，休息后减轻。一侧或两侧骶棘肌轻度压痛，腰腿活动一般无明显障碍。依据国家中医药管理局1994年颁布的《中医病证诊断疗效标准》进行诊断。

【治则治法】舒筋通络，活血止痛。

【操作步骤】患者立位，背略前屈。医者以马步蹲势或蹲位姿势立于患者背后，右手持棒，击打患者两侧膀胱经外侧线T4 ~ T10段，左右各2 ~ 3下。

三、禁忌症

体质过度虚弱者、小儿以及有出血倾向或有凝血功能障碍者不宜使用器械辅助按摩。

四、注意事项

用器械辅助进行按摩时，注意患者的承受能力。

下篇

现代康复理疗技术

第十一章　总　论

物理治疗（physiotherapy）是指应用天然的或人工的物理因子如电、光、声、磁、热、冷等作用于人体以治疗疾病的方法，简称理疗。理疗是康复治疗的重要手段之一，其特点是无痛苦，疗效确实，操作简便，不良反应少。

第一节　物理疗法的分类

一、天然物理因子疗法

包括采用日光、大气、海水、温泉、矿泉、森林、花卉、景观等作用于人体，疗养院应用较多。

二、人工物理因素疗法

人工物理因素多用于综合性医院。主要包括：

（一）电疗法

1. 低频电疗法

包括直流电疗法、直流电离子导入疗法、电水浴疗法、感应电疗法、电兴奋疗法、痉挛肌电刺激疗法、神经肌肉电刺激疗法、经皮神经电刺激疗法等。

2. 中频电疗法

包括等幅正弦中频电疗法、调制中频电疗法、干扰电疗法、音乐电疗法、高压电场疗法等。

3. 高频电疗法

包括达松伐电疗法、中波透热疗法、短波疗法、超短波疗法、微波疗法。

（二）光疗法

包括红外线疗法、紫外线疗法，红光疗法、蓝紫光疗法，激光疗法等。

（三）超声波疗法

包括一般超声波疗法、超声—间动电疗法、超声药物离子透入法、超声雾化疗法等。

（四）磁场疗法

包括静磁场疗法、脉动磁场疗法、低频交变磁疗法、中频磁疗法、高频磁疗法、磁化水疗法等。

（五）温热疗法

包括蜡疗法、泥疗法、坎离砂疗法、蒸汽疗法等。

（六）冷疗法

包括冷疗法、冷冻疗法等。

（七）水疗法

包括淡水浴、药物浴、气泡浴、淋浴、漩涡浴和水中运动等。

（八）其他疗法

包括生物反馈疗法、空气负离子疗法、高压氧疗法、常压氧疗法等。

第二节 物理疗法的作用机制

一、物理因素治疗的作用模式

物理因素作用机体会引起一系列反应。首先是物理反应，即能量吸收转换；其次是理化效应，即能量吸收后产生一系列生物化学、生物磁学及电力学等理化反应，这些反应包括组织形态、温度梯度、离子迁移、自由基形成、pH值变化、生化过程酶的活化、生物活性物质的产生等。这些理化效应可直接作用于局部产生效应，亦可通过神经反射、经络或体液引起节段反应和全身反应，这便是理疗的生物效应。

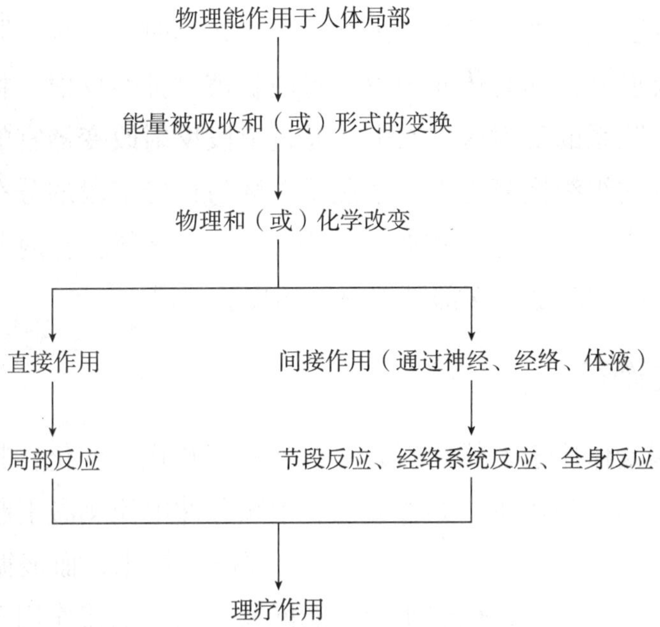

图 11-1　物理治疗的作用模式图

二、物理因素对人体的直接作用

物理因素对人体的直接作用随作用因素的不同有很大差别，如直流电作用下组织中离子的移动，超声波对组织细胞的细微“按摩”作用，激光炭化、切割皮肤赘生物等。不同物理因素的直接作用深度不同，如紫外线、长波红外线、直流电等疗法作用浅表；分米波及低、中频脉冲电流可作用于肌层；短波和超短波电容场电极间隙大，作用可深达骨组织。在临床应用中应熟练掌握上述特点。

三、物理因素对人体的间接作用

（一）神经途径

可通过多种反射引起，如轴突反射、节段反射（皮肤内脏反射）等。

1. 轴突反射

刺激引起的兴奋由传入神经纤维轴突的一个分枝传导到另一个分枝，即神经冲动绕过中枢神经细胞，从感受器直接传到效应器，在局部引起反应。

2. 节段反射

又称皮肤内脏反射。每对脊神经根相连的脊髓节段，控制调节着一定范围的皮肤、肌肉和内脏。皮肤内脏反射的基础在于皮肤内脏神经支配的节段性和同节段的皮肤内脏相关性。当物理因素作用于人体时，局部皮肤受到刺激，除引起同节段的反射外，同时传向中枢引起内脏植物神经反射。物理因素作用于内脏有节段反射联系的反射区皮肤上，通过节段反射改变器官的功能状态，可使有病理性改变的组织恢复正常。掌握反射区与神经节段的分布规律，对于正确地进行皮肤内脏反射治疗很重要，其中 T_1 ~ T_5 是与胸腔内器官有关的重要皮肤节段，T_6、T_7、T_8 是与腹部脏器有关的皮肤节段。

（二）体液途径

许多物理因素作用于人体后引起一系列物理和化学变化，其产物可通过体液系统产生全身和局部作用。如各类低、中频脉冲电流刺激引起肌肉收缩反应时，产生三磷酸腺苷（ATP）和乳酸，使局部血管扩张，血液循环增强，水肿渗出消退，营养代谢改善，促进肌肉功能恢复。高频电流作用于脑垂体，可使促肾上腺皮质激素（ACTH）分泌增多，产生类似糖皮质激素升高的结果。此外，电刺激后体内释放出的内源性吗啡样物质——脑啡肽和内啡肽，与镇痛有密切关系。紫外线照射人体后可提高网状内皮系统的功能，增加补体、凝集素和调理素，提高 T 淋巴细胞的功能。

（三）经络途径

物理疗法还可以通过中医经络、腧穴而发挥独特治疗作用。

理疗的作用机制，主要是通过神经、体液系统的应答反应而产生效应；物理因素的直接作用亦不能忽视。有关理疗作用机制的相关理论与假说很多，至今尚没有一个学说能全面、完整地解释理疗防治疾病的机制，尚待进一步研究。

第三节　物理疗法的作用

一、消炎

多种物理因素均有消炎、杀菌作用。如急性化脓性炎症表浅者可用紫外线照射或抗生素离子导入治疗；对慢性非特异性炎症，可采用温热疗法、磁场疗法或低、中频电疗法。

二、镇痛

炎症性疼痛采用抗感染物理治疗为主；缺血性或痉挛性疼痛可采用温热疗法，改善血液循环、消除痉挛；神经痛可用药物离子导入疗法或应用低、中频电疗。

三、镇静、催眠

可采用电睡眠疗法、静电疗法、药物离子导入疗法，颈交感神经节超短波疗法、磁场疗法、按摩疗法等。

四、兴奋神经、肌肉

低、中频电疗法有兴奋运动神经、肌肉的作用，用于治疗周围神经麻痹及肌肉萎缩，也可用于增强肌力训练。对感觉障碍者，可选用感应电疗法等。

五、缓解痉挛

具有缓解痉挛作用的物理疗法有短波、超短波和微波疗法，作用较深；作用浅部组织的有石蜡疗法、红外线疗法；此外还有作用于全身的热水浴疗法等。

六、软化瘢痕，消散粘连

音频电疗法、石蜡疗法、超声波疗法、碘离子导入疗法，有明显的软化瘢痕和消散粘连的作用。

七、促进伤口愈合

小剂量紫外线照射、锌离子导入等有促进伤口愈合的作用。

八、加速骨痂形成

微弱直流电阴极、脉冲磁场、功能性电刺激疗法、干扰电疗法均能促进骨质生长，加速骨折愈合。

九、调节机体免疫机能

实验证明，紫外线、红外线、磁场等物理因子均有增强和调节机体免疫的作用。

十、脱敏作用

紫外线照射疗法具有脱敏作用。

十一、抗癌作用

近年来采用加温、激光的光敏效应、激光汽化炭化、低温冷冻、聚焦超声以及超导磁体等理疗方法，在治疗癌症方面取得了一定进展。

十二、其他作用

如治疗心身疾病，可用生物反馈疗法。

理疗涉及临床各科，适应病症种类繁多，可用以防治疾病，在康复领域具有重要作用。在病、伤、残早期，及时应用理疗，不仅对疼痛、功能障碍、瘫痪等有很好的康复作用，促进伤病早日康复，而且对预防后遗症、促进功能恢复、降低致残率都有显著效果。

第十二章　分　论

第一节　光疗法

应用人工光源或日光辐射治疗疾病的方法称光疗法（phototherapy，light therapy）。按照光波波长排列，依次分为红外线、可见光和紫外线。现代用于治病的常用人工光源有红外线、紫外线、激光等。

一、红外线疗法

（一）概述

红外线疗法（infrared therapy）是应用光波中波长位于红光之外的热辐射线治疗疾病。红外线的光谱范围为 760nm ～ 1000μm。一般随波长增加，穿透组织能力逐渐减弱。临床将 760nm ～ 1.5μm 称为近红外线（短波红外线），可穿透皮肤和皮下组织；波长 1.5μm ～ 1000μm 为远红外线（长波红外线），易被皮肤吸收，作用浅。

（二）治疗作用

红外线被人体吸收后转为热能，局部组织温度升高，血管扩张，血循环加速，新陈代谢及免疫能力增强，有缓解肌痉挛、消炎、消肿、镇痛作用。

（三）治疗方法

常用的红外线治疗有两类：太阳灯，主要辐射近红外线及少量可见光；另一类市售 TDP（特定电磁波）频谱治疗仪等，属长波红外线治疗。方法：照射距离以使患者感到温热为准，每次 20 ～ 30 分钟，1 ～ 2 次 / 天，10 ～ 20 次 / 疗程。

（四）适应症

软组织损伤24小时后，炎症浸润吸收期、延迟愈合的伤口、冻疮、压疮等。

（五）禁忌症

恶性肿瘤局部、对眼睛直接照射、高热、急性炎症、活动性出血、活动性结核。

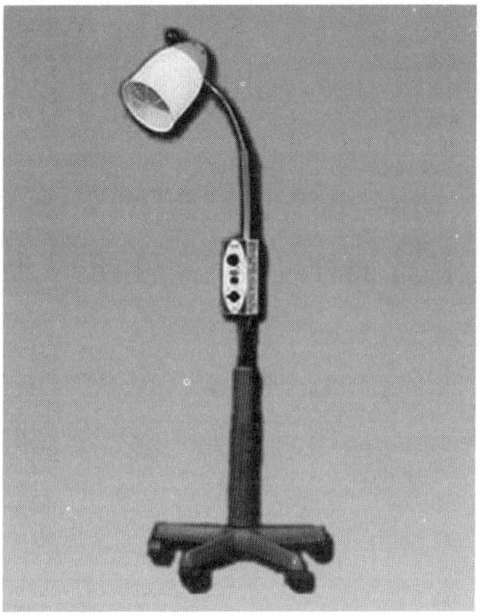

图12–1　发光红外线灯

二、可见光疗法

（一）概述

用可见光治疗疾病的方法称可见光疗法。在光谱中可见光位于红外线与紫外线之间，波长400 ~ 760nm，分为红、橙、黄、绿、青、蓝、紫七种颜色光线，不同波长可见光的光子能量不等。

（二）作用

1. 温热作用

可见光被组织吸收，均可产生热效应，红光穿透组织较深，可引起深部组织血循环加强，改善组织营养，提高吞噬细胞功能，促进炎症吸收消散。

2. 光化学作用

胆红素对蓝紫光（波长 400 ~ 500nm）有显著吸收作用，吸收后产生光化学变化，转变为水溶性、低分子、无毒的胆绿素，易通过尿便排出体外。

（三）应用

1. 蓝紫光疗法

常见于治疗新生儿的高胆红素血症。方法：采用 6 ~ 10 支 20W 蓝光荧光灯平行安装于半圆形罩内，灯管与床的长轴一致，距离床约 70 厘米。照射时，婴儿全身裸露，戴防护眼镜，间断或连续照射，总照射时间 24 ~ 48 小时。

注意事项：除保护婴儿眼睛外，距离不能太近以免烫伤。

2. 红光疗法

白炽灯加红色滤板，功率 200W，灯距 10 ~ 20 厘米，治疗时间 10 ~ 20 分钟，10 次 / 疗程。用于治疗面神经炎（急性期），促进溃疡创面愈合、体表局部感染、急性扭挫伤等。

（四）禁忌症

与红外线疗法相同。

三、紫外线疗法

（一）概述

应用紫外线治病的方法称紫外线疗法。紫外线在光谱中位于紫光外，波长范围 180 ~ 400nm，分三个波段。长波紫外线（UVA）波长 320 ~ 400nm，生物学作用弱，适用于光化学疗法，治疗某些皮肤病；中波紫外线（UVB）波长 280 ~ 320nm，能调节机体代谢，抗佝偻病、增强免疫、刺激组织再生和促进上皮愈合；短波紫外线（UVC）波长 180 ~ 280nm，有强烈杀菌作用，对各种耐药的绿脓杆菌、枯草杆菌、金黄色葡萄球菌等有杀灭作用。

（二）作用

紫外线作用人体主要产生光化学效应，故又称光化学射线。人体吸收紫外线后，组织内形成血管活性物质，皮下微血管扩张，照射局部皮肤出现红斑，

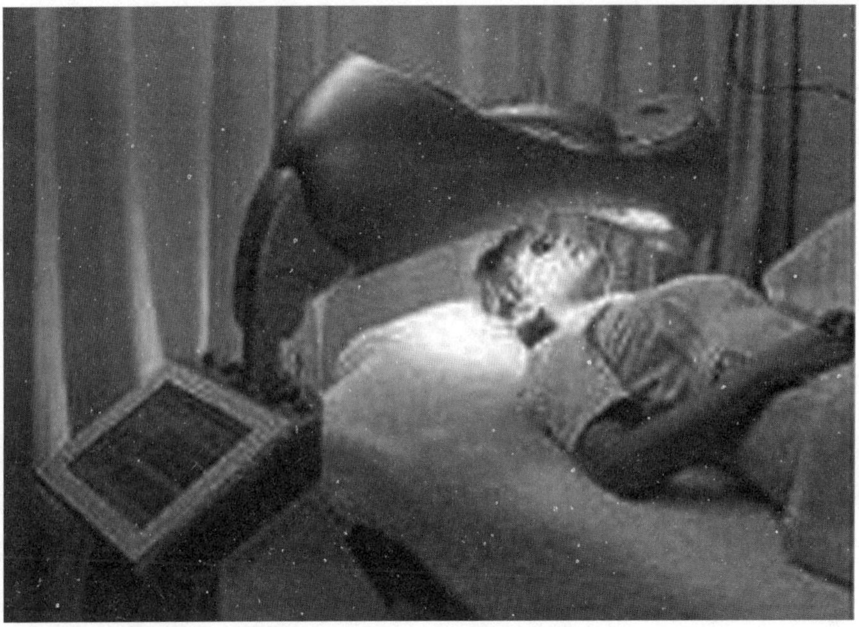

图 12–2 紫外线疗法

红斑可持续数日，渐渐转为色素沉着和皮肤脱屑。

治疗作用：具有抗感染、杀菌、消炎、脱敏、镇痛、调节细胞生长、促进维生素 D3（VitD3）形成、调节机体免疫功能及光致敏作用。近年来采用紫外线照射血液并充氧（ultraviolet blood irradiation and oxygenation，UBIO），有改善血液流变学、降低血脂、提高氧合作用、提高免疫功能的效用。

（三）适应症

紫外线全身照射疗法适用于佝偻病、骨质疏松症、过敏症、免疫功能低下、疖肿、玫瑰糠疹、银屑病等；局部照射适用于皮肤的化脓性感染、伤口感染或愈合不良、急性气管炎、肺炎、支气管哮喘、急性关节炎、急性神经痛等；体腔照射适用于口腔、鼻、外耳道、阴道、窦道等腔道感染；光敏疗法适用于银屑病、白癜风等；UBIO 疗法（紫外线照射充氧自血回输疗法）用于高脂血症、高粘血症、脑梗死、冠心病、肺心病、突发性耳聋等。

（四）禁忌症

心肝肾功能衰竭、出血倾向、活动性结核、急性湿疹、系统性红斑狼疮、日光性皮炎、光过敏性疾病、恶性肿瘤局部。UBIO 禁用于脑出血。

四、激光疗法

（一）概述

应用激光治疗疾病的方法称为激光疗法。激光是受激辐射放大的人工光，优于普通光，具有亮度高、单色性好、方向性强、相干性好的特性。

（二）作用

低能量激光对组织产生激活作用，改善组织血液循环，加速组织修复，加快代谢产物和致痛物质的排除；抑制致病物质的合成，提高痛阈；减少炎性渗出，提高免疫功能。作用于反射区能调节相应节段的生理功能，刺激穴位，起“光针”作用。低能量激光血管内照射有改善微循环、降低血脂等作用。中等能量激光，产生温热效应，能镇痛、止痒、消炎、消肿、促进伤口愈合。高能量激光，使组织温度升高，使蛋白质变性凝固、汽化、炭化、切割等。激光光敏作用，光敏剂血卟啉衍生物（HpD）在血液中达到一定浓度时，聚集于肿瘤细胞内，在一定波长激光的照射下可被激活而发出荧光，用于定位诊断。在HpD参与下，与氧结合后发生光动力学反应，产生对细胞有毒的单态氧，杀灭肿瘤细胞。

（三）适应症

低能量激光治疗局部炎症、皮肤黏膜溃疡、窦道、瘘管、脱发、变态反应性鼻炎、婴儿腹泻等；中能量激光治疗扭挫伤、关节炎、喉炎、气管炎、神经痛、压疮、神经性皮炎、皮肤瘙痒症等；高能量激光用于治疗皮肤赘生物、宫颈糜烂，或用于手术切割、烧灼、止血，切除皮肤焦痂、瘘管等；氩离子激光用于眼科手术，可通过光导纤维传输的激光用于治疗胃、直肠、气管、肺、膀胱等肿瘤；光敏疗法用于诊治皮肤及口腔、食道、膀胱等体腔内肿瘤。

（四）禁忌症

恶性肿瘤（光敏治疗除外）、皮肤结核、活动性出血、心肺肾功能衰竭。

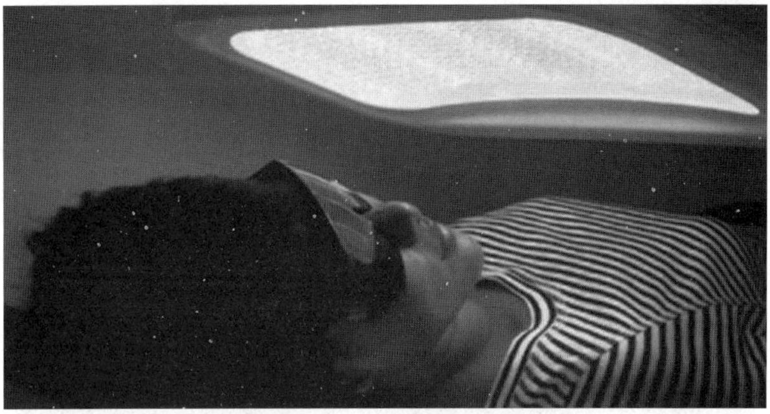

图 12-3　蓝光治疗

第二节　超声波疗法

一、概述

用超声波治疗疾病的方法称超声波疗法。超声波是频率在 20kHz 以上的机械振动波，具有与光波相似的物理性质，如反射、折射、聚焦，在介质中传播的能量因逐渐被吸收而衰减，在空气中衰减迅速。医用超声波频率为 800 ~ 1000kHz，国内传统的超声波频率为 800kHz，近年有研究采用 30 ~ 50kHz 低频超声波及 1 ~ 3MHz 高频超声波进行治疗的报道。

二、作用

超声波的机械振动作用于人体，对细胞产生细微的“按摩”作用，引起细胞质运动、原浆颗粒旋转等，并且超声能在体内转变成热能，机械作用及热作用影响细胞内部结构和功能，增强酶活性，加速生化反应。超声波的治疗作用如下：

第一，镇痛解痉。在超声波作用下神经及肌肉组织兴奋性下降。

第二，促进结缔组织分散。软化瘢痕，松解粘连。

第三，溶栓作用。动物实验提示超声波有溶栓作用。

第四，减轻或消除血肿。由于局部血液循环加速，细胞膜通透性增加，

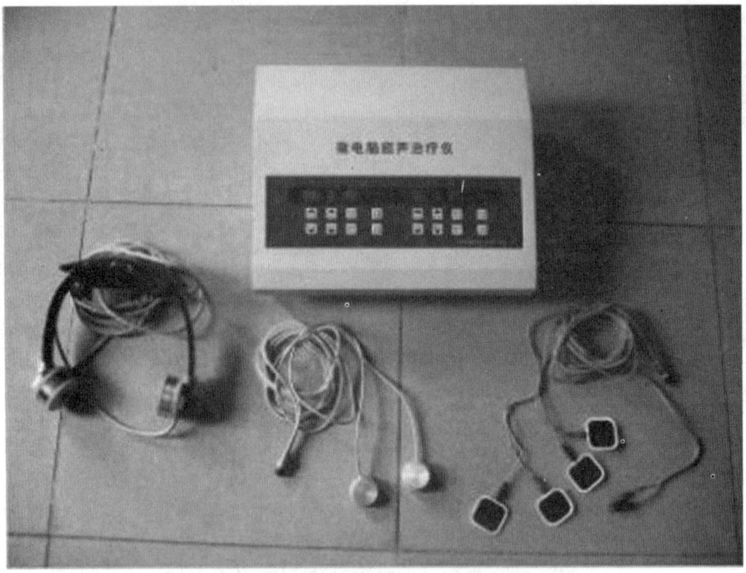

图 12-4　微电脑超声波治疗仪

组织营养改善，促进渗出吸收。

第五，促进组织再生、骨痂生长，加速骨折修复。

第六，通过作用于神经、体液的反射途径或穴位经络，影响全身或调节相关的脏器功能。

第七，治癌作用。应用多个声头高强度聚焦使肿瘤组织内产生高温以杀伤肿瘤细胞。

三、适应症

神经痛、神经炎、软组织损伤、注射后硬结、瘢痕粘连、血肿机化、狭窄性腱鞘炎、骨折延迟愈合、血栓性静脉炎、冠心病等。

四、禁忌症

恶性肿瘤（常规理疗剂量）、急性炎症、出血倾向、小儿骨骺部、孕妇下腹部、眼、睾丸等部位。

第三节　磁疗法

一、定义

应用磁场治疗疾病的方法称磁疗法。

二、作用

磁场作用于人体可以改变人体生物电流与磁场的大小和方向，影响体内酶的活性与新陈代谢过程；还能通过对穴位的刺激影响经络而发挥治疗作用。

（一）镇痛

降低神经末梢的兴奋性，提高痛阈，并可改善血循环，加速致痛物质的清除。

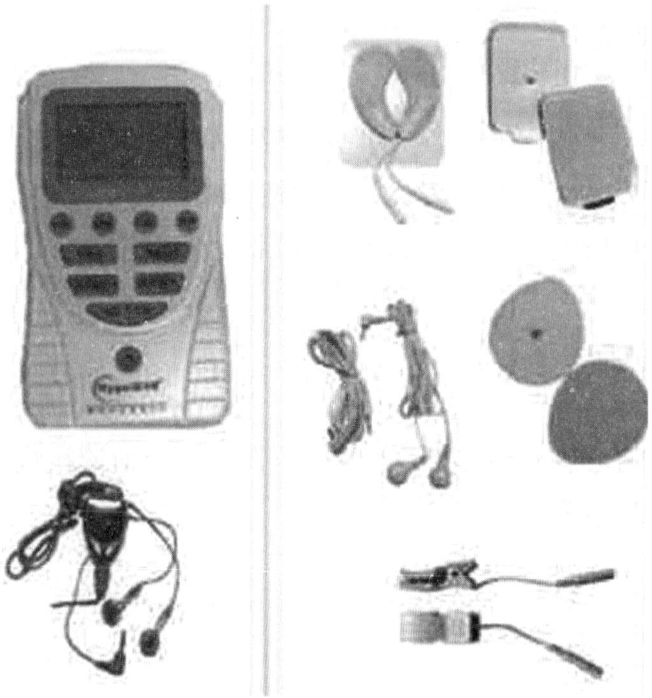

图 12-5　磁疗仪

（二）消炎消肿

使局部血循环改善，血管壁的通透性增高，有利于渗出吸收及炎症产物排除，并能增加免疫功能，达到消炎消肿的作用。

（三）镇静降压

磁场抑制中枢神经兴奋性，改善睡眠，调节植物神经功能，改善微循环。

（四）降脂

动物实验及临床观察证实，磁场可促进脂肪代谢，降低血脂。

（五）修复损伤组织

磁场影响一些酶的活性，从而改善营养和代谢，有助于病损组织修复。

（六）抗癌

实验研究结果显示，强磁场有抑制杀伤癌细胞的作用。

三、适应症

软组织损伤、皮下血肿、关节炎、腱鞘炎、肋软骨炎；神经炎、神经痛、神经衰弱；胃肠功能紊乱、胃炎、原发性高血压、痛经、盆腔炎、前列腺炎、婴儿腹泻、瘢痕增生、注射后硬结、海绵状血管瘤等。

四、禁忌症

禁用于戴有心脏起搏器者，严重心、肺、肝及血液疾病，恶病质、孕妇下腹部、不良反应显著者。

第四节　石蜡疗法

一、石蜡的特性

（1）石蜡是由高分子碳氢化合物构成，含有 16 ~ 35 个碳原子的正烷烃，有少量的异构烷烃和环烷烃。为白色或黄色半透明无水的固体，无臭无味，呈中性反应。对酸和碱不易起反应，微溶于酒精，易溶于乙醚、汽油、苯、煤油、三氯甲烷等，在一般情况下不与氯化剂发生反应。

（2）石蜡是石油的蒸馏产物，其熔点为 30℃ ~ 70℃，沸点为 350℃ ~ 360℃。当石蜡加热到 100℃或更高时，在与氧气充分接触的条件下，容易被空气中的氧气所氧化。医用的高纯度石蜡，其熔点为 50℃ ~ 54℃，含油量为 0.8% ~ 0.9%。我国早已大量生产高纯度医用石蜡。

（3）石蜡的热容量大（见表 12-1），导热性小（导热系数为 0.00059），比热为 0.5 ~ 0.78 卡 / 克・度，为良好的带热体。由于其不含水分及其他液体物质，而且气体与水分不能透过，几乎不呈对流现象，因而有很大的蓄热性能。

（4）石蜡加热后冷却时，能释放大量的热能（熔解热或凝固热）（见表 12-2），每公斤熔解的石蜡变为固体时，释放的熔解热平均为 39 卡热量，即熔解时的热量。熔解石蜡的温度愈高，由液体变为固体时的过程就愈慢，因而也就能较长地保持温热。

（5）石蜡具有很大的可塑性、黏稠性和延伸性。随着热能的放散和冷却，石蜡逐渐变硬，其体积可缩小 10% ~ 20%，凝固后的石蜡 70 ~ 90 分钟内能保持 40℃ ~ 48℃，这是其他热疗所没有的。同时这种热向人体的传递是慢慢进行的。蜡疗时石蜡下面的皮肤温度一般升高到 40℃ ~ 45℃，而且在整个治疗期间都保持较高的温度。

另外，放在皮肤上的石蜡迅速冷却形成坚固的蜡膜，这层膜能保护皮肤不受随后较热的石蜡作用。

表 12-1　石蜡的热容量

石蜡的熔解度	石蜡在下列温度时的热容量										
	50℃	55℃	60℃	65℃	70℃	75℃	80℃	85℃	90℃	95℃	100℃
45.9℃	0.533	0.581	0.919	0.650	0.681	0.692	0.746	0.754	0.779	0.792	0.832
41.7℃	—	0.428	0.494	0.492	0.537	0.544	0.569	0.616	0.628	0.643	0.737
50.5℃	—	0.553	0.561	0.589	0.638	0.668	0.709	0.748	0.764	0.748	0.828
51.2℃	—	0.509	0.555	0.572	0.607	0.697	0.666	0.689	0.749	0.749	0.816
53.1℃	—	—	0.612	0.942	0.695	0.708	0.732	0.762	0.799	0.818	0.872
61.3℃	—	—	—	0.573	0.611	0.539	0.660	0.695	0.699	0.705	0.819

表 12-2　各种石蜡的熔解度

熔解度（℃）	熔解热（卡）
52.2°	38.9
55.2°	39.8
57.3°	40.6
59.3°	41.1
60.9°	41.7
62.2°	42.4
65.4°	43.9

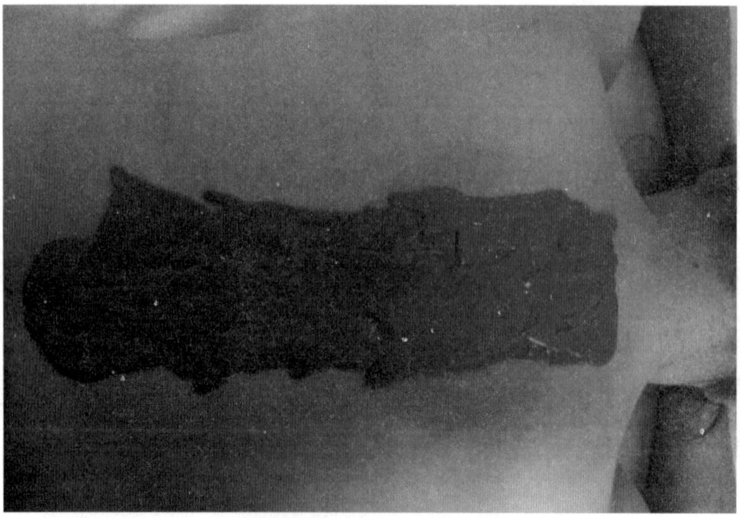

图 12-6　石蜡疗法

二、石蜡疗法的治疗作用

（一）温热作用

石蜡热容量大、导热性小，又不含水分，冷却时放出大量热能（熔解热或凝固热），因此能使人的机体组织感受到较高温度（55℃～70℃）且具有持久的热作用，相比其他热疗有明显的优势。一般认为石蜡敷于人体后，局部温度很快升高8℃～12℃，经过一段时间后温度缓慢下降，能在60分钟内还保持一定的温度。

（二）压缩作用

石蜡具有良好的可塑性和黏滞性。在冷却过程中，石蜡的体积逐渐缩小，治疗时与皮肤又紧密接触，产生对组织压缩和轻微的挤压。因而促进温度向深部组织传递，呈现一种机械压迫作用。

（三）化学作用

石蜡对机体的化学作用是很小的。曾有实验指出，其化学作用取决于石蜡中矿物油的含量，如向石蜡中加入化学物质或油类物质用于治疗时能呈现化学作用。如果加入放射性物质，能使石蜡具有放射性作用。

三、设备和治疗方法

（一）蜡疗室的设备

（1）治疗室。房间的大小以治疗床的多少而定。

（2）熔蜡室。应单设熔蜡室，以免石蜡气味刺激患者，室内要有通风设备，水泥地面、油漆墙面、熔蜡炉旁应设隔热垫。

（3）熔蜡热源。有煤气、电热或蒸汽等。

（4）熔蜡套锅一对（大、小锅各一个）。

（5）搪瓷盘或木质蜡盘数个（依患者多少决定），以及浸蜡用的浴盆或瓷盆。

（6）石蜡若干。

（7）油布数块，棉垫数个（保温包裹用），纱布数块，6～8层纱布垫数块，毛巾 3 ~ 5 条。

（8）白色板刷或刷墙排笔 2 ~ 3 支。

（9）长柄外科钳两把（拧蜡纱布用），铝质舀水勺一只。

（10）其他用具。水温计，铲污刀两把，剃毛刀一把，凡士林油若干。

（二）石蜡的选择

蜡疗用的石蜡要求外观洁白、无杂质，熔点在 50℃ ~ 60℃（蜡浴时用的石蜡熔点可低些），pH 为中性，不含有水溶性酸碱，含油量不大于 0.9%，黏稠性良好。

（三）石蜡的加热法

石蜡加热时温度不宜过高，如熔点为 52℃ ~ 55℃的医用石蜡，可加温至 60℃ ~ 65℃。如果加温过高或超过 100℃均能使石蜡氧化变质，并影响石蜡的可塑性与黏滞性，还能刺激皮肤引发皮炎。

加热石蜡不能用炉火直接加热，这样做除造成石蜡氧化变质外还可使锅底层石蜡烧焦，散发气味，故需要间接加热，即用双层锅，较大的外层锅内放适量的水，内层锅放蜡，借水温间接加热使蜡熔化。

附：石蜡的清洁和重复使用

石蜡在反复使用后，会有皮屑、污秽、尘埃等杂物混入蜡中，降低蜡的热容量、导热性和可塑性等物理性能，影响治疗作用。因此一般每周或每月清洁石蜡一次。小的熔蜡锅可每天或隔天清除锅底污物。清洁石蜡的方法大致有以下几种：

1. 沉淀法：将石蜡加热熔化后，放置沉淀，然后将污物除去。

2. 水煎清洁法：加等量水于石蜡内，煮沸 30 分钟以上，使蜡中的杂物沉淀于蜡底层，待冷却后将沉淀于蜡底层的污蜡除去。

3. 清洗过滤法：用于每次治疗的石蜡取下后应立即用急流水冲洗汗液和皮屑杂物。每隔 2 ~ 5 天可用几层纱布或细孔筛过滤熔化石蜡。

使用过的石蜡，由于时间较久，脆性增加，影响蜡疗的压缩作用，应加入 15% ~ 25% 的新石蜡，一般 1 ~ 3 个月加入一次，可重复使用不超过 5 ~ 7 次。创面溃疡和体腔用的石蜡不重复使用。

（四）石蜡的操作技术

石蜡治疗前应清洁治疗的皮肤，如有汗液、污秽应除去，有毛发处应涂以凡士林，毛发较多时可剃去，然后依据疾病的性质、程度、病变部位和治疗目的不同，采用相应的治疗方法。

治疗结束后，去除石蜡，患者应擦除汗液，整理好衣服，休息片刻再离开治疗室，对于出汗多者可给予水分补充。

（五）常用石蜡治疗方法

1. 蜡盘法

将已熔化的石蜡倒入准备好的盘中，其厚度应为 2 ~ 4 厘米，待冷却成饼状以后，用刀轻轻地把石蜡与盘边分开，将柔软的石蜡（45℃ ~ 55℃）从盘中迅速取出放在油布上，包好蜡的周边放于治疗部位，再用棉垫毛毯包好。这种方法操作简单、迅速，蜡温恒定，适用于大面积治疗。

2. 蜡袋法

是用塑料袋装蜡代替蜡饼的一种方法。用厚 0.3 ~ 0.5 毫米的透明聚乙烯薄膜压制成大小不同的口袋，装入约占塑料容积的 1/3 的熔解石蜡，排除空气封口备用。

治疗时将蜡袋放入热水中加热，使蜡吸热至 60℃熔解（一般水温不超过 80℃ ~ 99℃），放于治疗部位，可代替蜡饼。

3. 刷蜡法

当石蜡熔至 60℃ ~ 65℃时，用平毛刷迅速将蜡涂于治疗部位，反复涂蜡使蜡层厚达 1 ~ 2 厘米。或先刷 0.5 厘米厚的蜡壳以后，用蜡垫（拧干器拧干）敷于保护层上，再盖以油布及棉垫保温。

4. 蜡浴法

将熔化至 60℃ ~ 65℃的石蜡，按刷蜡法在需治疗的部位局部涂敷一层薄蜡，然后迅速浸入盛有 55℃ ~ 60℃石蜡特制的浴槽，并立即取出，反复数次，形成蜡套，厚度达 1 厘米，再浸入特制蜡槽中治疗。

5. 蜡垫法

蜡垫法是石蜡的综合治疗法。将浸有熔解蜡的纱布垫冷却到皮肤能耐受的温度，放在治疗部位上，然后再用较小的纱布垫浸有 60℃ ~ 65℃高温石蜡放在第一层纱布上，再放上油布棉垫保温。

此外，常见的石蜡疗法还有蜡绷带法、蜡喷洒法、特制石蜡治疗法等。

（六）注意事项和治疗时间

1. 注意事项

（1）温热治疗时要随时询问患者的感觉，有无心慌、恶心、头晕、头痛、多汗、全身疲倦等不良反应。在治疗过程中，若患者出现睡眠不好、食欲减退、血沉超过 36mm/h 以上或脉搏加快，应终止治疗。

（2）温热治疗时，可能出现局部症状并可能出现皮疹，需注意观察，若反应不消失则应终止治疗。

（3）对儿童进行治疗时，注意温热的介质要低于成人治疗的温度。对知觉障碍及血循环不良者亦应注意温热介质的温度。

（4）温热治疗期间，患者应增加水、盐、蛋白质、糖和维生素等的摄入。

（5）石蜡使用前必须进行质量鉴定与选择。

2. 治疗时间

每次 30 ～ 60 分钟，每日或隔日 1 次，15 ～ 25 次为一疗程。

（七）适应症和禁忌症

1. 适应症

（1）各种类型的关节炎（非结核性）、肌炎、肌腱和韧带的扭伤，各种外伤性滑膜炎、滑囊炎，骨折，手术后的瘢痕、粘连以及关节功能障碍、肌纤维织炎等。

（2）创面及愈合不良的溃疡、烧伤后遗症、冻伤、血栓性静脉炎，各种原因的局部水肿。

（3）周围神经外伤、神经炎、神经痛综合征等。

（4）胃炎、胃及十二指肠溃疡、慢性肝炎、胆囊炎、胃肠功能紊乱、结肠炎、早期高血压、小儿消化不良等。

（5）其他疾病，如慢性附件炎、盆腔炎、子宫周围炎，眼及眼眶外伤性疤痕，虹膜睫状体炎等。

2. 禁忌症

恶性肿瘤、活动性结核、出血倾向、体质虚弱及高热患者，心脏功能不全、急性传染病、甲状腺功能亢进、温热感觉障碍婴儿等。

第五节 冷疗法

一、概述

低温医学是一门新兴的医学科学。低温疗法是指利用低温治疗疾病的方法。按照温度降低程度分为冷疗法（0℃以上）、冷冻疗法（0℃ ~ −100℃）、深度冷冻疗法（−100℃以下）。冷疗法的治疗温度在0℃以上，但比体温低，这种低温作用机体后不引起组织损伤，但经过寒冷刺激引起机体发生一系列功能性改变而达到治疗目的，是康复医学临床常用的物理疗法之一。冷冻疗法的区别在于组织细胞发生冻结及细胞破坏现象。“冷冻外科”范畴的冷冻治疗，即指0℃以下的低温作用于机体某部，以实现破坏组织的作用，达到治疗目的，在此不加叙述。

二、冷疗法的治疗作用

低温使神经兴奋性降低，神经传导速度减慢，对感觉神经和运动神经有阻滞作用，可阻断或抑制各种病理兴奋灶，故有镇痛、止痒、解痉等作用。寒冷刺激引起的血管反应和代谢抑制，对急性期创伤性或炎症性水肿及血肿消退有良好作用。上消化道出血，如胃出血时可采用病灶局部相应部位冷敷止血。冷疗可使肌肉的收缩期、舒张期和潜伏期延长，降低肌张力及肌肉收缩与松弛的速度，肌肉的兴奋性减弱，因而有缓解肌肉痉挛的作用。

三、冷疗法的适应症

高热、中暑、急性软组织损伤、炎症早期、关节炎急性期、肌肉痉挛、鼻出血、上消化道出血、灼伤面积在20%以内I度、II度烫伤的急救处理。

四、冷疗法的禁忌症

对寒冷过敏者、雷诺氏病、红斑狼疮、高血压、冠心病、动脉硬化、动脉栓塞、肢体麻痹及患部感觉障碍，老人、婴幼儿、恶病质。一般局部冷疗禁忌症不多，主要是局部循环障碍。

第六节　水疗法

一、概念

运用水的温度、静压、浮力和所含成分，以不同方式作用于人体以治疗疾病的方法称为水疗法。

二、水疗法的治疗作用

（一）温度作用

人体对温度刺激的反应受多种因素影响，水与人体作用面积和皮肤温度相差越大，刺激越突然，反应也越强烈。

（二）机械作用

全身浸浴时，人体受到水静压的作用，可使血液重新分布；借助水的浮力能使功能障碍者在水中进行辅助性或抗阻性等各种运动锻炼；水流的冲击能起按摩作用。

（三）化学作用

在水中投放各种矿物盐，能起到天然矿泉的功效。

三、水疗法的分类

水疗的种类繁多，按温度分类有冷水浴、温水浴、热水浴；按压力分类有低压淋浴、中压淋浴、高压淋浴；按成分分类有汽水浴、药物浴；按作用部位分类有局部水疗、全身水疗；按作用方式分类有擦浴、冲洗浴、浸浴、淋浴等。现代水疗发展较快，在康复医学临床中，用于多种疾病的治疗，这里介绍几种常用水疗法。

（一）药物浴

1. 盐水浴

用粗制盐配成1% ~ 2%浓度的浴液，具有提高代谢和强壮筋骨的作用，适用于风湿和类风湿性关节炎。

2. 松脂浴

在温水中加入松脂粉剂，具有镇静作用，适用于高血压早期、多发性神经炎和肌病。

3. 碱水浴

在淡水中加入碳酸氢钠、氧化钙、氧化镁，具有软化皮肤角质层和脱脂作用，适用于多种皮肤病。

4. 中药浴

根据不同病症，配合用药，煎煮后加入浴水中治疗相应疾病。

（二）哈伯特槽浴

应用哈伯特槽进行水疗的方法称为哈伯特槽浴（whirlpool bath）。哈伯特槽由“8”字形槽、升降担架、水过滤消毒装置组成。适于个体治疗，用水量少，治疗师不必浸在水中，升降设备使患者进出水池方便。治疗方式有涡流浴、气泡浴、局部喷射浴等。治疗时根据病情可进行被动关节活动、按摩、抗阻或辅助运动等各种训练。适用于不方便在水中运动池内进行治疗的各种患者；治疗大面积烧伤感染和压疮。

（三）涡流浴

现代的涡流浴槽，水的温度、涡流刺激作用的强弱和治疗时间均能自动控制调节。一般有三种类型，即上肢用涡流浴装置，上、下肢两用涡流浴装置，全身涡流浴装置。涡流浴有助于改善血循环、镇痛，同时综合了温度和机械刺激作用。

（四）气泡浴

在治疗过程中，浴水中混合有气泡，气泡对人体产生细微的按摩作用。此外，由于空气和水的导热性差异，气泡附着于人体表面，形成有冷有热的温度差，有助于训练血管的舒缩功能。

（五）水中运动

水中运动与地面上的运动疗法相比，不同之处在于水有浮力作用于人体。因受到水的浮力的辅助，肢体沿浮力的方向运动变得容易；反之则变得较难，逆着浮力方向运动需要对抗浮力形成的阻力。因此利用水的浮力能进行辅助或抗阻训练，治疗脊髓不完全性损伤、脑血管意外后偏瘫、肩手综合征、共济失调、骨折后遗症、骨性关节炎、强直性脊柱炎、类风湿性关节炎等。

1. 辅助运动

利用水的浮力减轻肢体重量，使平时抬不起来或不易抬动的肢体在水中可以活动。方法：使肢体或躯干沿浮力方向运动。

2. 支托运动

肢体沿水平方向活动时，受到浮力支撑，不对抗重力。支托状态不仅有助于肢体活动，而且是评价关节活动和肌力的有用肢位。

3. 抗阻运动

肢体的运动方向与浮力的方向相反，相当于抗阻运动，阻力就是水的浮力。通过增加运动速率，或在肢体上附加添加物、增大肢体面积等增大阻力。治疗时根据病情选择不同的阻力，从而达到不同的抗阻运动目的。

四、水疗法的注意事项

（1）水疗前应认真询问患者病史及体检结果，明确患者身体一般状况，疾病诊断，心肺功能、运动功能、感觉能力评价，合并症如皮肤有否破损、是否大小便失禁，是否有传染病。另外，水疗禁忌症还有心肾功能代偿不全、活动性肺结核、恶性肿瘤和恶病质、身体极度衰弱和各种出血倾向者。

（2）治疗在餐后 1 ~ 2 小时进行。

（3）肺活量低于 1500 毫升者，不宜在深水中进行水中运动。

（4）注意水疗用水的消毒清洁。

第七节　生物反馈疗法

一、概述

生物反馈疗法（biofeedback therapy，BFT）是一种应用电子仪器将人们正常意识不到的身体功能变化，转变为可以被人感觉到的信息，再让患者根据这种信号学会控制自身的不随意活动的方法。生物反馈疗法是一种心理生理自我调节技术。生物反馈疗法是在生物心理社会医学模式指导下的非药物治疗手段，患者应主动参与治疗，医生应兼具心理学知识，只有医患双方共同努力，才能获得预期效果。

二、生物反馈疗法的治疗作用

人体内的皮肤温度、肌电活动、脑电活动、血压、心率、胃肠蠕动等，受自主神经系统控制，一般很难感知和控制。生物反馈就是在操作条件反射的基础上来学会控制内脏或其他方面的非随意功能。生物反馈使人能够认识到自身的生理状况以及如何通过心理活动对它产生影响，通过塑造、强化、条件反射等学习原则，对过强或过弱的生理病理状态进行矫正。利用生物反馈仪进行训练的目的，在于增强患者对机体内部的自我感知能力，达到由意识控制内环境、调节机体和治疗疾病的目的。生物反馈仪实际是学习和训练的工具，不是一个单纯的治疗仪。

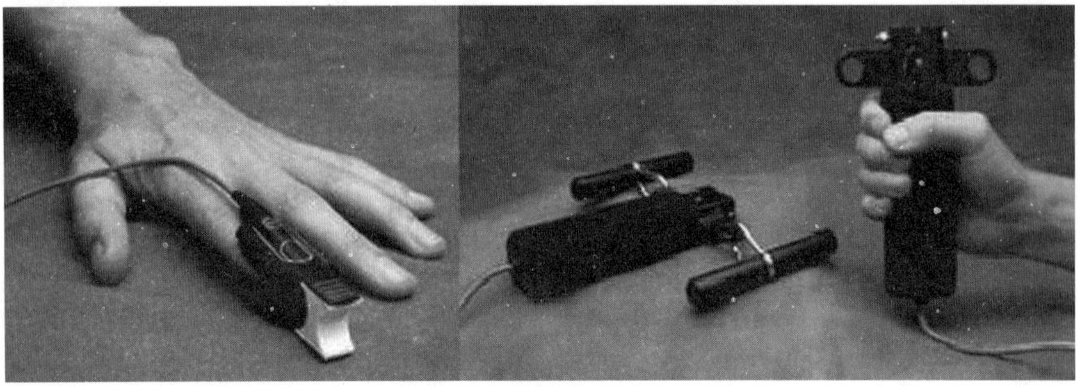

图 12-7　生物反馈疗法

三、常用生物反馈疗法

（一）肌电生物反馈

将所采得的肌电信号，经放大、滤波、双向整流、积分，用积分电压驱动声、光、电、数码等显示器，由于积分电压与肌紧张成正比关系，故能借此直接观察肌紧张与松弛的程度。临床广泛用于放松训练、肌张力增高或下降的训练，从而使肌张力趋于正常。

（二）手指温度生物反馈

手指温度反映外周血管的功能状态，在应激状态下，外周血管血流减少，手指温度降低；精神情绪稳定时手指温度升高。将温度传感器置于食指或中指指腹，用数字显示温度值，或用一排红、黄、绿三色彩灯显示温度变化，还可辅以音响指示温度的相对变化，通过训练，逐步达到随意调节手指温度而抗应激。

（三）血压生物反馈

主要通过缓解紧张情绪，提高抗应激的能力达到降压作用。训练时，患者可以观察到血压的动态变化，通过主观努力，练习掌握自我调节血压。适用于部分原发性高血压早期。

（四）心率生物反馈

心率变化受自主神经控制。精神松弛、心情平静时心率减慢；精神紧张、情绪激动时心率加快。此种疗法治疗时让患者注视反馈仪上信号，绿灯亮表示心率慢，嘱患者设法加快心率；红灯亮表示心率快，再嘱患者设法减慢心率；黄灯亮时，表示心率正常，其满意程度用仪表数字 0 ~ 100 表示，100 为完全满意。一般先训练增快心率，然后减慢心率，每 4 分钟交替；经过训练最后逐步达到不用仪器自行调节心率。可用于治疗心动过缓、室性早搏。

（五）脑电生物反馈

正常人安静状态下的主要脑电波是 α 波。情绪紧张、焦虑时 α 波消失，β 波增多。θ 波在人欲睡时增多，在焦虑失望时也有发生。脑电生物反馈（EEGBF）常用 α 波和 θ 波作为反馈信息，治疗时用声、光等做反馈信号，诱发 α 波，让患者识别信号特征，通过自身调节增加 α 波。θ 波脑电生物反馈主要采用以 θ 波出现为训练目标。常用于治疗精神忧郁、神经衰弱、失眠、癫痫等病。

（六）皮肤电生物反馈

皮肤电阻与皮肤血管舒缩及汗腺分泌有密切关系。当人精神紧张、交感神经兴奋时，皮肤血管收缩、汗腺分泌增加，皮肤电阻下降。治疗时让患者接受到反馈仪上的读数及声响变化，认识交感神经兴奋状态，寻求降低交感神经兴奋性的方法。

四、治疗方法

（一）仪器要求

灵敏度高、抗干扰性强、有数码显示和声响反馈、性能可靠及体积小、重量轻等。

（二）操作程序

以肌电生物反馈为例：

（1）先让患者休息 10 分钟。其间裸露治疗部位，用细砂纸轻擦电极下皮肤，再用 75% 乙醇脱脂。

（2）于电极上涂导电胶，固定电极。

（3）接通电源。

（4）记录肌电基线，注意量程选择和细调旋扭。每次由大旋调至小，以免损坏机器。

（5）治疗结束，先关闭电源，在取下电极前用色笔记录下电极位置，供下次治疗时参照。

每次训练 5 分钟（兴奋性训练时肌肉收缩应达到 75 ~ 100 次），休息 3 分钟，重复训练 4 次，同时配合家庭训练每天 1 ~ 2 次，经过训练逐渐撤除 BFT 仪器。

（三）疗效评定

疗效评定应根据症状、功能、药量（治疗中用药量的调整）、检验指标、情绪、生活质量、心理生理应激参数等进行综合评定。

五、生物反馈疗法的适应症

因躯体疾病而引起的应激状态，心身疾病，以焦虑为主的精神紊乱，残存部分功能的血管、神经、器官损伤。康复医学中主要用于偏瘫、脊髓不完全性损伤、脑瘫；周围神经损伤；癔症性瘫痪，原因不明的肌痉挛；肌腱移植固定术后，假肢活动的功能训练等。

六、生物反馈疗法的禁忌症

急性重症精神病、重度抑郁、严重智力缺陷、5 岁以下儿童，诊断不明确者、不愿接受此疗法者。

第八节　自然疗法

一、埋沙疗法

（一）概述

沙疗是埋沙疗法的简称，是把身体埋在沙子内，通过沙子的传热、磁性作用，自然按摩，掺和光疗的协同作用调节代谢功能，通过体表去除病原因子而治疗各种腰腿痛和慢性病症的一种集热疗、磁疗、光疗和自然按摩于一体的综合性传统疗法。

（二）治疗原理

利用沙子的天然热力，发挥阳光、干热、压力、磁力等综合作用，有驱寒祛邪、舒筋活络的功效，沙粒对身体也有一定的按摩作用。

（三）治疗技术

将身体埋入沙中，盛夏气温最高可达 48℃，沙漠表层温度可达 80℃左右，沙土 10 厘米深处温度可达到 60℃。

（四）适应症

适用于风湿性关节炎、腰腿疼、偏瘫、气管炎、皮肤病、妇科病等。

（五）注意事项

（1）在沙疗过程中，人的身体不停排汗，尤其是初次治疗，因此在沙疗中要及时补充水分。

（2）沙疗期间忌冷饮、暴饮，要及时补充温热茶水，以少吃多餐为宜。

（3）沙疗后要适当休息，不宜洗冷水澡。

（4）沙中温度不能过高，多以 48℃为宜，因个人适应情况各异，需选择温度适当的地段沙疗。

（5）有出血倾向者，患有急性炎症、高血压、心力衰竭、高热、肿瘤者，不能沙疗。

二、森林疗法

（一）概述

利用大自然的森林本身释放出来的某种特殊物质来治疗疾病。医生可根据病人的疾病种类和症状，开出森林处方，让不同患者分别到不同树种的丛林间治疗。森林疗法有成本低廉、疗效明显的特点。

（二）治疗原理

（1）森林能制造氧气，被称为“天然氧气制造工厂”。

（2）阻隔杂音，森林的绿枝茂叶能吸收声波。

（3）绿色安详，森林的绿色对人的神经系统具有调节作用，能平静情绪，眼明目清。

（4）净化空气，森林有吸收毒气、尘埃的作用。

（5）杀灭毒菌，如松柏可杀死空气中的白喉、结核、霍乱、痢疾、伤寒等病菌。

（6）调节温度，进入森林，冬暖夏凉，是疗养的佳境。

（三）治疗

森林疗法最理想的季节是夏季和秋季（5—10 月），时间为上午 10 时至下午 4 时。气温一般在 15℃ ~ 25℃。患者可先穿宽松的衣服，在森林中散步 10 分钟左右，并做深呼吸，然后在身体适应的情况下，逐步脱去外衣，最后只留短衣、短裤，但不必全裸。行浴方式可采取卧床或躺在躺椅上，谓之静式森林浴；或做一些非对抗式的体育活动，如打太极拳，谓之动式森林浴。第一次行浴时间为 15 分钟，其中半裸时间不宜过长，以后每次增加 5 ~ 10 分钟，逐步增加到 60 ~ 90 分钟一次。每日 2 次，1 个月为 1 个疗程。

（四）适应症

慢性鼻炎、咽炎、慢性支气管炎、肺气肿、肺结核以及哮喘病、冠心病、高血压等。

附 录

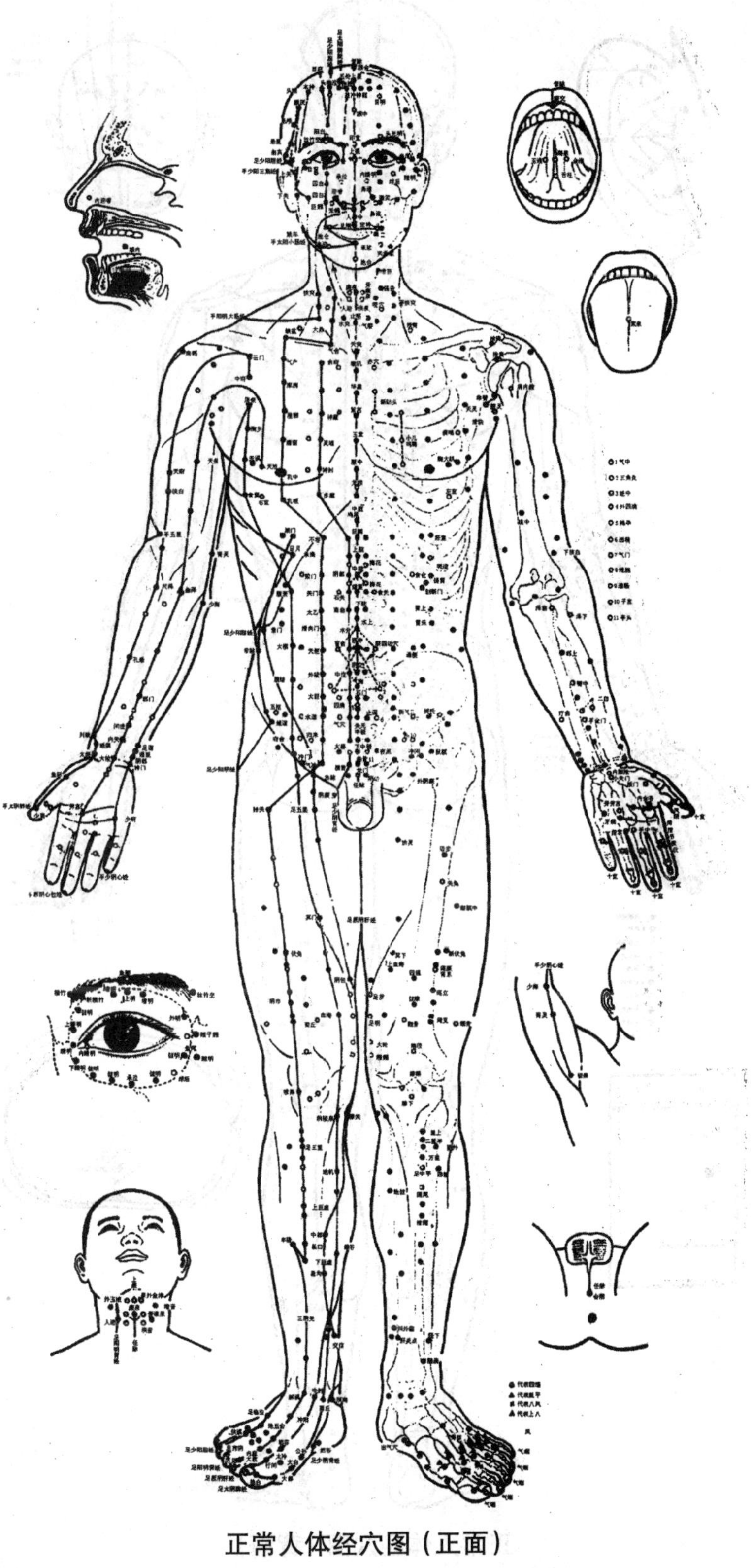

正常人体经穴图（正面）

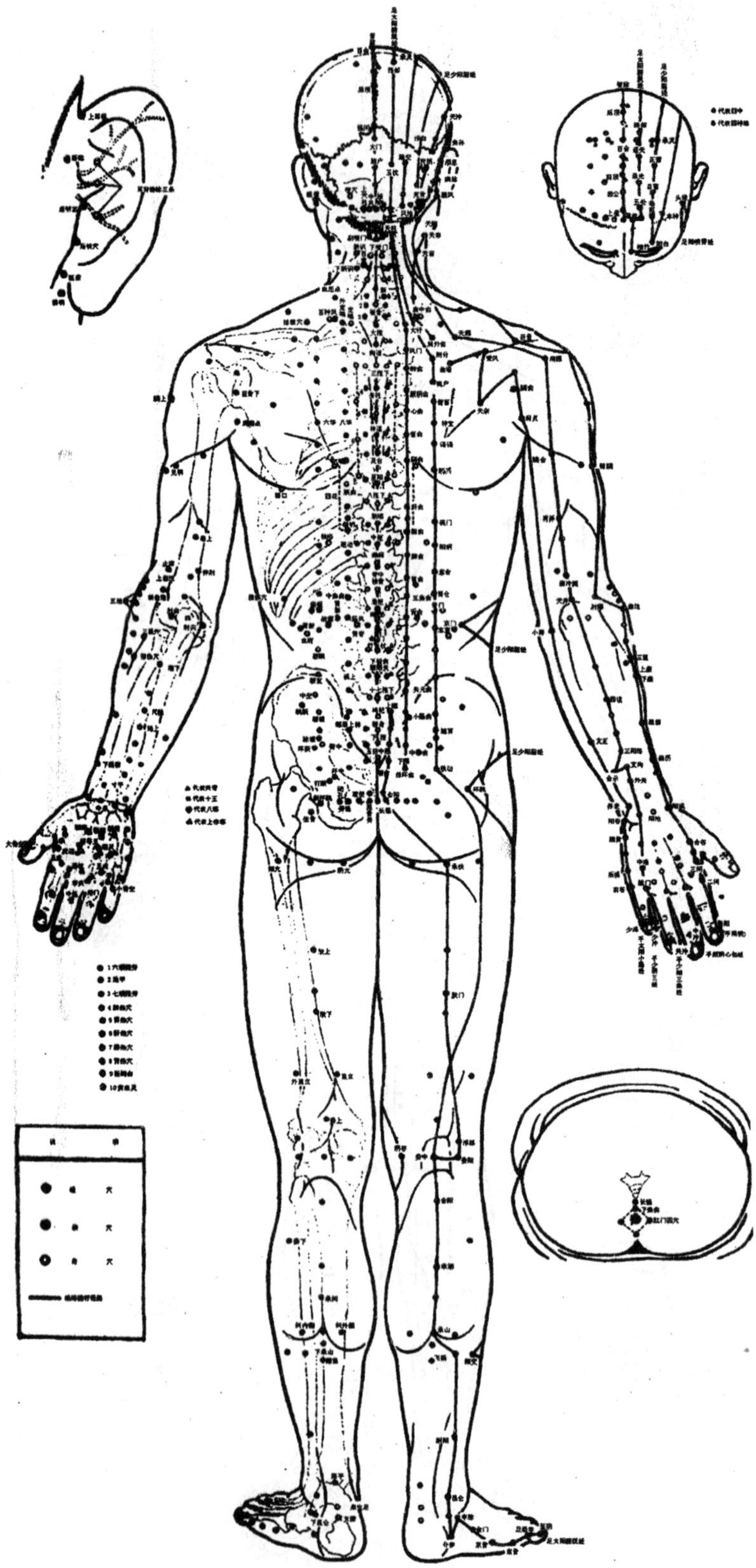

正常人体经穴图（背面）

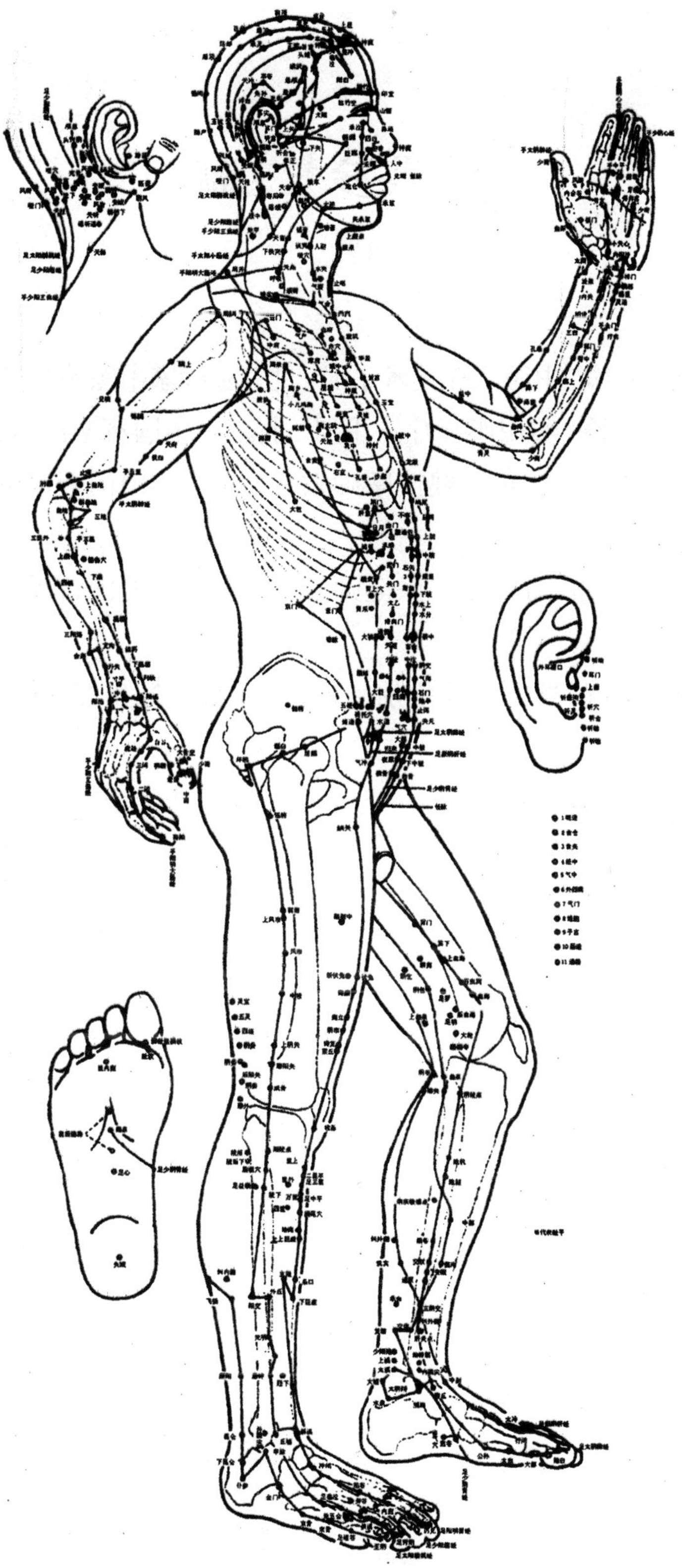

正常人体经穴图（侧面）

主要参考文献

［1］王国强主编．中医医疗技术手册．北京：国家中医药管理局，内部资料．

［2］卓大宏主编．实用康复疗法手册．北京：中国盲文出版社，2012.

［3］成为品主编．国家保健按摩师教程．北京：中国劳动社会保障部出版社，2006.

［4］张海燕主编．国家芳香保健师教程．北京：中国劳动社会保障部出版社，2006.

［4］成为品主编．实用按摩手册．上海：上海百家出版社，1997.

图书在版编目(CIP)数据

实用康复理疗学 / 成为品主编. —北京：民族出版社，2018.5
医疗保健康复行业实用系列教材
ISBN 978-7-105-15396-1

Ⅰ. ①实… Ⅱ. ①成… Ⅲ. ①理疗学－教材 Ⅳ. ①R454

中国版本图书馆CIP数据核字（2018）第124891号

医疗保健康复行业实用系列教材·实用康复理疗学

责任编辑 黄勤　彭素娥　向征
封面设计 金晔
出版发行 民族出版社
地　　址 北京市和平里北街14号
邮　　编 100013
网　　址 http://www.mzpub.com
印　　刷 北京艺辉印刷有限公司
经　　销 各地新华书店
版　　次 2018年11月第1版　2018年11月北京第1次印刷
开　　本 787毫米×1092毫米　1/16
字　　数 300千字
印　　张 16.625
定　　价 45.00元
书　　号 ISBN 978-7-105-15396-1/R·534（汉 79）

该书若有印装质量问题，请与本社发行部联系退换。
编辑室电话：010-58130030　发行部电话：010-64224782